Pater Anselm Bilgri · Birgit Adam

Das Kloster Andechs Kräuterbuch

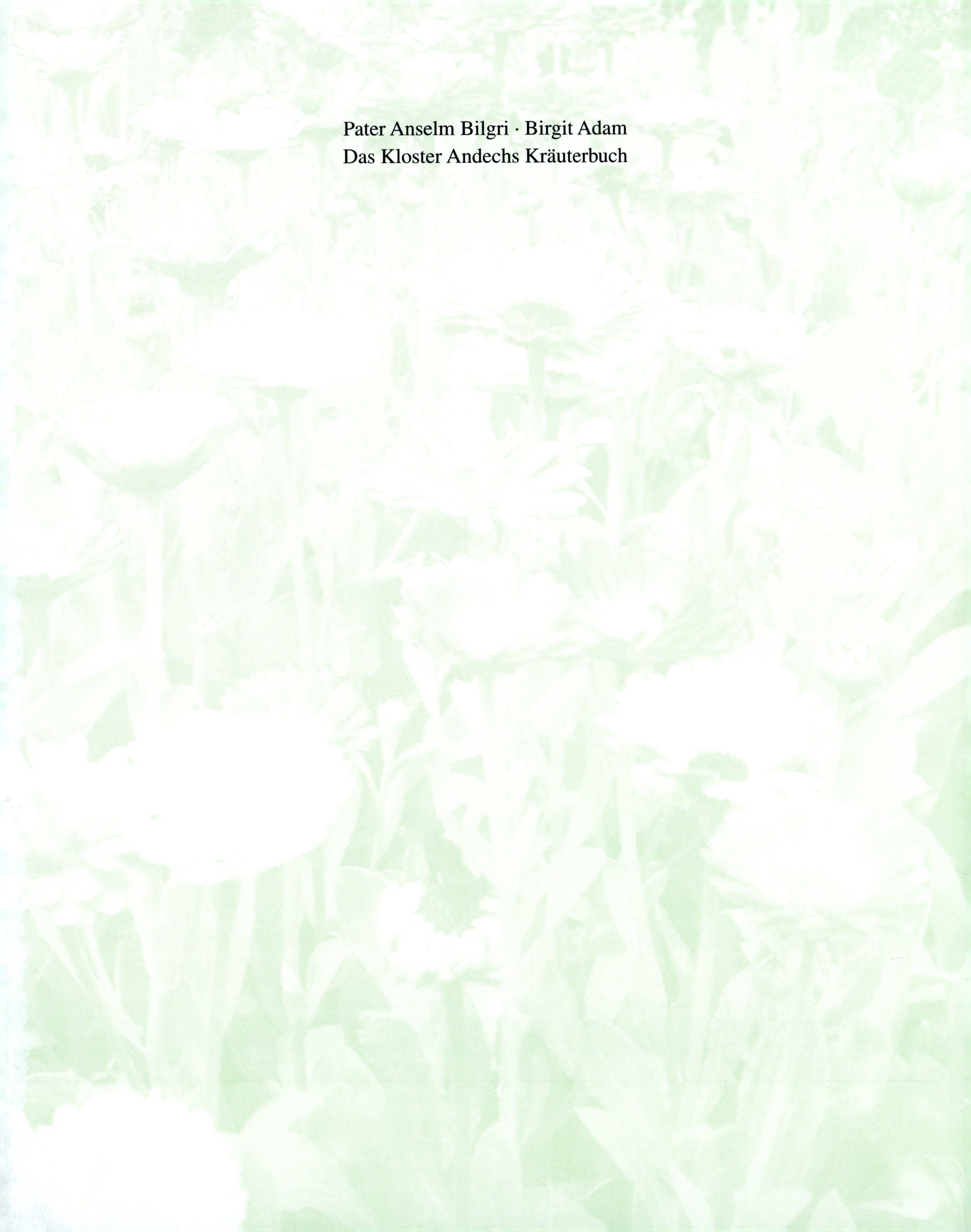

PATER ANSELM BILGRI · BIRGIT ADAM

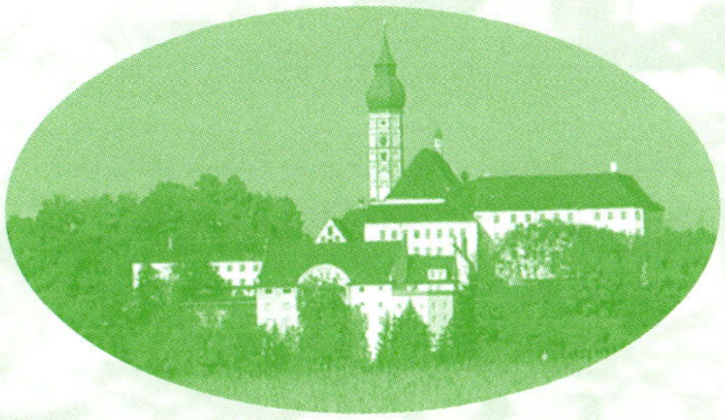

Das Kloster Andechs Kräuterbuch

WIE MÖNCHE WÜRZEN UND HEILEN

SANKT ULRICH VERLAG GmbH

Die Deutsche Bibliothek – CIP-Einheitsaufnahme

Bilgri, Anselm:
Das Kloster Andechs Kräuterbuch : wie Mönche heilen und würzen /
Anselm Bilgri/Birgit Adam. -
Augsburg : Sankt-Ulrich-Verl., 2000
ISBN 3-929246-58-9

Layout: Cornelia Harreiß-Kraft, Anja Beck
Umschlaggestaltung: Cornelia Harreiß-Kraft
Umschlagfotos: Blumenbüo Holland, Spring GmbH Konstanz
Druck: Offizin Andersen Nexö Leipzig
Printed in Germany
ISBN 3-929246-58-9

Inhalt

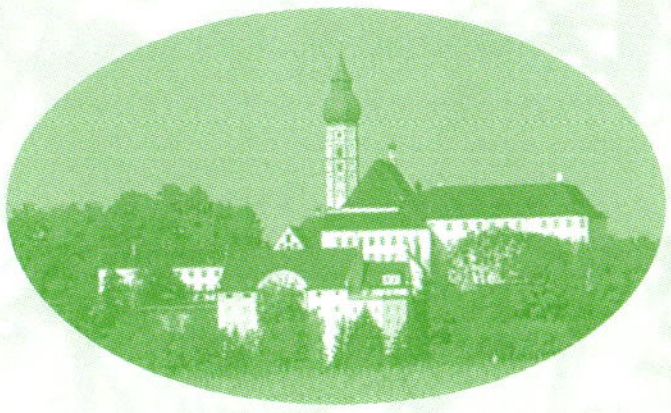

Zum Geleit

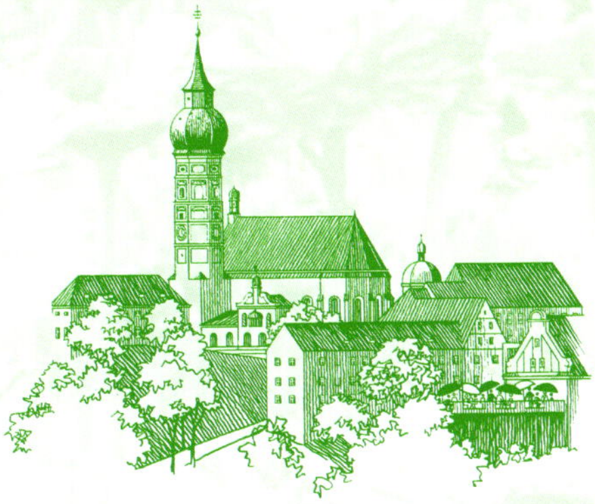

Idyllisch im bayerischen Voralpenland am Ammersee liegt das Benediktinerkloster Andechs, seit über 500 Jahren entfaltet es seine Anziehungskraft auf Pilger und Ausflügler von nah und fern. Rund eine Million Besucher zieht es jedes Jahr auf den Heiligen Berg ins Kloster Andechs. Manche kommen, um sich im Bräustüberl oder im Biergarten an einem süffigen Bier oder einer deftigen Brotzeit zu laben, andere wiederum nutzen das Kloster zur inneren Einkehr, zu Exerzitien oder zum Kloster auf Zeit. Um Leib und Seele gleichzeitig kümmern sich also die Mönche vom Heiligen Berg und lassen so auch Menschen, in deren Leben die Religion sonst keine so große Rolle spielt, die lebensbejahende Kraft eines Benediktinerklosters spüren.

Der Ordensgründer der Benediktiner, der heilige Benedikt, sah die Klostergemeinschaft als eine selbständige, geistlich geprägte Familie, die ihr Leben lang zusammen bleibt. Diese Idee von Stabilität und Geborgenheit übt gerade in unserer hektischen modernen Zeit, in der jeder Mensch oft nur an sich selbst denkt, wieder eine große Anziehungskraft aus. Doch diese Rückbesinnung auf alte Werte gilt nicht nur für Ideelles, sondern auch für andere Traditionen des klösterlichen Lebens. Das Interesse an jahrhundertealten Koch- und Heilrezepten nahm in den letzten Jahren stetig zu, denn was sich über eine so lange Zeit gehalten hat, kann ja eigentlich nur gut sein.

Eine besondere Rolle in dieser Besinnung auf alte Überlieferungen spielen Küchenkräuter. So manch einem modernen Stadtmenschen mag ein kalter Schauer den Rücken hinab laufen bei der Vorstellung, Löwenzahn, Brennesseln oder Gänseblümchen auf seinem Mittagstisch zu finden. Doch wußten schon unsere Vorfahren: Es gibt keine Unkräuter – vielmehr sind gerade Löwenzahn und Brennesseln sehr gesund und können unsere Mahlzeiten auf wertvolle Weise ergänzen. Dieses alte Wissen aus längst vergangenen Zeiten wollen wir in diesem Buch wieder ans Tageslicht holen.

„Doch welche Bedeutung haben Kräuter in dieser modernen Zeit von Fast Food und synthetischen Arzneimitteln überhaupt noch?" mögen die Skeptiker unter Ihnen fragen. „Eine wichtige" lautet unsere Antwort. Denn in jüngster Zeit werden unsere altbekannten Heil- und Küchenkräuter wieder entdeckt und zunehmend beliebter. Alte Kräuterrezepte, die auf der traditionellen einheimischen Küche beruhen, finden sich häufig auf den Speisekarten der verschiedensten Restaurants und so manche Pflanze, die schon als „Unkraut" abgetan wurde, ist heute wieder gern gesehener Gast in den Kochtöpfen. Ganz selbstverständlich finden sich heute Brennesseln und Löwenzahn auf unseren Wochenmärkten neben Tomaten und Kartoffeln. Die Vorteile der Küchenkräuter sind mannigfaltig: Sie verbessern den Geschmack der Speisen, machen unsere Mahlzeiten bekömmlicher und bringen Gesundheit und Lebensfreude ins Haus! Gutes essen und trinken hält Leib und Seele zusammen, das weiß man auch in Andechs.

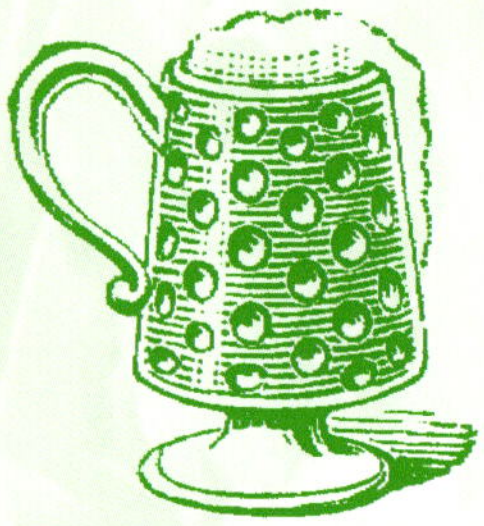

Doch schmecken Kräuter nicht nur gut, fast alle Küchenkräuter besitzen zugleich auch medizinische Wirkung. Bis ins 19. Jahrhundert fanden sich deshalb die Heilanwendungen von Kräutern auch in Kochbüchern. Das richtige Essen sorgt eben auch für gute Gesundheit. Diese Tradition wollen wir mit unserem Buch wieder aufgreifen: In den Pflanzenporträts werden daher neben den Verwendungsmöglichkeiten der Kräuter in der Küche auch ihre Heilanwendungen beschrieben. Ein eigenes Kapitel ist der Bekämpfung bestimmter Symptome mit Heilpflanzen gewidmet. Immer mehr Menschen stehen der Schulmedizin skeptisch gegenüber und greifen nicht mehr gleich zu chemischen Mitteln. Ziel der Kräuterheilkunde ist daher auch, den Menschen langfristig auf eine gesunde Ernährung umzustellen und so bestimmte Beschwerden gar nicht erst aufkommen zu lassen.

Gehen Sie also mit uns auf eine Entdeckungsreise in die Welt der Kräuter – Sie werden es nicht bereuen! Vielleicht finden Sie ja unter den vielen Rezepten, die wir für Sie zusammengetragen haben, die eine oder andere Anregung. Was Sie dazu trinken? Natürlich ein kühles Andechser!

Die Heilkunst auf dem Heiligen Berg

Die Klosterapotheke Andechs ist zwar nur ein kleiner Stein im Mosaik der wechselhaften und aufregenden Geschichte des Klosters auf dem Heiligen Berg, doch spielen das Studium der Heilkunde und die Krankenpflege seit jeher eine wichtige Rolle im Ordensleben der Benediktiner. Ganz klar, daß sich auch die Mönche von Andechs – zumindest zeitweise – der Klostermedizin widmeten.

Geschichte der Burg Andechs

Um die Geschichte der Klosterapotheke nachvollziehen zu können, müssen wir zunächst einmal eine Reise in die Vergangenheit des Heiligen Berges unternehmen – und zwar zurück bis ins 10. Jahrhundert. Zu dieser Zeit trat das Andechser Fürstengeschlecht hervor, das in den folgenden Jahrhunderten bis zu seinem Aussterben im Jahr 1248 großen Einfluß in Europa hatte und in dieser Zeit sogar noch mächtiger als die Wittelsbacher war. Der Ahnherr des Andechser Fürstengeschlechtes, der heilige Rasso († 953) brachte Reliquien, die er im Heiligen Land erworben hatte, in der Burgkapelle von Andechs unter. Im Laufe der Zeit wuchs dieser Reliquienschatz noch an. Heiltümer wie die Drei Heiligen Hostien, das Siegeskreuz Karls des Großen, die Nikolausreliquien, das Kreuz der heiligen Elisabeth sowie Zweige der Dornenkrone Christi ließen den Heiligen Berg bald zu einem der bedeutendsten deutschen Wallfahrtsorte werden.

Durch geschickte Heiratspolitik erwarben die Andechser Grafen weit ausgedehnte Besitztümer, die bis nach Kroatien reichten. Ende des 12. Jahrhunderts bekamen sie von Kaiser Friedrich Barbarossa den Herzogtitel von Meranien verliehen und erreichten so den Höhepunkt ihrer Macht. Aus dem Andechser Geschlecht ging eine Reihe großer Persönlichkeiten der damaligen Zeit hervor: Königinnen, Bischöfe, die heilige Hedwig, die heilige Elisabeth von Thüringen, die selige Mechtildis und andere mehr.

Nach dem Königsmord von Bamberg 1208 wurden die Andechser der Mitwisserschaft verdächtigt. Reliquien, die man dem Zugriff der Wittelsbacher entziehen wollte, wurden daraufhin in der Burgkapelle vergraben. Die männliche Linie des Grafengeschlechts starb Mitte des 13. Jahrhunderts aus, die Burgbefestigung wurde zerstört. Damit ging die erste Phase der Andechser Geschichte zu Ende.

Klostergründung auf dem Heiligen Berg

Im Jahre 1388 kam es zu der sagenumwobenen Wiederauffindung des verloren geglaubten Reliquienschatzes: Eine Maus soll während der Messe ein Stück Pergament mit der Bezeichnung der verborgenen Reliquien in der Kirche hinterlassen haben. Der Fund führte zu einem so großen Andrang an Pilgern, daß man den Schatz zunächst nach München bringen mußte.
1416 wurde Andechs den Chorherren aus Dießen am Ammersee unterstellt. Durch Almosen der Pilger unterstützt, leitete Herzog Ernst von Bayern den Bau einer Wallfahrtskirche ein, die den nach Andechs zurückgebrachten Heiltumsschatz bergen sollte. Die gotischen Grundzüge der Kirche sind noch heute erhalten. Seit dieser Zeit erlebt Andechs, diesmal als Wallfahrtsort, eine neue Blüte und bekommt vom Herzog Ernst den noch heute gebräuchlichen Beinamen „Heiliger Berg".
1455 gründete der Wittelsbacher Herzog Albrecht III., ein Befürworter der klösterlichen Reformbewegung, in Andechs ein Benediktinerkloster, das ebenso ein Familien- und Landeskloster sein sollte. Weitere „Väter" der Klostergründung waren der berühmte Theologe Nikolaus von Kues, der die Andechser Hostien und die übrigen Reliquien geprüft und zwischen dem Herzog und dem Papst Nikolaus V. vermittelt hatte, sowie das Kloster Tegernsee, von dem aus die ersten sieben Benediktinermönche nach Andechs gekommen sind. Seitdem betreuen Benediktiner den Reliquienschatz und die Wallfahrtsseelsorge. Aus der weltlichen Burgfestung Andechs wurde so ein Ort des Heils und der Hoffnung.

Die Andechser Apothekenliste

Aus dieser Gründerzeit des Klosters stammt auch ein Arzneibuch, das vermutlich die Benediktinermönche aus Tegernsee mit auf den Heiligen Berg brachten. In diesem Buch sind eine Reihe von Krankheiten beschrieben, darüber hinaus finden sich auch Rezepte zu ihrer Behandlung und Anweisungen zum Sammeln von Kräutern. Einen bedeutenden Teil des Buches nimmt eine Arzneimittelliste, die sogenannte „Andechser Apothekenliste“ ein, die vermutlich als Grundlage einer Apotheke dienen sollte. Auf ihr sind 609 einfache Arzneimittel (Simplicia) aufgelistet, die überwiegend pflanzlicher Natur sind. Dazu zählen Kräuter, Samen, Blüten, Früchte, Hölzer, Wurzeln, Rinde und Harz. Darüber hinaus sind hier auch Arzneimittel tierischer Herkunft wie Honig, Knochen oder tierische Fette, Chemikalien und Mineralien (z.B. Schwefel) und Steine wie Perlen, Saphir oder Rubin verzeichnet. Schließlich erwähnt die Andechser Apothekenliste auch Medikamente, die durch pharmazeutische Verfahren aus den pflanzlichen Rohstoffen gewonnen werden können. Dazu zählen unter anderem Alkohol, Öl, oder destilliertes Wasser wie Rosenwasser. Daß die Wissenschaft in den kommenden Jahrhunderten große Fortschritte machte, zeigt sich auch in der Andechser Apothekeninventur von 1803: Die Bestandsaufnahme brachte einen Rückgang der rein pflanzlichen Arzneimittel zu Tage, während der Anteil an chemisch hergestellten Mitteln im Vergleich zur ursprünglichen Apothekenliste zugenommen hatte. Obwohl das neu gegründete Kloster nun eine Art „Einkaufsliste“ besaß, mit Hilfe derer es sich eine Apotheke hätte einrichten können, kam es dazu erst über zweihundert Jahre später.

Die Andechser Klosterapotheke

In der Zwischenzeit überstand das Kloster Kriege, Hunger, Seuchen und Plünderungen und blieb dabei doch immer ein Ort der geistigen Sammlung und Stärkung für Pilger und Wallfahrer. Nach dem großen Brand von 1669 wurde es stark beschädigt, der Wiederaufbau gelang nur unter Schwierigkeiten. Im 17. Jahrhundert findet auch die Klosterbrauerei Andechs ihre erstmalige Erwähnung, obwohl sie vermutlich schon seit der Klostergründung bestand. Zunächst diente sie hauptsächlich der Versorgung der Pilger und Wallfahrer sowie dem Eigenbedarf der Andechser Mönche, erst ab dem 19. Jahrhundert trat ihr wirtschaftlicher Aspekt mehr und mehr in den Vordergrund.

Doch vom berühmten Andechser Bier soll hier ausnahmsweise einmal nicht die Rede sein und wir kehren zur Geschichte der Klosterapotheke zurück. Gesicherte Angaben über das Bestehen einer Apotheke auf dem Heiligen Berg finden sich erst nach dem Brand von 1669, zunächst war sie im Konventbau des Klosters untergebracht. Schon bald entsprach sie jedoch nicht mehr den Bedürfnissen der Pilger und der Bevölkerung rund um den Heiligen Berg und so begann man ernsthaft über ein neues Apothekengebäude für das Kloster Andechs nachzudenken. Das Apothekerhaus von 1763 hat seine Entstehung übrigens zu einem wesentlichen Teil dem Bier zu verdanken. Schon 30 Jahre zuvor wurde vom Brauereihof her ein Bierkeller in den Berg gebaut. Da der Keller aber keinen schützenden Überbau besaß, tropfte schon bald Wasser in sein Gewölbe und so wurde der Keller eben mit der Apotheke „überdacht“. Von 1763 bis 1767 arbeitete man an der neuen Unterkunft der Klosterapotheke, mit deren Leitung seit 1758 Pater Felix Funk († 1797) betraut war. Pater Felix bekam die Pharmazie praktisch in die Wiege gelegt, war er doch der Sohn eines Apothekers und konnte die Familientradition somit aufrechterhalten. Im neuen Apothekerhaus dienten nun gleich mehrere Räume der Heilkunde: Neben einem Vorraum, von dem aus man in die eigentliche Apotheke eintrat, gab es noch ein Labor, eine Materialkammer und einen Kräuterboden im ersten Stock, in dem die Pflanzen gelagert und konserviert wurden. Eines fehlte der Andechser Apotheke wie vielen anderen Klosterapotheken jedoch: eine staatliche Konzession zur Ausgabe von Arzneimitteln. Dies war dem Kurfürsten Maximilian III. (1745–1777) ein Dorn im Auge und er versuchte das Arzneiwesen neu zu ordnen. Schon am 5. Januar 1756 hatte er ein Generalmandat erlassen, in dem es unter anderem hieß: „Wir wollen hiermit gnädigst, daß alle Apotheken in Städten sowohl als auf dem Lande und in den Klöstern bei Strafe von 3 bis 13 Reichsthaler von Verkauf und Ausgebung all innerlicher Medikamenten (Außer es wären die Recepte abgemelter maßen von einem ordentlichen approbierten Physiko unterschrieben) sich enthalten.“ Am 9. Juni 1766 wurde dann allen Klosterapotheken der Verkauf von Arzneimitteln verboten – mit einer Ausnahme: Apotheken, die weiter als zwei Stunden von der nächsten Stadt mit berechtigten Apotheken entfernt waren, durften ihre Heilmittel weiter ausgeben. Da Andechs zu dieser Zeit sechs Stunden von Landsberg und neun Stunden von München entfernt war, konnte die Klosterapotheke ungehindert weiterhin ihre Medikamente verkaufen.

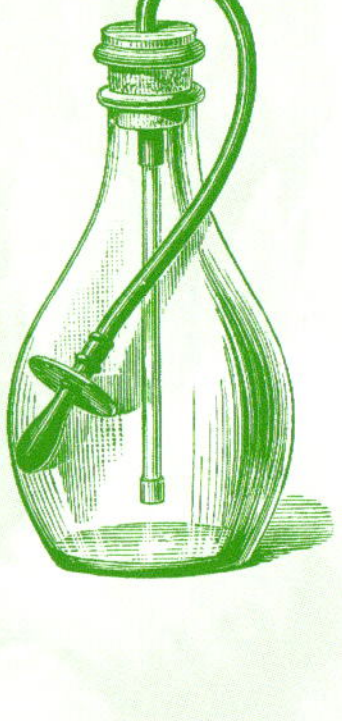

Dem hervorragenden Ruf der Klosterapotheke Andechs tat dieses politische Hin und Her jedoch keinen Abbruch. Pater Felix Funk, sein Mitbruder und Helfer, der Laienbruder Andreas Salich, sowie deren Nachfolger Pater Heinrich Breitenacher versorgten Kranke aus nah und fern mit den nötigen Heilmitteln. Dabei brachte der Verkauf von Medikamenten soviel Geld ein, daß 1792 mit den Erträgen der Apotheke sechs große silberne Leuchter für die Wallfahrtskirche angeschafft werden konnten.

Säkularisation: Das Aus auch für die Apotheke

1803 setzte dann ein „bürokratischer" Akt zunächst einmal den Schlußstrich für das Klosterleben und damit eigentlich auch für die Klosterapotheke: die kurfürstliche Regierung verfügte im Zuge der Säkularisation die Aufhebung des Klosters. Die Andechser Apotheke, so wurde beschlossen, solle nach Starnberg verkauft werden, wo der Landsgerichtsphysikus seinen Sitz hatte. Doch wollte sich kein Käufer für die Apotheke finden und so konnte sie noch ein paar Jahre fortbestehen. Das endgültige Aus kam dann am 12. November 1811. In einer Verfügung bestimmte König Max I. die Auflösung der Apotheke und ihren Abtransport an das Allgemeine Krankenhaus in München. Auf 26 Wagen wurde die Einrichtung der alten Klosterapotheke nach München gebracht, wo sie von Andreas Johann Buchner (1783 bis 1852), Oberapotheker der Zentralstiftungsapotheke München, übernommen wurde.

Der Apothekenbau auf dem Heiligen Berg wurde zunächst als Pfarrhaus der Gemeinde Erling genutzt, zwischendurch diente er aber auch als Wohnhaus des königlichen Revierförsters sowie als Klosterschenke.

Neugründung unter Ludwig I.

Erst 1850 wurde auf Betreiben von Ludwig I. Kloster Andechs als Wirtschaftsgut der Münchner Benediktinerabtei St. Bonifaz wiedergegründet. Eine Apotheke gehörte dann aber nicht mehr zur Klosteranlage. Das alte Apothekergebäude dient heute als Pfarrhaus, nach wie vor kann man die prachtvollen Deckenfresken im Apothekerraum bewundern. Die Decke ist in sieben Felder unterteilt, in denen sich Fresken befinden, die allesamt mit der Heilkunde zu tun haben. Dazu gehört zum Beispiel das Gleichnis vom barmherzigen Samariter oder Tobias, der seinen Vater von seiner Blindheit heilt. Vier von diesen sieben Feldern sind rund; sie sind wiederum von jeweils vier Dreiecken umgeben, in denen Gegenstände aus der Medizin und Pharmazie abgebildet sind. Von den Einrichtungsgegenständen der Apotheke ist leider nichts mehr erhalten, lediglich der Rezepturtisch und zwei Mörser sind im Deutschen Museum in München ausgestellt.

Heute ist Andechs vor allem für sein Bier und die benediktinische Gastfreundlichkeit des Klosters auf dem Heiligen Berg bekannt – daß aber auch die Heilkunde und die Anwendung mit Kräutern einmal eine wesentliche

Rolle im Klosterleben spielte, sollte dabei jedoch nicht vergessen werden. So genießt man Kräuter in Andechs auch heute noch in einer ganz besonderen Form der Verarbeitung:

Die Andechser Kräuterschnäpse

Auf dem Heiligen Berg werden insgesamt vier Sorten von Spirituosen gebrannt:

Der Klosterliqueur

Mit seinen 35 Prozent Alkohol ist der Andechser Klosterliqueur noch die schwächste der Andechser Spirituosen. Seinen unverwechselbaren Charakter erhält er durch eine sorgsam ausgewählte Kräutermischung, abgerundet wird er durch eine feine Süße. Doch nicht nur pur kann man den Klosterliqueur auf dem Heiligen Berg genießen – in der Klosterküche ist er auch als Zutat im Backwerk zu finden.

Berggeist

38 Prozent hat der Berggeist aus dem Kloster Andechs. Sein besonderes Aroma hat er den Wacholderbeeren zu verdanken, die einen wesentlichen Bestandteil des Getränks ausmachen. Er schmeckt hervorragend als Aperitiv zur Einstimmung auf eine herzhafte Mahlzeit.

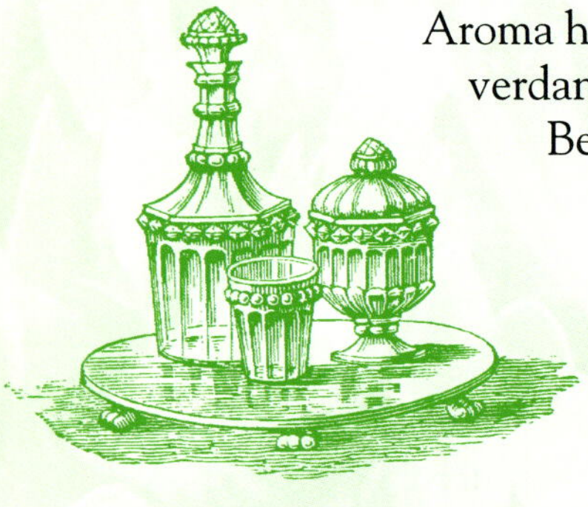

Bergbitter

Nichts für schwache Gemüter ist der Andechser Bergbitter mit seinen 48 Prozent. Als es auf dem Heiligen Berg noch eine Klosterapotheke gab, war tatsächlich der Apotheker für seine Zubereitung zuständig – vielleicht ist das der Grund, warum Liebhaber den Bergbitter auch heute noch als „Arznei" rühmen. Rein äußerlich wirkt er durch seine dunkle Färbung ansprechend, seinen feinherben Geschmack hat er einer ausgesuchten Kräutermischung zu verdanken.

Vielleicht ermutigt Sie diese Beschreibung dazu, bei Ihrem nächsten Besuch im Kloster Andechs eine dieser Köstlichkeiten zu probieren. Es muß ja nicht immer ein Bier sein!

Vielseitig verwendbar: Kräuter in der Küche und im Heilwesen

Verwendung von Kräutern

Seit alters her werden Kräuter in der Küche und Heilkunde verwendet. Rezepturen und Anwendungen, die uns heute vertraut sind, wurden über Jahre, ja sogar Jahrhunderte hinweg entwickelt und verfeinert. Als Grundlage hierfür dienten Beobachtungen von kranken Tieren, aber auch Selbstversuche, die oft katastrophale Nebenwirkungen hatten.

Doch was versteht man eigentlich genau unter dem Begriff „Kräuter"? Eine sehr weit gefaßte Definition umfaßt ganz allgemein Pflanzen mit verwertbaren Eigenschaften. Allerdings würde dies auch den Apfel, die Zwiebel oder die Kastanie mit einschließen – nicht ganz das, was wir uns heute unter der Bezeichnung Kräuter vorstellen oder? Deutlicher tritt die Bedeutung des Begriffs hervor, wenn wir Kräuter gegenüber anderen Pflanzenarten abgrenzen, so zum Beispiel gegenüber den Gewürzen. Im Laufe der Zeit haben sich unsere Vorfahren geeinigt, mit „Kräuter" ein-, zwei- oder mehrjährige Pflanzen zu bezeichnen, die aus Samen gezogen werden und einen praktischen Nutzen für den Menschen, sei es in der Küche oder in der Heilkunde, haben. Gewürze haben diesen Nutzen ebenfalls, doch sind dies verholzte Pflanzen, die nicht aus Samen gezogen werden. Demnach wären zum Beispiel Lorbeer oder Salbei Gewürze, aber keine Kräuter. Eine andere Definition bezieht sich auf die Herkunft der Pflanzen. Sie bezeichnet als Kräuter oder Küchenkräuter diejenigen Pflanzen, die in unseren Breitengraden heimisch sind und die frisch oder getrocknet verwendet werden. Gewürze sind dagegen exotische Speisezutaten, die aus aller Herren Länder stammen und getrocknet verwendet werden. In unserem Buch haben wir nun diese Definitionen bunt gemischt. Die Pflanzen, die Sie hier beschrieben sehen, sind in der Regel Küchenkräuter aus Mittel- und Südeuropa, es finden sich aber auch einige exotische Gewürze, die jedoch schon seit langer Zeit in unsere heimische Küche Eingang gefunden haben. Als Beispiel möge hier der Zimt dienen. Auch einige Bäume – wie die Weide oder die Birke – oder Getreide – wie Dinkel oder Gerste – tauchen auf, da ihre ge-

sundheitsfördernde Wirkung ebenfalls schon lange bekannt ist.
Daß Kräuter und Gewürze viel mehr sind, als nur eine Verfeinerung der Speisen, läßt sich erkennen, wenn wir die Geschichte des Gewürzhandels verfolgen. Seit über 5000 Jahren werden Geschäfte mit den wohlschmeckenden Spezereien gemacht, nicht selten hat dies den Händlern große Macht und Einfluß gebracht. So finanzierte der mazedonische König und Feldherr Alexander der Große (356–323 v. Chr.) seine Heereszüge unter anderem durch einen regen Pfefferhandel mit Indien und auch der Reichtum und die Macht des mittelalterlichen Venedig beruhten zu nicht unwesentlichen Teilen auf dem Gewürzhandel. Auch die großen Entdecker wie Christoph Kolumbus (1451–1506) oder Vasco da Gama (1469–1529) wurden von den verlockenden Düften der Spezereien angetrieben. So war Kolumbus auf der Suche nach den legendären Gewürzinseln und fand dabei ganz andere Inseln; Vasco da Gama wollte das venezianische Handelsmonopol brechen und sich sein eigenes Plätzchen im Gewürzhandel sichern. Durch die Ausdehnung der Handelsrouten in die ganze Welt verbreitete sich gleichzeitig auch das Wissen über Kräuter. Eine Familie, die von diesem Handel profitierte, findet sich auch in Deutschland: Der Augsburger Kaufmann Jakob Fugger (1459–1529) begründete den Reichtum seiner Dynastie unter anderem auf einem florierenden Gewürzhandel mit Ostindien. Gewürze waren Anlaß für zahlreiche Kriege und Überfälle, denn wer die wichtigen Handelsstraßen kontrollierte, hatte natürlich auch die Geschäfte in der Hand. Und mit Gewürzen konnte man damals sehr gut verdienen – exotische Spezereien konnten sich nur die Allerreichsten leisten und diese waren bereit, dafür auch eine ganze Menge Geld auszugeben. Warum waren die Gewürze so teuer? Ganz einfach: ihr Transport aus Indien war sehr langwierig, schwierig und riskant. Unzählige Schiffe oder Karawanen wurden überfallen oder gingen verloren, so daß die Gewürze, die schließlich im Abendland ankamen, um so wertvoller wurden.
Ebensolange wie in der Küche werden Kräuter und Gewürze auch in der Heilkunde verwendet. Als ältestes Dokument der Pflanzenheilkunde gilt dabei das Heilpflanzenbuch des chinesischen Kaisers Shin-nong aus dem Jahr 3700 v. Chr. Auch in babylonischen Schriften aus dem Jahr 2000 v. Chr. finden sich Aufzeichnungen über Heilkräuter und ihre Anwendungsmöglichkeiten, und im alten Ägypten wurde ein reger Gewürzhandel mit Indien betrieben. Ausgrabungen in den Pfahlbausiedlungen von Unteruhldingen am Bodensee haben gezeigt, daß auch in Europa schon vor 4000 Jahren Heilpflanzen kultiviert wurden. Die Gartenkultur mit beliebten Pflanzen wie Kresse, Kerbel, Koriander oder Minze haben wir

jedoch den Römern zu verdanken. Auch in Griechenland widmete man sich intensiv dem Studium der Pflanzen: Der Arzt Hippokrates (460–370 v. Chr.) unterrichtete in seiner Ärzteschule auf der Insel Kos Kräuterheilkunde, sein Landsmann Dioskurides beschrieb im 1. Jahrhundert in seinem Werk De Materia Medica (Über die Medizin) 500 pflanzliche Heilmittel – die älteste überlieferte Beschreibung von Heilkräutern überhaupt. Im Mittelalter kümmerten sich dann die Mönche um die Erforschung und den Anbau der Heilkräuter in Europa. Die Benediktiner brachten nicht nur ihr Ordenswesen von Italien her über die Alpen, sondern etablierten auch Kräuter wie Bockshornklee, Bohnenkraut und Thymian in unseren Breitengraden. Ihr naturheilkundliches Wissen vertieften sie unter anderem durch den Anbau von Heilkräutern im Klostergarten. Doch auch außerhalb der Klostermauern beschäftigte man sich mit den gesundheitsbringenden Pflanzen: In Deutschland beschäftigte sich der bekannte Naturarzt Paracelsus (eigentlich Philipp Aureolus Theophrast Bombastus von Hohenheim, 1493 bis 1541) mit der Heilwirkung von Pflanzen und kam zu dem Schluß: „Alle Wiesen und Matten, aller Berge und Hügel sind Apotheken". In England verfaßte 1651 Nicolas Culpeper sein Werk The English Physician (auch: The Complete Herbal), in dem er sich unter anderem mit dem Zusammenhang der äußerlichen Eigenschaften einer Pflanze (wie zum Beispiel Farbe, Blütenform usw.) und ihren Heilwirkungen befaßte. Lange Zeit galt Culpepers Werk als Standardwerk. Als ab dem 19. Jahrhundert die Wissenschaft immer rasantere Fortschritte machte, wurden viele pflanzliche Heilmittel aus den Apotheken verdrängt und durch synthetisch hergestellte Medikamente ersetzt. Dabei wurde oft ein natürlicher Stoff im Labor verfeinert und ergänzt, wie zum Beispiel die aus dem Mädesüß gewonnene Acetylsalicylsäure, die Grundlage für Aspirin. In den Küchen konnten Wildkräuter jedoch ihren Platz verteidigen und auch im Arzneimittelschrank erleben sie in jüngster Zeit eine Renaissance.

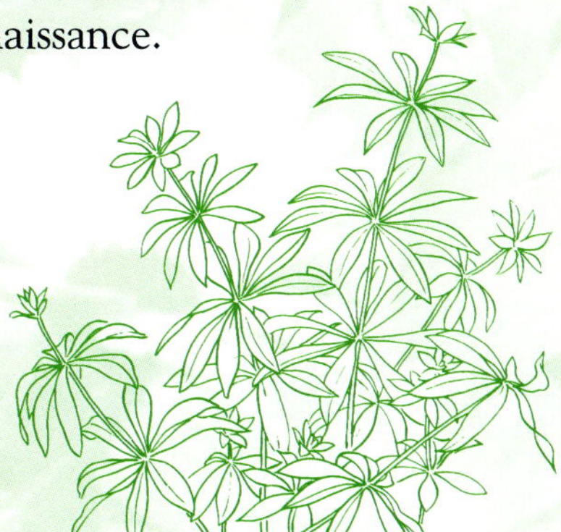

Wirkstoffe unserer Küchenkräuter

Zu Zeiten der mittelalterlichen Klostergärten gab es nur eine Möglichkeit, die Wirksamkeit von Küchen- und Heilkräutern herauszufinden: ausprobieren. Die jahrelange Erfahrung mit den verschiedenen Pflanzen zeigte, welche Kräuter gegen welches Zipperlein halfen, ohne daß unsere Vorfahren wußten, warum dies so war. Daß diese Versuche auch tödlich enden konnten, ließ sich dabei leider oft nicht vermeiden. Heute steht uns eine Vielzahl von wissenschaftlichen Methoden zur Verfügung, mit denen wir die einzelnen Inhaltsstoffe der Kräuter isolieren und analysieren können.

Während ihres Wachstums bildet eine Pflanze zahlreiche Stoffe aus und speichert sie. Außerdem verwertet sie auch Stoffe aus ihrer Umgebung und lagert diese ebenfalls ein. Nicht alle diese Stoffe sind für den Menschen nützlich. Manche erfüllen nur für die Pflanze selbst einen ganz bestimmten Zweck und locken zum Beispiel Bienen an oder schrecken unerwünschte Schädlinge ab. Diese Stoffe werden in der Fachsprache als Ballaststoffe bezeichnet. Wieder andere Stoffe wirken in einer ganz speziellen Weise auf den menschlichen Organismus oder auf einzelne Organe: die sogenannten Wirkstoffe. Dabei setzt sich eine Pflanze stets aus vielen unterschiedlichen Wirkstoffen zusammen, der jeweils vorherrschende bestimmt das Anwendungsgebiet der Pflanze. Die Konzentration der Wirkstoffe ist in den einzelnen Pflanzenteilen unterschiedlich, auch der Standort mit Faktoren wie Sonneneinstrahlung und Bodenbeschaffenheit sowie die Jahreszeit der Ernte oder sogar das Wetter zur Erntezeit bestimmen die Wirksamkeit der Pflanze. Deshalb ist die richtige Sammelzeit, Aufbereitung und Lagerung der Kräuter von großer Bedeutung für den Erfolg von Kräuteranwendungen. Hinweise hierzu finden Sie im Kräuterbrevier.

In der Regel ist jedoch nicht ein einzelner Wirkstoff für den Erfolg einer Heilpflanze zuständig, vielmehr beruht ihre Wirksamkeit auf einer harmonischen Kombination der Inhaltsstoffe. Mit anderen Worten: Die Mischung macht's! Durch wissenschaftliche Untersuchungen konnten folgende Wirkstoffe der Kräuter isoliert werden:

Alkaloide

Alkaloide gehören zu den wirkstoffreichsten Bestandteilen von Pflanzen. Sie sind stickstoffreiche Verbindungen mit basischem Charakter, daher auch ihr Name: Alkalisch bedeutet basisch. Sie wirken vor allem auf das Nervensystem, aber auch auf die Drüsensekretion. Ebenso sind sie in der Lage, den Blutzuckergehalt zu senken. Zu den Pflanzen, die besonders reich an Alkaloiden sind, zählen Bockshornklee, Heidelbeerblätter, Mistel und Schöllkraut. Zwei der bekanntesten Alkaloide sind übrigens Koffein und Nikotin.

Ätherische Öle

Ätherische Öle sind Kohlenwasserstoffverbindungen, die das typische Aroma der Pflanze enthalten. Sie riechen stark, zumeist angenehm, doch verflüchtigt sich dieser Geruch schnell. Insgesamt setzen sie sich aus mehr als 100 einzelnen Inhaltsstoffen zusammen und dienen als Lockmittel für Insekten und Schutz gegen Pilze und Bakterien. Durch Wasserdampfdestillation können sie der Pflanze entzogen werden. Ihre Konzentration in den einzelnen Kräutern ist unterschiedlich, sie schwankt zwischen 0,01 und 10 %. Besonders reich an ätherischen Ölen sind Bärlauch, Basilikum, Dill, Fenchel, Giersch, Kamille, Knoblauch, Lavendel, Pfefferminze, Rosmarin und Thymian sowie Lippenblütler und Doldengewächse im allgemeinen. Das Wirkungsspektrum der ätherischen Öle ist sehr umfangreich, allen gemeinsam ist jedoch eine antibiotische, desinfizierende und immunstärkende Wirkung. Viele sind außerdem harntreibend, verdauungsfördernd und regen generell Magen, Darm, Leber und Galle an.

In manchen Pflanzen werden ätherische Öle durch einen Oxidationsprozeß zu Harzen umgewandelt. Reich an Harzen ist zum Beispiel die Schafgarbe.

Bitterstoffe (Amara)

Die Bitterstoffe sind chemisch gesehen keine einheitliche Gruppe, sondern lassen sich in drei Untergruppen zerlegen. Allen gemeinsam ist jedoch ihr bitterer Geschmack. Die reinen Bitterstoffe, in der Fachsprache Amara tonica, wirken vor allem auf die Verdauung. Sie regen den Appetit an, lindern Blähungen und kräftigen den Körper im allgemeinen. Enthalten sind reine Bitterstoffe unter anderem in Tausendgüldenkraut. Die Amara aromatica sind dagegen in ätherischen Ölen enthalten. Sie beeinflussen Leber und Gallenblase günstig und kurbeln die Magensaftsekretion an. Außerdem wirken sie antibakteriell. Reich an Amara aromatica ist zum Beispiel die Schafgarbe. Amara acria schließlich schmecken bitter-scharf und sind vor allem in ausländischen Heilpflanzen, wie zum Beispiel in Ingwer, enthalten. Sie fördern die Verdauung und wirken tonisierend auf Herz und Kreislauf. Generell reich an Bitterstoffen sind die folgenden Kräuter: Gänseblümchen, Huflattich, Löwenzahn, Mistel und Sauerampfer.

Flavonoide

Der Begriff „Flavonoide" leitet sich vom lateinischen Adjektiv flavus = gelb her. Dementsprechend handelt es sich bei diesen Stoffen auch um Pflanzenfarbstoffe, die fett- oder wasserlöslich sein können. Heute kennt man etwa 2000 Flavonoide, die zwar die gleiche chemische Grundstruktur besitzen, jedoch sehr unterschiedliche Eigenschaften aufweisen. Zu den bekanntesten Flavonoiden gehören Rutin, Quercetin oder Hesperidin. Ausschlaggebend für die Wirksamkeit der Pflanze ist die Art und Menge der enthaltenen Flavonoide. In der Regel helfen sie bei der Vorbeugung gegen Krankheiten sowie bei chronischen Erkrankungen und wirken gefäßstärkend und krampflösend. Besonders reich an diesem Wirkstoff sind Birkenblätter, Holunder, Kamille und Weißdorn.

Gerbstoffe

Gerbstoffe sind Verbindungen, die mit Zelleiweiß reagieren und dabei auf menschlichem und tierischem Gewebe einen lederartigen Überzug – den sogenannten Wundschorf – bilden. Auf diese Weise hemmen sie Entzündungen und fördern die Heilung. Da sie nicht nur zusammenziehend, sondern auch antibakteriell wirken, werden gerbstoffhaltige Pflanzen bei Wunden und Hautentzündungen, aber auch gegen Durchfall, Darmkatarrh und Hämorrhoiden eingesetzt. In den Pflanzen erfüllen Gerbstoffe eine andere Funktion: Sie schützen sie vor Fäulnis und Schädlingen. Besonders reich an Gerbstoffen sind unter anderem Heidelbeeren, Johanniskraut, Rosmarin, Salbei und Weidenrinde.

Glykoside

Glykoside sind ätherartige Verbindungen, die sich durch Hydrolyse, also die Aufspaltung durch Wasseraufnahme, in einen zuckerhaltigen und einen nicht-zuckerhaltigen Baustein zerlegen lassen. Entscheidend für die Wirkung der Pflanze ist der Nichtzucker. Glykoside beeinflussen unter anderem die Verdauung, Herz und Kreislauf in positiver Weise. Reich an diesen Stoffen sind Bärentraube, Bärlauch, Huflattich, Knoblauch, Lindenblüten, Malve, Tausendgüldenkraut und Waldmeister.

Kieselsäure

Kieselsäure wird von den Pflanzen aus dem Boden aufgenommen und dann in deren Zellsubstanz abgelagert. Sie ist wichtig für den Aufbau des menschlichen Skeletts, von Muskeln, Bindegewebe und Haaren. Deshalb wirkt sie bei Verschleißerscheinungen durch Alter oder Sport regenerierend auf Knochen, Muskeln und Sehnen und festigt bei Zellulitis oder Krampfadern das Gewebe. Reich an Kieselsäure sind unter anderem Brennessel, Schafgarbe und Vogelknöterich sowie generell Rauhblattgewächse, Schachtelhalme und Gräser.

Saponine

Die Saponine sind eine Untergruppe der Glykoside. In Wasser bilden sie einen seifenartigen Schaum. Sie wirken bei Husten und Schnupfen schleimlösend und allgemein entzündungshemmend. Außerdem regen sie die Nierentätigkeit an und helfen so bei Blutreinigungskuren und Rheuma. Reich an Saponinen sind unter anderem Birkenblätter, Königskerze, Löwenzahn, Lungenkraut, Malve, Schlüsselblume und Taubnessel.

Schleimstoffe

Diese kohlenhydrathaltigen Wirkstoffe quellen im Wasser auf und bilden eine gelartige Flüssigkeit. Diese legt sich wiederum auf gereizte Schleimhäute und schützt diese bzw. mildert die Reizung. Schleimstoffe helfen daher bei Entzündungen der oberen Atemwege, aber auch bei Verdauungsstörungen. Sie sind besonders reichhaltig in Eibisch, Gänseblümchen, Huflattich, Königskerze, Malve und Spitzwegerich enthalten.

Vitamine, Mineralstoffe und Spurenelemente

Diese sogenannten „essentiellen Nährstoffe" regen sich gegenseitig an und ergänzen sich. Vitamine sind vor allem in frischen Kräutern enthalten, zu den Mineralstoffen und Spurenelementen zählen unter anderem Kalium, Calcium, Natrium, Phosphor, Jod und Mangan. All diese Stoffe besitzen eine Vielzahl von unterschiedlichen Wirkungen: So steigert Vitamin C zum Beispiel die Abwehrkräfte, Kalium wirkt harntreibend und Magnesium krampflösend. Reichhaltig an Vitaminen und Mineralien sind vor allem Bärlauch, Bockshornklee, Brennessel, Hagebutten, Heidelbeeren und Wacholder.

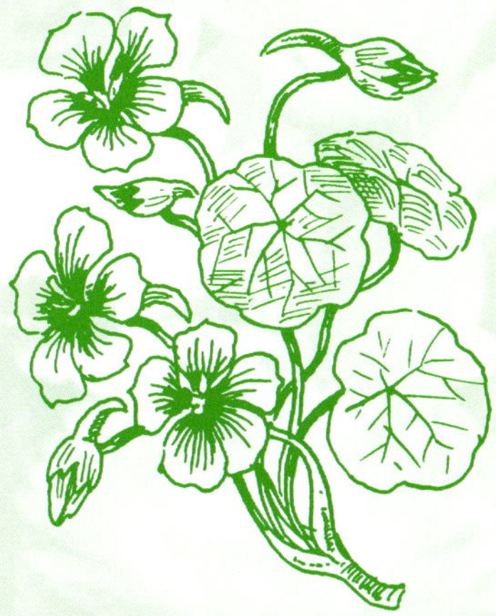

Das Kräuterbrevier

Damit Sie genau wissen, mit wem Sie es im Laufe dieses Buches zu tun haben, stellen wir Ihnen hier die wichtigsten Küchen- und Heilkräuter vor. Neben Informationen zu Aussehen, Wachstumsgebieten und Inhaltsstoffen erhalten Sie Tips für Anbau, Ernte und Aufbereitung der einzelnen Kräuter sowie zu ihren Verwendungsmöglichkeiten in Küche und Heilkunde.

Ackerschachtelhalm (Equisetum arvense)

auch: Zinnkraut, Katzenschwanz

Die zwischen 20 und 80 cm hohe mehrjährige Pflanze zählt zu den Zinnkrautgewächsen und wird oft für Unkraut gehalten. Ihr Stengel weist zahlreiche Knoten auf, von denen gegliederte Ästchen ausgehen. Diese Ästchen sehen aus wie ineinander gesteckt oder geschachtelt. Der Ackerschachtelhalm wächst – wie sein Name sagt – auf Äckern und Feldern, aber auch an Bahndämmen. Er hat keine Blüten, die Frühlingstriebe zeigen sich im März und April.

Wirkstoffe: Flavonoide, Kieselsäure, Saponine, Spurenelemente (u.a. Kalium, Mangan, Magnesium, Schwefel)

Anbau: Den Ackerschachtelhalm können Sie auf einfachem, mit Lehm durchsetzten Ackerboden gut selbst anbauen.

Ernte und Aufbereitung: Die Sommertriebe werden von Mai bis September geerntet. Trocknen Sie die grünen Stengel und schneiden Sie sie klein, dann können Sie daraus einen Tee zubereiten.

Verwendung in der Heilkunde: Der Ackerschachtelhalm wirkt harntreibend und blutstillend. Er wird deshalb gegen Infektionen und Steine im Harntrakt eingesetzt, aber auch bei Lungenleiden oder Arteriosklerose. Zur Blutreinigung setzen Sie einen gehäuften Teelöffel Ackerschachtelhalm pro Tasse Wasser kalt an und bringen das Gemisch zum Kochen. Lassen Sie es eine Minute bei geringer Hitze ziehen und trinken Sie zwei bis drei Tassen dieses Tees pro Tag.

Achtung: Es gibt auch giftige Schachtelhalme, so z.B. den Waldschachtelhalm und den Sumpfschachtelhalm. Ernten Sie deshalb keine Pflanzen in Wald- oder Sumpfgebieten!

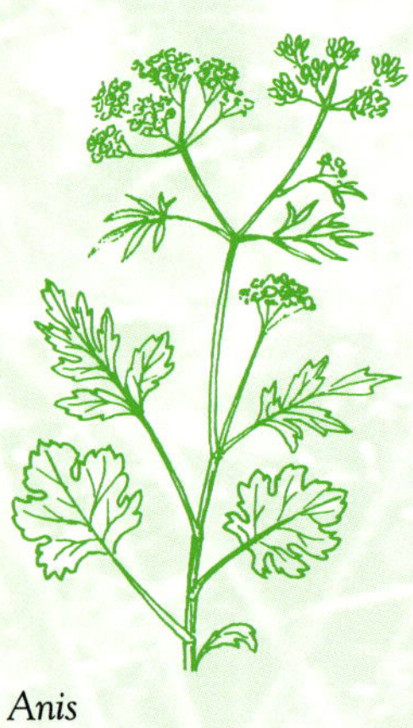

Anis

Anis (Pimpinella anisum)

auch: Brotsame, süßer Kümmel, Anis-Bibernelle

Die einjährige Pflanze wird bis zu 75 cm hoch. Sie ist leicht behaart und

bringt eine birnenförmige Frucht hervor. Der Anis blüht von Juli bis August.
Wirkstoffe: ätherische Öle, Eiweiße, fettes Öl
Anbau: Der Eigenanbau ist im Beet oder im Blumentopf möglich. Wegen der tiefgehenden Pfahlwurzeln der Pflanze ist jedoch ein großer Topf vonnöten. Sie können fertige Pflanzen einsetzen oder sie aus Samen selbst ziehen. Der Anis fühlt sich an einem warmen sonnigen Platz in kalkhaltigem Boden am wohlsten.
Ernte und Aufbereitung: Die Früchte des Anis können Sie im August und September ernten. Trocknen Sie die Pflanzen und dreschen Sie dann die Früchte heraus. Die Samen schütteln Sie aus den Dolden. Gut verschlossen ist der Anis bis zu acht Monate lang haltbar.
Verwendung in der Küche: Die Blätter des Anis werden roh verwendet, man gibt sie erst zum Schluß in die Speise. Auf diese Art schmecken sie zu gelben Rüben, Kohlrabi, eingelegten Gurken, Erbsen, Kartoffelgemüse oder in Suppen. Die Samen können Sie kochen, schmoren oder backen. Am besten schmecken sie zu Rot- oder Grünkohl, Schwein, Geflügel oder in Currygerichten und Früchtebrot. Auch im Weihnachtsgebäck taucht Anis sehr gerne auf.
Verwendung in der Heilkunde: Anis wirkt krampflösend bei Verdauungsbeschwerden. Auch lästigem Husten kann man mit Anistee zu Leibe rücken. Das Kauen der Samen beseitigt lästigen Mundgeruch.

Arnika (Arnica montana)

auch: Fallkraut, Wolfsblume, Bergwohlverleih

Die seltene Arnika wächst wild auf Bergwiesen. Sie blüht im Juni und Juli und wird zwischen 30 und 60 cm hoch.
Wirkstoffe: ätherisches Öl, Flavonoide, Harze, Bitterstoffe
Anbau: Im Garten kann man Arnika aus Samen ziehen.
Ernte und Aufbereitung: Pflücken Sie die Blüten vor dem Abblühen und trocknen Sie sie.
Verwendung in der Heilkunde: Arnikasalbe wird gegen Prellungen, Verstauchungen und Blutergüsse eingesetzt.
Achtung: Die Arnika steht unter Naturschutz und darf deshalb in freier Wildbahn nicht gepflückt werden!

Augentrost (Euphrasia officinalis)

Der Augentrost gehört zur Familie der Rachenblütler. Das einjährige Kraut wird zwischen fünf und 30 cm hoch und blüht von Juli bis September. Es wächst auf Wiesen und Lichtungen, an Wald- und Wegrändern. Seine Blüten sind weiß bis hell-lila mit gelbem Grund.

Wirkstoffe: Glykoside, Gerbstoffe, Flavonoide, ätherische Öle
Anbau: Der Augentrost läßt sich nur schwer im Garten ziehen. Ein Eigenanbau ist deshalb nicht zu empfehlen.
Ernte und Aufbereitung: Ernten Sie die Pflanze während der Blütezeit von Juli bis September und trocknen Sie sie.
Verwendung in der Heilkunde: Wie sein Name schon sagt, wird Augentrost vor allem gegen Augenleiden verwendet. Aber auch bei Heuschnupfen, Husten und Bronchitis ist das Kraut hilfreich. Bereiten Sie einen Auszug aus 1 1/2 Teelöffel Augentrost und einer Tasse Wasser. Lassen Sie diesen 30 Minuten ziehen und spülen Sie dann Ihre Augen damit.

Bachbunge (Veronica beccabunga)

auch: Bachehrenpreis, Wasserbunge

Die Bachbunge gehört zur Familie der Rachenblütler. Sie wird zwischen 20 und 60 cm hoch und wächst bevorzugt an sonnigen Ufern auf schlammigem Untergrund. Ihre hellblauen Blüten kann man von Mai bis August bewundern.
Wirkstoffe: Bitterstoffe, Aucubin
Anbau: Da die Lebensbedingungen der Bachbunge schwer im Garten hergestellt werden können, ist ein Eigenanbau nicht ratsam.
Ernte und Aufbereitung: Die Blätter und jungen Triebe der Bachbunge können Sie vor und während der Blüte ernten, am besten von April bis September.
Verwendung in der Küche: Aufgrund ihres leicht bitteren und scharfen Geschmackes kann man die jungen Triebe hervorragend zu Salaten essen, am besten jedoch in Verbindung mit anderen Kräutern wie Brunnenkresse oder Löwenzahn.
Verwendung in der Heilkunde: Die Bachbunge wird heute nur noch selten in der Heilkunde verwendet. Ihre entwässernde und stoffwechselanregende Wirkung soll bereits Hildegard von Bingen gegen Verstopfung und Gicht empfohlen haben.

Baldrian (Valeriana officinalis)

auch: Katzenkraut, Bullerjan, Stinkwurz

Der Baldrian wird zwischen 20 und 150 cm hoch und blüht von Juli bis August in weißlichen bis hellrosa Doldenrispen. Die mehrjährige Pflanze findet sich bevorzugt in Gebüschen, Gräben und auf Wiesen.
Wirkstoffe: ätherische Öle, Valepotriate, Tannine, Harze
Anbau: Wer Baldrian selbst anbauen möchte, sollte darauf achten, daß er ihn in nährstoffreichen Boden pflanzt. Er bevorzugt halbschattige Standorte, die möglichst immer feucht sein sollten.
Ernte und Aufbereitung: Verwendet wird vom Baldrian der kurze und ge-

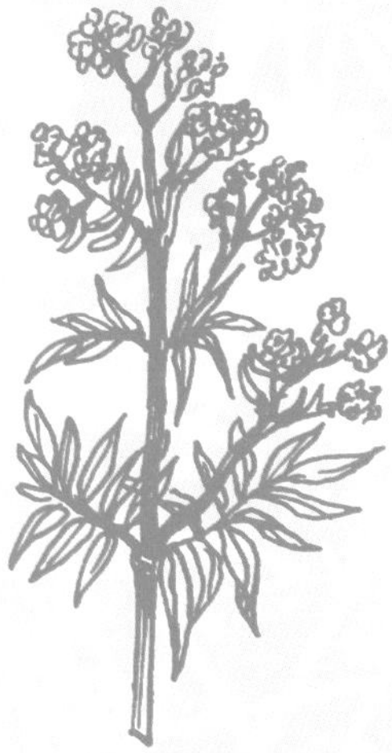

Baldrian

drungene Wurzelstock mit seinen kleinen wurmartigen Wurzeln. Ausgraben sollte man diesen nach der Blüte zwischen August und Oktober, dann bündeln und trocknen lassen.
Verwendung in der Heilkunde: Baldrian wirkt gegen nervöse Spannungen, Schlafstörungen, Kopfschmerzen und bei Erschöpfungszuständen. Wer nicht einschlafen kann, sollte einen Tee als Kaltauszug zu sich nehmen. Geben Sie dazu 1/2 Teelöffel Baldrian auf eine Tasse kaltes Wasser.
Achtung: Nehmen Sie Baldrian nicht längere Zeit und nicht in großen Mengen zu sich, er macht abhängig! Auch zu Lähmungserscheinungen kann es unter Umständen kommen. Katzen werden durch Baldrian übrigens in eine Art Rauschzustand versetzt. Lassen Sie Ihren Stubentiger deshalb nicht unbeaufsichtigt mit dem Kraut alleine!

Barbarakraut (Barborea officinalis)

auch: Barbenkraut, Winterkresse

Das Barbarakraut gehört zu den Kreuzblütlern. Die einjährige, wintergrüne Pflanze wird etwa 30 bis 60 cm hoch und trägt bis in den Spätherbst gelbe Blüten. Sie wächst fast überall in Europa, bevorzugt auf feuchten Äckern, Bahndämmen, Kiesbänken, an Wegrändern und Ufern.
Wirkstoffe: Vitamin C, Senföle
Anbau: Barbarakraut läßt sich gut im Garten anbauen. Die Aussaat ist vom Frühjahr bis August möglich.
Ernte und Aufbereitung: Verwendet wird das frische Kraut. Die Blätter kann man von September bis April ernten.
Verwendung in der Küche: Mit seinem senfähnlichen, leicht scharfen Geschmack kommt das Barbarakraut in Salaten und Mischgemüsen hervorragend zur Geltung. Auch zum Würzen von Fleischsoßen und Kräuterbutter ist es geeignet.
Verwendung in der Heilkunde: Mit einem Tee aus Barbarakraut können Sie einer Erkältung vorbeugen, denn die Pflanze steigert die Abwehrkräfte.

Bärenklau (Heracleum spondyleum)

auch: Herkuleskraut, Wiesenbärenklau, Bärenfuß

Dieser Doldenblütler kann bis zu 180 cm hoch werden. Er fällt durch seine borstige Behaarung und die sehr großen gefiederten Blätter auf. Seine weiß-grünlichen Blüten stehen in Doppeldolden und zeigen sich von Juni bis September. Bevorzugt wächst der Bärenklau in feuchtem Boden auf Wiesen, an Bachufern und Wegrändern.
Wirkstoffe: ätherisches Öl, Bitterstoffe, Zucker, Furocumarine
Anbau: Da die Lebensbedingungen des Bärenklau nur schwer im Garten her-

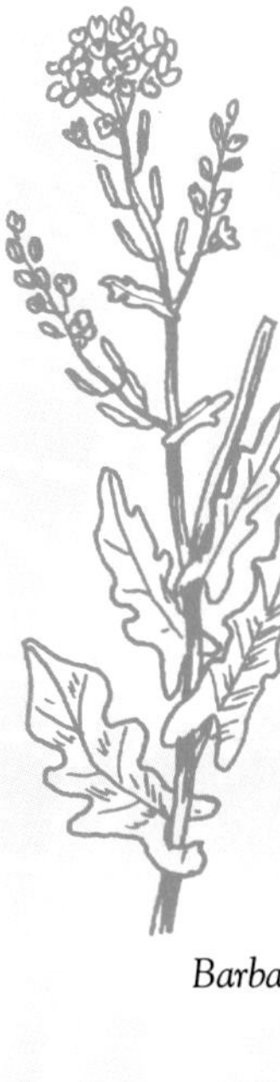

Barbarakraut

gestellt werden können, ist ein Eigenanbau nicht ratsam.

Ernte und Aufbereitung: Die jungen Blätter und Blattstiele können Sie von April bis Oktober ernten.

Verwendung in der Küche: Hervorragend schmeckt der würzige Bärenklau in Mischgemüse und zu Pellkartoffeln. Auch in Pfannkuchenteig läßt er sich gut einbacken.

Achtung: Allergiker sollten im Umgang mit Bärenklau vorsichtig sein: Er kann Hautreizungen verursachen.

Bärlauch (Allium ursinum)

auch: Wilder Knoblauch, Zigeunerknoblauch, Hexenzwiebel

Der Bärlauch gehört zur Familie der Liliengewächse. Seine Blätter ähneln denen der Maiglöckchen. Von Mai bis Juni trägt er weiße sternförmige Blüten. Bevorzugt wächst der Bärlauch an Bächen und Waldrändern.

Wirkstoffe: ätherische Öle (hauptsächlich Alliin), Flavonoide, Glykoside, Vitamin C

Anbau: Der Eigenanbau ist gut möglich. Achten Sie dabei auf einen feuchten Boden.

Ernte und Aufbereitung: Die Blätter des Bärlauchs können Sie vor der Blüte bis in den Juni hinein ernten. Sie lassen sich auch gut einfrieren.

Verwendung in der Küche: Bärlauch riecht zwar ähnlich wie Knoblauch, schmeckt jedoch etwas herber. Er wird gerne roh oder gedünstet gegessen, in Salaten, Soßen, Suppen, Kräuterquark, Omeletts, zu Rohkost, zu Lamm- oder Kalbsgeschnetzeltem. Sie können ihn auch wie Spinat zubereiten und erhalten dann ein leckeres Bärlauchgemüse. Ein Rezept für Bärlauchsuppe finden Sie im Rezeptteil.

Achtung: Verwechseln Sie den Bärlauch nicht mit dem giftigen Maiglöckchen. Im Unterschied zu diesem riecht er nach Knoblauch.

Basilikum

Basilikum (Ocimum basilicum)

auch: Basilienkraut, Königskraut, Suppenbasil, Deutscher Pfeffer

Basilikum wird bereits seit dem Altertum verwendet. Aus seiner ursprünglichen Heimat, dem Mittelmeerraum, brachten es Mönche im 12. Jahrhundert nach Mitteleuropa, wo es heute aus der Küche nicht mehr wegzudenken ist. Das einjährige Kraut wird bis zu 60 cm hoch und ist heutzutage hauptsächlich als Gewürzpflanze mit intensivem Geruch bekannt. Von Juni bis September trägt die Pflanze weißrosa Blüten. Insgesamt sind etwa 30 Unterarten bekannt, vom Thai-Basilikum bis zum lateinamerikanischen Basilikum.

Wirkstoffe: ätherische Öle, Gerbstoffe, Flavonoide, Basilienkampfer

Anbau: Basilikum läßt sich sowohl im Garten als auch im Blumentopf hervorragend anbauen. Für den Garten eignen sich besonders die großblättrigen Arten. Bedecken Sie die Samen nicht mit Erde und lassen Sie den Boden nie austrocknen. Als Nachbarn eignen sich Tomaten. Vorsicht: Basilikum ist sehr frostempfindlich. Außerdem ist die Pflanze nicht nur bei Menschen, sondern auch bei Schnecken beliebt! Auf dem Fensterbrett oder auf dem Balkon können Sie die kleinblättrigen Sorten in Kästen oder im Blumentopf ziehen. Achten Sie dabei auf einen sonnigen und hellen Platz.

Ernte und Aufbereitung: Basilikum aus dem Blumentopf können Sie das ganze Jahr über ernten, draußen am besten von Juli bis September. Zupfen Sie dabei einfach die Blätter ab und streuen Sie sie frisch über die Gerichte. Wer länger etwas von seinem Basilikum haben will, sollte es in Essig oder Öl einlegen oder zu Pesto verarbeiten. Ein Rezept hierfür finden Sie im Rezeptteil. Die Würzkraft der Pflanze erhöht sich durch Einfrieren, Fertiggerichte sollten Sie deshalb vor dem Einfrieren nur schwach würzen.

Verwendung in der Küche: Basilikum schmeckt leicht bitter, würzig und sehr intensiv: Andere Kräuter „erschlägt“ es nahezu. Die frischen Blätter eignen sich zum Würzen von Salaten, Tomaten, Mittelmeergerichten, Fisch (vor allem Makrele und Schellfisch), Käse, Omeletts, Nudelgerichten, Dips, kalten Soßen, Hackbraten und italienischen Vorspeisen. Ausgezeichnet harmoniert das Gewürz mit Knoblauch.

Verwendung in der Heilkunde: Das Basilikum spielt heute in der Heilkunde keine Rolle mehr. Hildegard von Bingen soll es bei Zungenlähmung und Drei- und Viertagefieber (vermutlich Malaria) empfohlen haben, jedoch ist diese Wirkung nicht belegt. Schädlich ist Basilikum aber in keinem Fall!

Beifuß (Artemisia vulgaris)

auch: Jungfernkraut, Wilder Wermut, Besen- oder Sonnwendkraut

Dieser Korbblütler wird bereits in den griechischen und römischen Schriften des 1. Jahrhunderts erwähnt. Damals pflanzten ihn die Römer entlang ihrer Straßen, da sie glaubten, daß man länger laufen könne, wenn man sich Beifuß in die Sandalen stecke. Die mehrjährige buschige Pflanze ähnelt dem Wermut und kann bis zu 150 cm groß werden. Ihre Blätter sind auf der Oberseite grün und unten weiß, von Juli bis September trägt sie gelbliche Blüten, die in schmalen Rispen stehen. Trotz seiner Heilwirkung gilt der Beifuß als Unkraut, beliebte Standorte sind Schutthalden, Gebüsche und Straßenränder.

Wirkstoffe: ätherisches Öl, Bitterstoffe

Anbau: Der Eigenanbau der anspruchslosen Pflanze im Garten oder auf dem Balkon ist gut möglich. Bedenken Sie dabei allerdings, daß Bei-

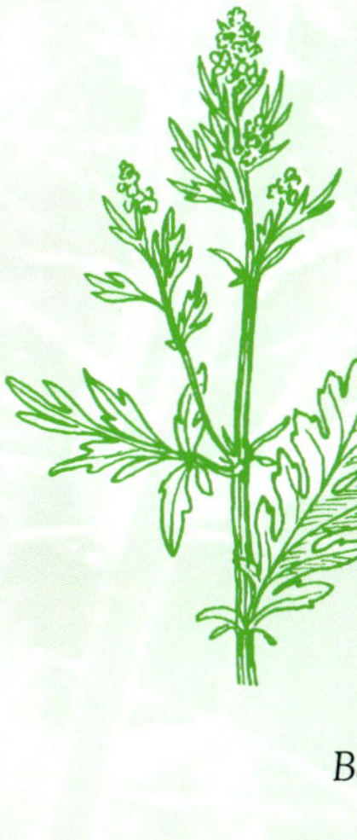

Beifuß

fuß viel Platz braucht, er sollte daher am besten alleine stehen. Er bevorzugt sonnige und trockene Standorte.
Ernte und Aufbereitung: Triebspitzen, Blüten, Knospen und Blätter können Sie im Juli und August ernten.
Verwendung in der Küche: Die jungen Triebspitzen des Beifuß können Sie nur gegart verwenden. Mit ihrem aromatisch pikanten Geschmack eignen sie sich für Enten- oder Gänsefüllungen oder auch als Zutat im Eintopf. Sie machen Fett leichter verdaulich. Gut schmeckt Beifuß auch auf einem Schmalzbrot.
Verwendung in der Heilkunde: Beifuß hilft gegen Verdauungsbeschwerden und Magenschmerzen. Bereiten Sie die frischen Blätter und Blütenrispen wie Spinat zu oder kochen Sie einen Tee aus 1 Teelöffel pro Tasse Wasser.

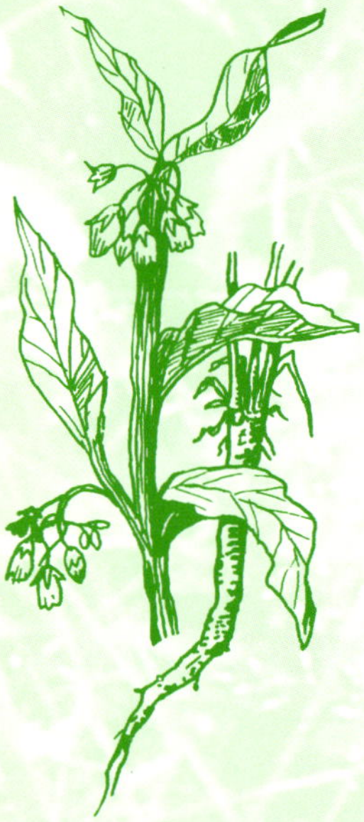
Beinwell

Beinwell (Symphy officinale)

auch: Beinwurz, Schwarzwurz, Wallwurz, Bienenkraut

Der Beinwell zählt zu den berühmtesten Heilkräutern. Er enthält Allantoin, eine zellvermehrende und knochenbildende Substanz, die die Neubildung von Knochen und Gewebe fördert. Daher übrigens auch der Name: Beinwell sorgt für das Wohl der Beine! Er gehört zur Familie der Rauhblattgewächse und wird bis zu 100 cm hoch. Die mehrjährige Pflanze blüht von Mai bis September und wächst bevorzugt auf nassen Wiesen, an Bächen, Flüssen und Wegrändern oder in Gräben.
Wirkstoffe: Gerbstoffe, Allantoin, Flavonoide, Vitamin B 12, Glykoside und Protein (bis zu 35 Prozent)
Anbau: Beinwell kann man gut im Garten anbauen. Er benötigt nährstoffreichen Boden und sollte im Schatten oder Halbschatten stehen. Aussaat im Frühjahr oder Sommer.
Ernte und Aufbereitung: Blätter und junge Triebe können von April bis August geerntet werden, die Wurzeln im Frühjahr oder Herbst. Schneiden Sie die Wurzeln auf und lassen Sie sie in der Sonne trocknen.
Verwendung in der Küche: Die frischen Blätter des Beinwell können wie Spinat zubereitet werden, auch gehackt im Salat schmecken sie.
Verwendung in der Heilkunde: Beinwell hilft bei Knochenbrüchen, Quetschungen oder Verbrennungen. Stellen Sie aus der Wurzel eine Salbe her, indem Sie sie pulverisieren und 3 gehäufte Eßlöffel dieses Pulvers mit einer Tasse Schweineschmalz vermischen. Mit dieser Salbe machen Sie sich Umschläge.
Achtung: Schwangere sollten Beinwell nicht verwenden!

Bibernelle (Pimpinella saxifraga)

auch: Pimpernell

Während die kleine Bibernelle lediglich 15 bis 50 cm hoch wird, kann ihre

große Schwester bis zu einem Meter hoch aufragen. Beide Sorten tragen von Juni bis September weißliche Blüten in Doppeldolden. Sie wachsen an Weg- und Waldrändern, auf Wiesen und Weiden.
Wirkstoffe: Gerbstoffe, Saponine, ätherische Öle
Anbau: Die anspruchslose Bibernelle gedeiht auch im Garten gut.
Ernte und Aufbereitung: Die Wurzeln der Bibernelle können Sie von März bis April und dann wieder im Oktober und November ernten. Schneiden Sie sie auf und lassen Sie sie trocknen. Die jungen Blätter können Sie ebenfalls im März und April ernten.
Verwendung in der Küche: Die jungen Blätter der Bibernelle schmecken frisch in Salaten, Soßen und Suppen. Auch getrocknet können sie ihren würzig-scharfen Geschmack in Salaten und Soßen am besten entfalten.
Verwendung in der Heilkunde: Bibernelle hilft gegen Heiserkeit und Bronchitis. Kochen Sie 1 Teelöffel der Blätter in 1/4 Liter Wasser. Dann abseihen, abkühlen lassen und damit gurgeln.

Bockshornklee (*Trigonella foenum-graecum*)

auch: Griechisch Heu, Kuhhornschelle, Stundenkraut

Bereits um 3500 v. Chr. war der Bockshornklee in China als schleimlösendes Mittel bekannt. Über Indien und Persien kam er zunächst nach Ägypten. In Europa bauten ihn dann zuerst Benediktinermönche in ihren Klostergärten an. Die einjährige, etwa 50 x 30 cm große Pflanze wird auch heute noch als Heil- und Futterpflanze auf Feldern kultiviert. Sie blüht zwischen April und Mai.
Wirkstoffe: Alkaloide, Saponine, Flavonoide, Öle, Protein (bis zu 20 Prozent), Vitamin A, B und C, Mineralstoffe (u.a. Kalium, Eisen)
Anbau: Der Eigenanbau von Bockshornklee ist gut möglich. Die Samen erhalten Sie in Asia- oder Feinkostläden. Stecken Sie sie dann einfach in ca. 20 cm Abstand in den Boden.
Ernte und Aufbereitung: Die Samen können Sie von Juli bis August ernten, pulverisieren und trocknen.
Verwendung in der Küche: Die Blätter des Bockshornklees können Sie frisch oder getrocknet verwenden. Sie schmecken gut im Rührei oder Omelett. Die Samen eigenen sich für indische Currys oder zu geschmortem Schwein oder Lamm, im Mörser zerrieben können Sie sie in Suppen oder Hackfleischfüllungen geben.
Verwendung in der Heilkunde: Hildegard von Bingen soll Bockshornklee gegen Appetitlosigkeit und Fieber empfohlen haben. Bei eitrigen Entzündungen und Abszessen hilft ein Breiumschlag aus Bockshornklee. Den Husten vertreibt der folgende Tee: 2 Teelöffel zerriebene Bockshornkleesamen in 2 Tassen kaltem Wasser

3 Stunden ziehen lassen, dann abseihen. Mehrmals täglich eine Tasse trinken. Die Samen wirken außerdem verdauungsfördernd.

Bohnenkraut (Satureia hortensis)

auch: Josefskraut, Pfefferkraut

Den Benediktinern haben wir unter anderem das Bohnenkraut zu verdanken, denn sie brachten es aus seiner ursprünglichen Heimat, dem Mittelmeerraum, über die Alpen. Bekannt war es schon im antiken Rom – dort wurde daraus eine Essigsoße hergestellt. Seit Karl dem Großen wird die beliebte Würzpflanze auch in unseren Breiten angebaut. Die einjährige Pflanze wird bis zu 40 cm hoch. Auffallend sind ihre verzweigten Stengel mit den schmalen dunkelgrünen Blättern. Im Juli und August trägt das Bohnenkraut rosa, lila oder weiße Blüten.

Wirkstoffe: ätherisches Öl, Phenolstoffe, Harze, Gerbstoffe, Schleimstoffe

Anbau: Bohnenkraut läßt sich im Garten oder im Blumentopf gut selbst anbauen. Wer es im Freien kultivieren will, sollte es im Kleingewächshaus oder auf der Fensterbank vorziehen und das Kraut erst nach draußen setzen, wenn es etwa 5 cm hoch ist, denn es ist sehr empfindlich. Es bevorzugt Sandböden, viel Sonne und Wärme und sollte stets ausreichend feucht gehalten werden. Bohnenkraut verträgt sich mit seinen Namensvettern, den → Bohnen, auch neben → Petersilie oder → Majoran gedeiht es gut.

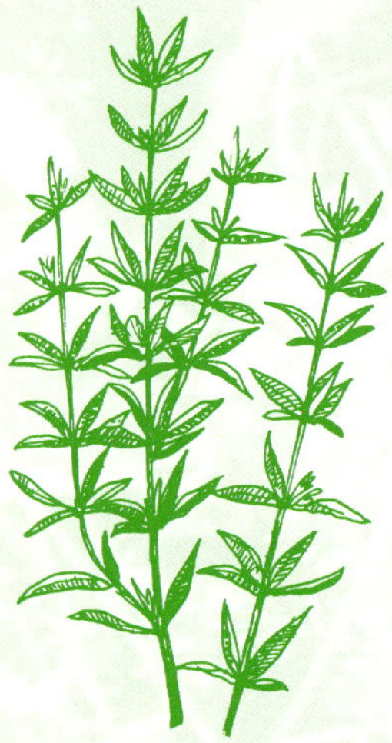

Bohnenkraut

Ernte und Aufbereitung: Im Freien gezogenes Bohnenkraut können Sie den ganzen Sommer über ernten, im Topf sogar ganzjährig. Ernten Sie das Kraut während der Blüte: Dazu schneiden Sie es ca. 5 cm über dem Boden ab und lassen es in Bündeln an der Luft trocknen. Beim Einfrieren verliert Bohnenkraut an Aroma.

Verwendung in der Küche: Mit seinem scharfen, pfefferartigen Geruch ist das Bohnenkraut ein beliebtes Gewürz. Es paßt hervorragend zu Bohnen und anderen Hülsenfrüchten, Lamm, Schinken, geschmortem oder gebratenem Geflügel, fetten Speisen im allgemeinen, Salaten, Ziegen- oder Schafskäse. Die getrockneten Blätter schmecken gut zu Kartoffelpuffern, Bratkartoffeln oder als Brotaufstrich. Einen festen Platz hat das Bohnenkraut übrigens auch in der Salamiherstellung.

Verwendung in der Heilkunde: Hildegard von Bingen soll Bohnenkraut gegen Gicht eingesetzt haben. Heute wird in der Heilkunde das ganze blühende Kraut ohne Wurzeln verwendet. Es gilt als Mittel gegen Durchfall. Gastroenteritis (Entzündung der Darmschleimhaut) können Sie mit dem folgenden Tee bekämpfen: Überbrühen Sie 3 Teelöffel Bohnenkraut mit einer Tasse heißem Wasser.

Borretsch (*Borago officinalis*)

auch: Blauhimmelstern, Gurkenkraut, Liebäuglein

Schon in der Antike war die Heilwirkung des Borretsch bekannt. Damals galt er als Mittel gegen Melancholie und depressive Verstimmungen. So zitiert der römische Historiker Plinius einen alten Vers: „Ich, der Borretsch, bringe Mut und Zuversicht.“ Heute ist die einjährige Pflanze, die bis zu 1 Meter hoch werden kann, jedoch vor allem als Gewürz bekannt. Sie ist an ihren dicht behaarten Stengeln und den ebenfalls behaarten großen hellgrünen Blättern zu erkennen. Von Mai bis September trägt der Borretsch leuchtend blaue Blüten.

Wirkstoffe: Schleimstoffe, Gerbstoffe, ätherisches Öl, Kalium, Calcium

Anbau: Borretsch läßt sich gut im Garten oder auf dem Balkon ziehen. Die Aussaat sollte Ende April erfolgen, im Topf auch früher. Wegen ihrer tiefgehenden Pfahlwurzeln benötigt die Pflanze viel Platz. Sie liebt sonnige, warme Plätze und sollte an heißen Tagen täglich gegossen werden.

Ernte und Aufbereitung: Ernten sollten Sie den Borretsch erst, wenn seine Stengel kräftig geworden sind. Das Kraut können Sie während der Blüte von Mai bis September ernten, Blüten und Blätter im Sommer. Am besten schmeckt das Gewürz frisch, beim Einfrieren oder Trocknen verliert es an Geschmack.

Verwendung in der Küche: In der Küche finden die Blüten und die zerkleinerten Blätter des Borretsch Verwendung. Die Blüten schmecken hervorragend in Sommerbowlen ohne Alkohol, Kaltschalen oder Blattsalaten. Die Blätter können Sie wie Salat mit einem Dressing essen, einlegen oder als Beilage zu Gemüse, Geflügel oder Fisch servieren. Auch in Kartoffel- oder Gurkensalaten kommt ihr fein säuerlicher, gurkenähnlicher Geschmack hervorragend zur Geltung.

Brennessel, kleine Brennessel (*Urtica urens*), große Brennessel (*Urtica diocia*)

Wohl ein jeder von uns hat schon einmal unangenehme Erfahrungen mit den Brennhaaren an den Blättern und Stengeln der Brennessel gemacht, die juckende Quaddeln auf der Haut hervorrufen. Zu finden ist dieses Nesselgewächs fast überall – Wald- und Straßenränder, Schuttplätze und Zäune gelten als Lieblingsstandorte. Je nach Sorte kann die Brennessel bis zu 180 cm hoch werden. Die mehrjährige Pflanze blüht von Juli bis September und ist zu Unrecht als Unkraut verschrieen. Dabei galt sie schon in der Antike als Heilpflanze und im mittelalterlichen Aberglauben wurde sie sogar als Mittel gegen Blitzschlag gerühmt. So legten Bierbrauer dereinst Brennesseln auf ihre Gärbottiche,

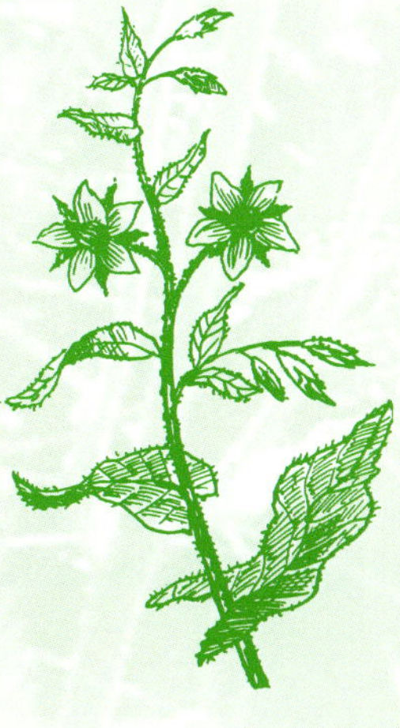

Borretsch

wenn ein Gewitter nahte, denn sie glaubten, ihr kostbares Gebräu auf diese Weise beschützen zu können.
Wirkstoffe: Gerbsäure, Vitamin C, Ameisensäure, Kieselsäure, Histamin, Mineralstoffe (Eisen, Kalium u.a.)
Anbau: Die Brennessel selbst anzubauen, ist nicht nötig, denn sie ist praktisch überall zu finden und darf auch ohne Weiteres abgerissen werden. Schauen Sie doch einmal in ihren Garten. Vielleicht hat sie sich ja auch bei Ihnen schon niedergelassen?
Ernte und Aufbereitung: Das Kraut und die Blätter der Brennessel können Sie von Juni bis September ernten. Wenn Sie diese nicht frisch verwenden möchten, können Sie sie trocknen oder blanchieren und dann einfrieren.
Verwendung in der Küche: Die jungen Blätter der Brennessel schmecken würzig und herb, fast ein bißchen ähnlich wie Spinat. Blanchiert und fein geschnitten würzen sie Salate, Kräuterquark sowie Kalbs- oder Lammgeschnetzeltes. Auch in Suppen, Gemüsen, Soßen oder Nudelaufläufen kommt ihr zartbitterer Geschmack ausgezeichnet zur Geltung. Ein Rezept für Brennesselspinat finden Sie im Rezeptteil.
Verwendung in der Heilkunde: Die Brennessel wirkt entwässernd und wird deshalb gerne bei Rheuma, Gicht und Arthritis eingesetzt. Einen harntreibenden Tee können Sie aus 2–3 Teelöffel der Blätter oder des Krauts pro Tasse Wasser herstellen. Trinken Sie von diesem Gebräu mehrere Tassen täglich. Hildegard von Bingen soll noch eine andere Wirkung der Brennessel gekannt haben: „Und ein Mensch, der gegen seinen Willen vergeßlich ist, der zerstoße die Brennessel zu Saft und füge etwas Olivenöl hinzu, und wenn er schlafen geht, salbe er damit seine Brust und die Schläfen, und dies tue er oft, und die Vergeßlichkeit in ihm wird gemindert werden".
Achtung: Wer unter Wasseransammlungen im Körper oder eingeschränkter Herz- oder Nierentätigkeit leidet, sollte sich von der Brennessel fern halten!

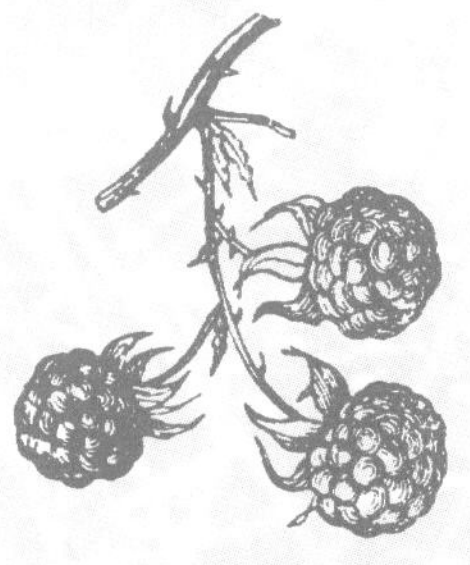
Brombeere

Brombeere (Rubus fruticosus)

Dieses Rosengewächs ist in vielen Varianten und Unterarten zu finden. Der schlingend wuchernde Strauch ist in Wäldern, Gebüschen und Hecken zu finden und kann, je nach Sorte, bis zu 2 Meter hoch werden. An seinen Zweigen und Blattstielen wachsen hakige Stacheln, die das Beerenpflücken zur Qual machen können. Die mehrjährige Pflanze trägt im Juni und Juli weiße Blüten, ab August sind dann die dunkelroten bis schwarzen Beeren reif.
Wirkstoffe: In den Beeren: Zucker, Vitamin C; in den Blättern: ätherisches Öl, Gerbstoffe, Mineralstoffe
Anbau: Brombeeren können Sie gut im Garten anbauen. Die Pflanze vermehrt sich durch Wurzelableger, am

besten kaufen Sie jedoch Sträucher im Gartencenter.
Ernte und Aufbereitung: Die Blätter können Sie von April bis August ernten und frisch oder getrocknet verwenden. Die Beeren sind von August bis Oktober reif und schmecken frisch am besten.
Verwendung in der Küche: Aus den Brombeeren können Sie Brombeersaft, Gelee, Konfitüre oder Likör herstellen. Auch als Kuchenbelag kommen die Früchte hervorragend zur Geltung.
Verwendung in der Heilkunde: Brombeersaft wirkt aufbauend und ist so ein ausgezeichnetes Stärkungsmittel nach überstandenen Krankheiten. Die Blätter besitzen leicht stopfende Wirkung. Durchfall kann man mit folgendem Aufguß kurieren: 2-3 Teelöffel Brombeerblätter pro Tasse heißem Wasser, den Tee 5 Minuten ziehen lassen. Etwa 3 bis 4 Tassen täglich trinken. In der Hildegard-Medizin wird die Brombeere gegen Husten, Verschleimung und Bronchitis eingesetzt.

Brunnenkresse (*Nasturtium officinale*)

auch: Bachkresse, Wasserkresse

Dieser Kreuzblütler wird etwa 30 cm hoch und wurde schon von Hippokrates als belebendes und auswurflösendes Mittel empfohlen. Die Brunnenkresse ist in West- und Mitteleuropa heimisch, enge Verwandte sind → Gartenkresse und → Kapuzinerkresse. Von Mai bis August trägt die wintergrüne Pflanze kleine weiße Blüten. Bevorzugt wächst sie an feuchten Plätzen wie an Bächen oder Quellen oder in Gräben.
Wirkstoffe: ätherisches Öl, Bitterstoffe, Vitamine A, C und E, Jod, Phosphor, Calcium
Anbau: Brunnenkresse können Sie sowohl im Garten als auch im Topf anbauen und aus Samen ziehen. Draußen sollte sie an einem hellen, feuchten Ort stehen, zum Beispiel am Gartenteich oder in der Nähe des Gartenschlauchanschlusses. Im Winter decken Sie die Pflanze mit Laub ab.
Ernte und Aufbereitung: Ernten können Sie Brunnenkresse von Mai bis in den Herbst hinein. Benutzen Sie sie jedoch nur frisch!
Verwendung in der Küche: Verwendet werden die weichen Stiele und Blätter der Brunnenkresse. Mit ihrem würzig-scharfen Geschmack passen sie hervorragend zu Suppen und Salaten, zu Eiern, Räucherlachs oder aufs Butterbrot. Lecker schmeckt ein Brunnenkresse-Salat mit einer Soße aus Mayonnaise und Crème fraîche. Auch in der Kombination mit Kräutern wie → Löwenzahn oder → Bachbunge kommt die Brunnenkresse gut zur Geltung. Ihre Samen können Sie wie Kapern verwenden.
Verwendung in der Heilkunde: Das Kraut der Brunnenkresse wirkt gegen Husten, Verdauungsstörungen, Gicht und Arthritis. Stellen Sie daraus einen

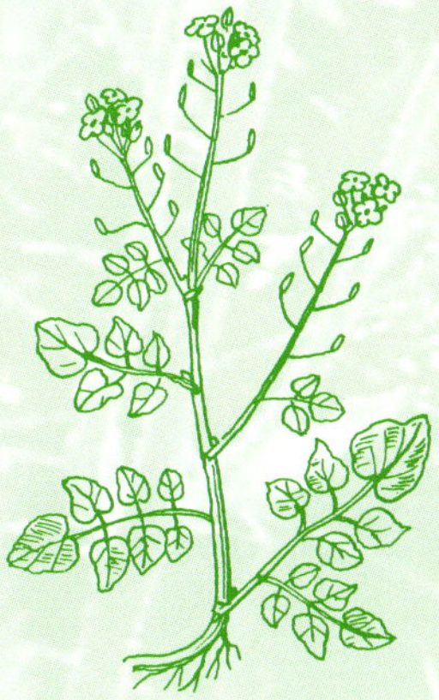

Brunnenkresse

Preßsaft her und nehmen Sie davon 1 bis 2 Eßlöffel pro Tag ein.
Achtung: Ernten Sie keine wild wachsende Brunnenkresse. Sie kann nämlich den tödlichen Leberegel beherbergen!

Dill (Anethum graveolens)

auch: Gurkenkräutel, Kümmerlingskraut oder Tillkraut

Der Dill war ursprünglich im Mittelmeerraum und in Westasien beheimatet und galt schon im alten Ägypten als wirksames Heilkraut. Zusammen mit → Schnittlauch und → Petersilie gehört er zu den „glorreichen Drei" in der Küche – die Kräuter, die in keinem Haushalt fehlen sollten. Sein Geschmack ist sehr würzig und leicht scharf.
Wirkstoffe: ätherische Öle
Anbau: Der Dill ist eine einjährige Pflanze, die sich sowohl im Freiland als auch auf dem Balkon anbauen läßt. Die Aussaat ist vom März bis in den Sommer möglich, dabei sollte die Pflanze an einem sonnigen Platz stehen und stets genügend mit Wasser versorgt sein.
Ernte und Aufbereitung: Die grünen Blättchen können ständig geerntet werden, die Samen im Spätsommer. Zum Konservieren frieren Sie die Blättchen am besten ein, die Samen halten getrocknet am längsten. Die Würzkraft der Pflanze erhöht sich durch Einfrieren, Fertiggerichte sollten Sie deshalb vor dem Einfrieren nur schwach würzen.
Verwendung in der Küche: Am besten schmecken die Dillspitzen. Zupfen Sie diese vom Stiel und schneiden Sie sie fein. Keinesfalls sollten Sie die Pflanze hacken, denn sie wird leicht matschig. Dill paßt gut zu Kalbfleisch, Fisch, vor allem zu Lachs und Krustentieren. Aber auch zu Gurken, grünen Blattsalaten, Frischkäse, Omeletts und in Suppen und Soßen (Vinaigrette) schmeckt das Kraut lecker. Die Samen schmecken kümmelähnlich. Sie können sie zum Einlegen von sauren Gurken verwenden oder gemahlen über Gemüse streuen sowie in salziges Gebäck mischen.
Verwendung in der Heilkunde: In der Volksheilkunde wird Dill gegen Appetitlosigkeit, Blähungen und Magenbeschwerden eingesetzt. Diese Wirkung wird auf das ätherische Öl Carvon zurückgeführt, das in den Dillsamen enthalten ist und die Muskulatur des Magen-Darm-Trakts beeinflußt. Das Kauen der Samen hilft gegen Mundgeruch.
Achtung: Dill gehört zu den Doldengewächsen, von denen es auch viele giftige Arten gibt. Wer Dill in freier Natur selbst ernten will, sollte die Pflanze wirklich genau kennen!

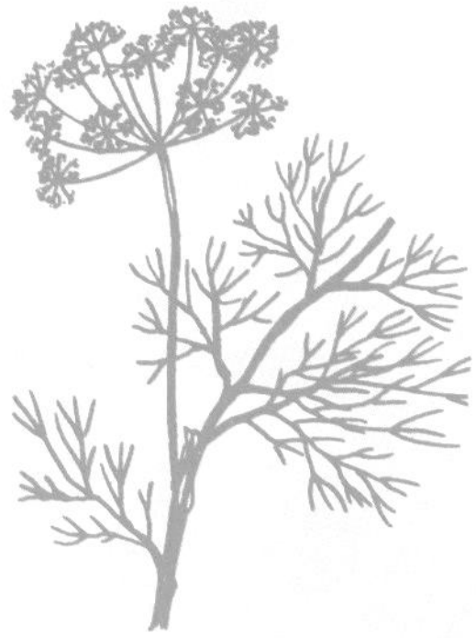

Dill

Dinkel (Triticum spelta)

Dieses einjährige Getreide wird bis zu 130 cm hoch und ist in jüngster Zeit wieder schwer in Mode.
Wirkstoffe: Vitamine, Mineralstoffe, Spurenelemente, Eiweiße (13 Prozent), Kieselsäure
Anbau: Der Dinkel gedeiht beinahe auf allen Böden und wird häufig als letzte Frucht in der Fruchtfolge angebaut, so daß man ihn im folgenden August ernten kann. Er bevorzugt sonnige, mäßig feuchte Standorte. Ein Anbau auf dem Balkon ist nicht rentabel.
Ernte und Aufbereitung: Die Körner des Dinkels sind von einem Spelz umhüllt, der in der Mühle entfernt werden muß.
Verwendung in der Küche: Dinkel ist das Grundnahrungsmittel der Hildegard-Küche und dient hier als fester Bestandteil der Ernährung. Kein Tag sollte ohne Dinkel vergehen. Ob Dinkelbrot, Dinkelschrot, Dinkelgrieß oder Dinkelmehl – überall kommt das Getreide zum Einsatz. Dabei kann Dinkel alle anderen Getreidearten problemlos ersetzen, er selbst ist jedoch unersetzlich. Ein Rezept für Dinkelburger finden Sie im Rezeptteil.
Verwendung in der Heilkunde: Auch in der Heilkunde soll Hildegard von Bingen den Dinkel für unersetzlich gehalten haben: „Der Dinkel ist das beste Getreide, und er ist warm und fett und kräftig, und er ist milder als andere Getreidearten, und er bereitet dem, der ihn ißt, rechtes Fleisch und rechtes Blut, und er macht frohen Sinn und Freude im Gemüt des Menschen. Und wie immer man auch ihn ißt, sei es in Brot, sei es in anderen Speisen, er ist gut und mild". Sie soll es besonders bei Kraftlosigkeit und Schwäche empfohlen haben.

Eberraute (Artemisia abrotanum)

auch: Eberreis, Stabwurz, Stangenwurzel

Diese alte Kulturpflanze stammt ursprünglich aus Asien, siedelte sich jedoch bald auch in Süd- und Südosteuropa an. Vor allem in Kloster- und Bauerngärten war der Halbstrauch sehr verbreitet. Die Eberraute zählt zu den Korbblütlern und wird etwa 1 Meter hoch. Von August bis September trägt sie gelblich-weiße Blüten. Auffallend ist auch ihr angenehmer Duft.
Wirkstoffe: ätherische Öle, Gerbstoffe, Bitterstoffe
Anbau: Der Eigenanbau der Eberraute ist gut möglich. Sie benötigt einen warmen und sonnigen Standort sowie einen relativ trockenen Boden. Zur Vermehrung teilt man die Pflanze im Frühjahr, in wärmeren Regionen läßt sie sich auch aus Samen ziehen.
Ernte und Aufbereitung: Das Kraut können Sie im Juli und August bei schönem Wetter ernten und dann im Schatten trocknen lassen. Da sein Geruch sehr intensiv ist, sollten Sie es

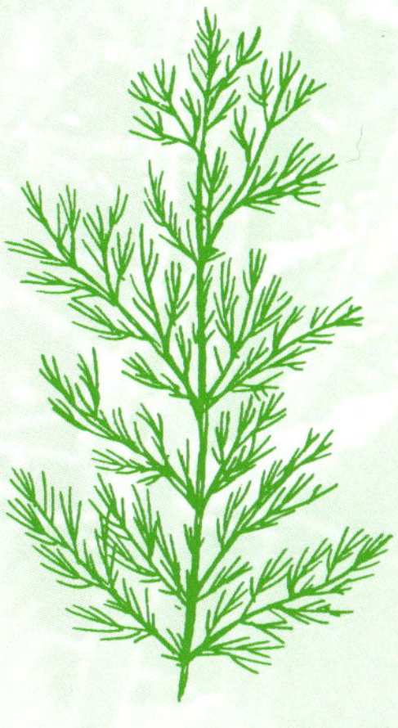

Eberraute

von anderen Kräutern getrennt aufbewahren, am besten in dunklen, gut verschlossenen Gläsern.
Verwendung in der Küche: Eberraute ist als appetitanregendes und verdauungsförderndes Gewürz bekannt. Da sie leicht bitter schmeckt, sollten Sie sparsam mit ihr umgehen. Gut schmeckt sie zu Fleisch, Geflügel, Salaten oder in Kräuterquark.
Verwendung in der Heilkunde: Eberrautentee ist ein gutes Stärkungsmittel, schmeckt jedoch sehr bitter.

Ehrenpreis, echter (Veronica officinalis)

auch: Hühnerraute, Männertreu, Wundheilkraut

Dieser mehrjährige Rachenblütler wird etwa 30 cm hoch. Auffallend sind seine kriechenden, stark verzweigten Stengel und seine behaarten Blätter, die an kurzen Stielen stehen. Von Juni bis August trägt der Ehrenpreis hellblaue bis weiße Blüten. Seine Früchte sind verkehrt dreieckige Kapseln. Zu finden ist er auf Wiesen, in Heidelandschaften und lichten Wäldern.
Wirkstoffe: Gerbstoffe, Bitterstoffe, Glykoside, Flavonoide
Anbau: Ehrenpreis gedeiht gut im Garten auf trockenem Boden. Die Samen können Sie im Gartencenter kaufen.
Ernte und Aufbereitung: Das blühende Kraut kann ab Juni geerntet werden. Lassen Sie es im Schatten trocknen. Vorsicht: Die Blüten sollten nicht abfallen!
Verwendung in der Heilkunde: Ein Tee aus Ehrenpreis schmeckt zwar bitter, wirkt jedoch appetitanregend. Gegen Rheuma und Gicht hilft ein Teeaufguß aus 1/2 Teelöffel Ehrenpreis pro Tasse Wasser. Trinken Sie davon ein bis zwei Tassen täglich.

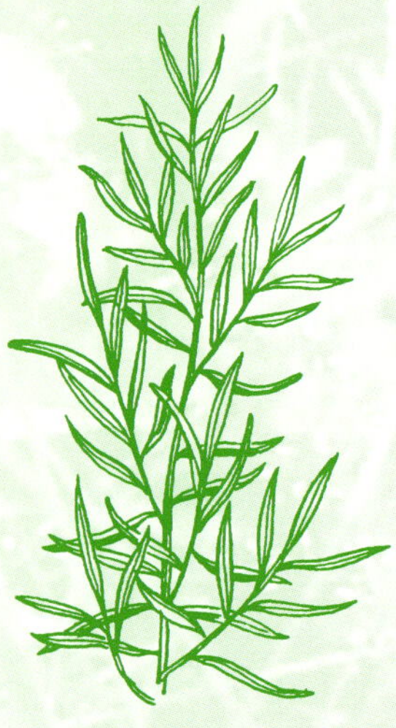

Estragon

Estragon (Artemisia dracunculus)

auch: Schlangenkraut, Eierkraut, Drachenkraut

Estragon ist eines der wichtigsten Kräuter in der klassischen französischen Küche. Die mehrjährige Pflanze fällt durch ihre verzweigten Stengel und ihre schmalen, länglichen Blätter auf. Von Juni bis September trägt sie grünliche Blütenrispen. Wilder Estragon kann bis zu 1,5 Meter hoch werden, im Topf begnügt er sich mit einer Höhe von etwa 60 cm. Man unterscheidet Russischen Estragon, der zwar robust, dafür aber schwächer im Aroma ist, und Französischen Estragon, der aromatisch, dafür aber kälteempfindlich ist.
Wirkstoffe: ätherisches Öl, Mineralstoffe (u.a. Kalium, Calcium)
Anbau: Estragon können Sie gut im Garten anbauen. Das anspruchslose Kraut gibt sich mit kargem Boden zufrieden, sollte jedoch an einem ge-

schützten, hellen Ort stehen. Da seine Wurzeln waagrechte Ausläufer bilden, braucht der Estragon viel Platz. Mit dem → Sauerampfer als Nachbarn verträgt er sich nicht. Bei Trockenheit gut gießen, im Winter mit Laub abdecken. Auch in großen Töpfen und Pflanzkästen können Sie Estragon ziehen.
Ernte und Aufbereitung: Estragon-Blätter können Sie ständig ernten. Wer sie nicht frisch verwenden will, kann sie in Essig einlegen oder einzeln oder als Gewürzmischung mit → Petersilie einfrieren. Beim Trocknen verliert der Estragon sein Aroma.
Verwendung in der Küche: Estragon schmeckt bittersüß, ein wenig pfeffrig und feinwürzig. Seine Intensität variiert je nach Sorte. Estragon-Blätter passen gut zu Salaten, Fisch, gebackenem Hähnchen, Suppen, Hühnerbrühen, zu Eiern, Spargel, Blumenkohl, Tomaten in Essig, Salatdressings sowie Sahne- oder Senfsoßen. Kochen Sie entweder die Zweige im ganzen kurz mit oder schneiden Sie die Blätter klein und lassen Sie diese kurz mitziehen. Frisch können Sie die Blätter über einen Salat streuen. Außerdem ist Estragon Teil des Bouquet garni. Die Zweige können Sie auch in Kräuteressig einlegen.

Fenchel (Foeniculum vulgare)

auch: Brotsamen, Fenikel

Fenchel gehört zu den historisch ältesten Heilpflanzen. Im Mittelalter schluckten die Menschen seine Samen zur Verdauungsförderung und gegen den Hunger in der Fastenzeit. Ursprünglich war die zwei- bis mehrjährige Pflanze im östlichen Mittelmeerraum beheimatet. Auffallend ist ihr angenehmer Geruch. Von Juli bis September trägt der Fenchel gelbe Blüten, die bei Insekten sehr beliebt sind. Wild wächst er auf Schutthalden und an Bahndämmen, wo er bis zu 2 Meter hoch werden kann.
Wirkstoffe: Samen: ätherisches Öl (ca. 5 Prozent), fettes Öl, Flavonoide, Vitamine, Mineralstoffe (u.a. Calcium, Kalium)
Anbau: Fenchel läßt sich gut im Garten anbauen. Er benötigt allerdings viel Platz und viel Sonne. Die Erde sollte nur mäßig feucht sein. Fenchelsamen erhalten Sie im Gartencenter.
Ernte und Aufbereitung: Das Kraut des Fenchels können Sie den ganzen Sommer über ernten, die Samen sind ab August reif. Die Blüten ernten Sie von Juli bis September und lassen sie dann in Dolden trocknen.
Verwendung in der Küche: Fenchelblätter passen zu Fisch, Fleisch (vor allem Schmorbraten), in Soßen, Suppen und Eintöpfen. Die Wurzel können Sie als Gemüse zubereiten. Fenchelsamen schmecken anisartig, sie passen zu Kartoffeln, Reis, Rosenkohl und Linsen, zum Schweinebraten, in Fischfüllungen und als Brotgewürz.
Verwendung in der Heilkunde: Fencheltee hilft gegen Verdauungsstörungen und

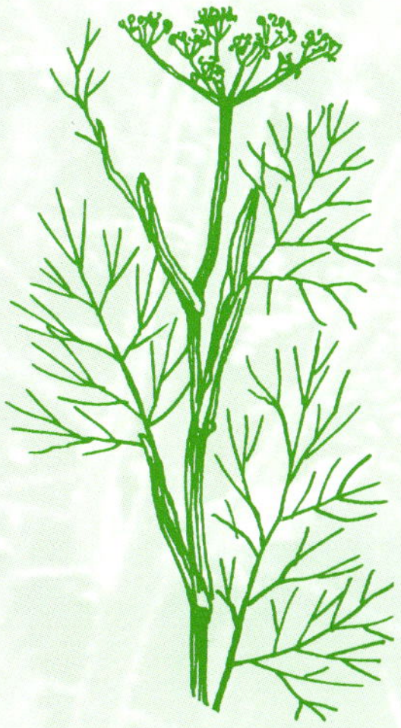

Fenchel

Koliken. Auch Hildegard von Bingen soll den Fenchel in höchsten Tönen gepriesen haben: „Wie immer der Fenchel gegessen wird, macht er den Menschen fröhlich und vermittelt ihm angenehme Wärme und guten Schweiß, und er verursacht gute Verdauung".
Achtung: Einige Doldengewächse sind giftig. Wer wilden Fenchel ernten will, sollte die Pflanze deshalb genau kennen. Fenchelöl sollten Sie nicht während der Schwangerschaft verwenden.

Flohknöterich (Polygonum persicaria)

Dieses Knöterichgewächs wird 15 bis 70 cm hoch. Von Juli bis September trägt es kleine rote Blüten, die in auffälligen Walzen stehen. Flohknöterich wächst auf Schutthalden, an Wegrändern und auf feuchten Äckern.
Wirkstoffe: ätherisches Öl
Anbau: Da der Flohknöterich sehr häufig zu finden ist, erübrigt sich ein Eigenanbau.
Ernte: Die jungen Blätter des Flohknöterichs können Sie von Juni bis September pflücken und frisch verwenden oder einfrieren. Beim Trocknen oder Kochen verlieren sie ihr Aroma.
Verwendung in der Küche: Flohknöterich ist sehr scharf, er sollte deshalb nur sparsam eingesetzt werden. Gut schmeckt er in Soßen, zu Gemüse und Salaten. Auch als Pfefferersatz ist er geeignet.

Frauenmantel (Alchemilla vulgaris)

auch: Taubechel, Löwenfuß, Sinau

Seinen deutschen Namen hat der Frauenmantel seiner Blattform zu verdanken, die an einen Umhängemantel erinnert. Der lateinische Name leitet sich von „Alchemie" her, da der Pflanze früher magische Kräfte zugeschrieben wurden. So wurden die Wassertröpfchen, die bei feuchtem Wetter aus den Wasserspalten an ihren Blattspitzen hervortreten, von den Alchemisten bei ihren Versuchen, Gold herzustellen, verwendet. Die ausdauernde mehrjährige Pflanze ist in ganz Europa beheimatet und ist vor allem auf feuchten Wiesen, an Straßenrändern und in Gebüschen zu finden. Sie wird bis zu 50 cm hoch und trägt von Mai bis September weißlich-grüne Blüten. Ihre Stengel und Blätter sind behaart.
Wirkstoffe: Gerbstoffe, Bitterstoffe, ätherisches Öl
Anbau: Frauenmantel läßt sich gut im Garten anbauen. Am besten gedeiht er auf feuchtem Lehmboden. Aussäen können Sie ihn im Spätsommer, vermehrt wird er im Frühjahr oder Herbst durch Wurzelteilung.
Ernte und Aufbereitung: Die Blätter des Frauenmantels werden im Sommer geerntet und dann getrocknet. Das Kraut ernten Sie während der Blütezeit von Mai bis September und lassen es dann ebenfalls trocknen.

Verwendung in der Küche: Die Blätter des Frauenmantels schmecken gut in Kräutersuppen.
Verwendung in der Heilkunde: Frauenmantel wirkt blutstillend und zusammenziehend und hilft u.a. bei Menstruationsstörungen. Stellen Sie einen Teeaufguß aus dem getrockneten Kraut her: 2 Teelöffel pro Tasse Wasser und 10 Minuten ziehen lassen.

Gänseblümchen (Bellis perennis)

auch: Maßliebchen, Tausendschön, Gänselieschen

Dieser mehrjährige Korbblütler ist wohl eine der bekanntesten Blumen überhaupt. Sobald sich im Frühjahr die ersten warmen Sonnenstrahlen einstellen, beginnen die Gänseblümchen auf Wiesen und in Gärten zu sprießen. Mit ihrem gelben Blütenkern, der von weißen Blütenblättern umgeben ist, sind sie leicht zu erkennen und praktisch unverwechselbar.
Wirkstoffe: ätherisches Öl, Gerbstoffe, Bitterstoffe, Saponine, Flavonoide
Anbau: Der Anbau von Gänseblümchen ist nicht nötig. Sie sind auf Grünflächen überall zahlreich zu finden. Im Garten siedeln sie sich von selbst an.
Ernte und Aufbereitung: Die Blütenkörbe können während der Blütezeit von Mai bis Oktober geerntet werden, die Blätter das ganze Jahr über. Da das Gänseblümchen winterhart ist, lassen sich die Blätter auch unter Schnee aufspüren. Verwenden können Sie sie frisch oder an der Luft getrocknet.
Verwendung in der Küche: Die leicht würzig schmeckenden jungen Blätter können Sie als Salat mit Essig und Öl zubereiten. Außerdem schmecken sie in Suppen und Soßen oder als Gemüse. Die aromatischen Blüten passen auch gut in Rohkost.

Gänsefingerkraut (Potentilla anserina)

auch: Gänserich, Krampfkraut

Dieses kriechende Rosengewächs kann bis zu 50 cm hoch werden. Von Mai bis Juli trägt es goldgelbe Blüten, die sich nachts und bei Regen schließen. Zu finden ist die mehrjährige Pflanze unter anderem auf Schuttplätzen, an Bahndämmen, auf Wiesen und an anderen feuchten Stellen.
Wirkstoffe: Bitterstoffe, Gerbstoffe, Flavonoide, Glykoside
Anbau: Der Eigenanbau der anspruchslosen Pflanze ist problemlos möglich.
Ernte und Aufbereitung: Die Blätter des Gänsefingerkrautes können von Mai bis August geerntet werden. Wenn Sie sie nicht gleich frisch verwenden, können Sie sie auch an der Luft trocknen lassen.
Verwendung in der Küche: Die jungen Blätter schmecken herb und lassen sich gut als Gemüse zubereiten.

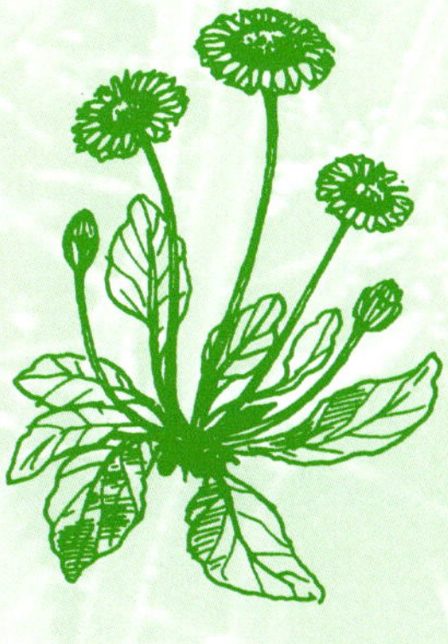

Gänseblümchen

Verwendung in der Heilkunde: Gänsefingerkraut wirkt zusammenziehend, krampflösend und blutstillend. Mit diesen Eigenschaften wird es gegen Durchfall, Koliken oder Menstruationsbeschwerden eingesetzt. Bereiten Sie einen Tee aus 2 Teelöffel Blätter pro Tasse Wasser und trinken Sie davon zwei Tassen täglich.

Gartenkresse (*Lepidium sativum*)

Die Gartenkresse ist eine der bekanntesten Pflanzen. Kinder, die ihre ersten Versuche mit Pflanzen wagen, bauen Sie oft im Topf oder in der Schachtel an. Die hellgrüne Kresse mit ihren vielen kleinen Stengeln und Blättern gehört zu den beliebtesten Küchenkräutern.

Wirkstoffe: Glykoside, ätherisches Öl

Anbau: Kresse können Sie auf der Fensterbank selbst anbauen und förmlich beim Wachsen und Keimen beobachten. Schon nach zehn Tagen können Sie die Früchte Ihrer Mühe genießen. Halten Sie die Kresse immer feucht. Wem selbst diese geringe Anstrengung zuviel ist, kann Gartenkresse auch in Schachteln im Supermarkt kaufen. Im Freien kann man Kresse an einem halbschattigen Platz ziehen, jedoch wird sie dort im heißen Sommer gerne scharf und bitter.

Ernte: So schnell, wie die Kresse wächst, können Sie sie auch ernten. Sie ist das ganze Jahr über genießbar. Je höher sie wächst, desto schärfer wird die Kresse. Man kann sie nur frisch verwenden.

Verwendung in der Küche: Rohe Gartenkresse paßt zu Wildkräutern, in Salaten und Soßen, über hart gekochte Eier, zu Tomaten, Roastbeef, Fisch und aufs Butterbrot. Auch in Kräuterbutter oder Kräuterquark kommt ihr würziger Geschmack hervorragend zur Geltung.

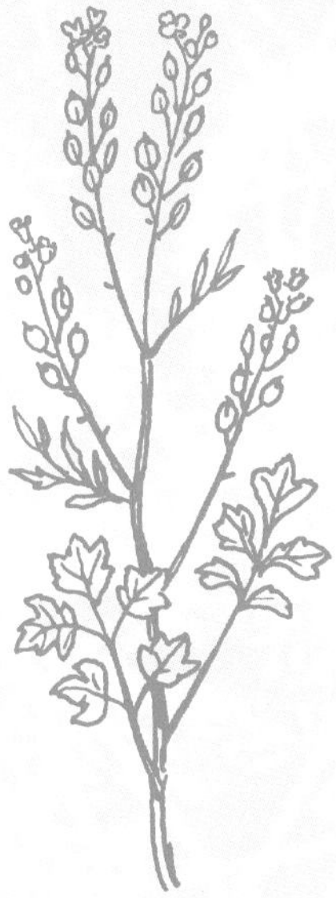

Gartenkresse

Giersch (*Aegopodium podagraria*)

auch: Geißfuß, Ackerholler

Dieser Doldenblütler kann bis zu 1 Meter hoch werden, er wächst an Flußufern, Waldrändern und anderen feuchten Orten sowie in Gebüschen und Gärten. Von Mai bis November trägt der Giersch kleine weiße Blüten, die auf hohlen Stengeln stehen. Zu Unrecht ist er als Unkraut verschrieen.

Wirkstoffe: ätherisches Öl, Bitterstoffe

Anbau: Der Giersch wächst in fast jedem Garten und siedelt sich dabei in der Regel von selbst an. Sie brauchen ihn also nicht extra in Ihr Kräuterbeet setzen.

Ernte und Aufbereitung: Seine jungen Blätter können Sie vor der Blüte von März bis Mai ernten, später schmecken sie dann sehr herb. Verwenden kann man sie entweder frisch oder getrocknet.

Verwendung in der Küche: Die Giersch-Blätter schmecken würzig und herb, ein bißchen erinnern sie an Petersilie. Sie passen gut zu Blattsalaten, Fleisch- und Wurstsalat, Gemüsegerichten, Pellkartoffeln oder in Kräuterquark.
Verwendung in der Heilkunde: Giersch ist ein altbekanntes Heilmittel bei Gicht, was man schon an seinem lateinischen Namen erkennt: „Podagra" heißt nämlich „Gicht". Auch gegen Rheuma oder Ischias kann die Pflanze eingesetzt werden. Zerquetschen Sie 2 bis 3 Handvoll Giersch-Blätter, erwärmen Sie diese und fertigen Sie daraus einen Umschlag. So werden Ihre Schmerzen gelindert.
Achtung: Einige Doldengewächse sind giftig. In freier Wildbahn sollten Sie Giersch deshalb nur ernten, wenn Sie die Pflanze ganz genau kennen!

Gundelrebe (Glechoma hederacea)

auch: Gundermann, Eichefeu

Die Gundelrebe ist eine altbekannte Heilpflanze, besonders beliebt war sie bei den Germanen sowie im Mittelalter. Die mehrjährige kriechende Pflanze zählt zur Familie der Lippenblütler und kann bis zu 1 Meter hoch werden. Ihre Stengel liegen am Boden und steigen nur zu den Blüten hin auf. Zu finden ist sie auf Schuttplätzen, an Zäunen und Wegrändern, auf feuchten Wiesen und in lichten Wäldern. Von April bis Juli trägt die Gundelrebe, die allgemein als Unkraut angesehen wird, blaue bis lila Blüten.
Wirkstoffe: ätherisches Öl, Gerbstoffe, Bitterstoffe, Mineralstoffe, Vitamin C
Anbau: In Kübeln oder Trögen oder auch als Bodendecker im Garten können Sie die Gundelrebe gut selbst anbauen. Dabei bevorzugt sie sonnige bis halbschattige Orte. Häufig siedelt sie sich als Unkraut auch von selbst an.
Ernte und Aufbereitung: Die jungen Blätter und Triebe können Sie von April bis Juni ernten und frisch oder getrocknet verwenden.
Verwendung in der Küche: Die Gundelrebe schmeckt würzig und leicht bitter, deshalb sollten Sie sie stets fein zerkleinern. Gut schmeckt sie in Salaten, Suppen und Soßen, zu Fleischgerichten oder – zusammen mit anderen Kräutern – als Brotaufstrich.
Verwendung in der Heilkunde: Umschläge aus Gundelrebe helfen gegen Entzündungen. Mit einem Tee aus den Blättern der Pflanze kann man Husten und leichten Verdauungsstörungen zu Leibe rücken.

Herzgespann (Leonurus cardiaca)

auch: Löwenschwanz, Herzgold

Dieser Lippenblütler wird zwischen 50 und 150 cm hoch. Das robuste Kraut stammt ursprünglich aus Sibirien und fällt vor allem durch seinen unange-

nehmen Geruch auf. Von Juni bis September trägt es rosa bis hell-lila Blüten. Bevorzugt wächst Herzgespann in Hecken und auf Schuttplätzen.
Wirkstoffe: Alkaloide, Bitterglykoside, Gerbstoffe, ätherische Öle, Vitamin A
Anbau: Das anspruchslose Kraut können Sie gut im Garten anbauen.
Ernte und Aufbereitung: Das blühende Kraut können Sie von Juni bis September ernten und trocknen lassen. Passen Sie auf, daß es dabei nicht kaputt geht!
Verwendung in der Heilkunde: Herzgespann ist ein alt bekanntes Heilkraut. Auch sein lateinischer Beiname „cardiaca“ deutet auf seine positive Wirkung auf das Herz hin. Wenn Sie unter nervösen Herzbeschwerden leiden, können Sie aus 1 Teelöffel Herzgespann pro Tasse Wasser einen Tee bereiten. Trinken Sie davon 1 bis 2 Tassen am Tag auf nüchternen Magen. In der chinesischen Kräuterheilkunde schätzt man die harntreibende Wirkung der Pflanze.
Achtung: Herzgespann steht unter Naturschutz. In freier Wildbahn dürfen Sie es deshalb nicht ernten!

Heublumen (*Flores graminis*)

Heublumen sind keine Pflanze, sondern vielmehr Pflanzenteile, die bei der Heuernte zurückbleiben. Dazu gehören Teile von Blüten, Blättern und Stengeln sowie Samen von Gräsern und Wiesenblumen. Die Heilwirkung der Heublumen war lange umstritten, dennoch erfreuen sie sich großer Beliebtheit.
Wirkstoffe: ätherische Öle, sonst abhängig von der Zusammensetzung
Anbau: Ein Eigenanbau erübrigt sich.
Ernte und Aufbereitung: Heublumen finden Sie im Frühjahr nach der ersten Heuernte. Viele Bauern verkaufen diese Rückstände billig. Auch in der Apotheke sind sie erhältlich.
Verwendung in der Heilkunde: Heublumen regen den Stoffwechsel an und fördern die Durchblutung. Mit Umschlägen oder Wickeln oder auch einem Vollbad können Sie Ihre Abwehrkräfte steigern oder bei Grippe eine Schwitzkur durchführen. Auch bei Rheuma sind diese Maßnahmen sinnvoll.

Hirtentäschel (*Capsella bursa-pastoris*)

auch: Bauernsenf, Herzkraut, Schinkenkraut, Tascherlkraut

Dieser ein- bis zweijährige Kreuzblütler gilt allgemein als Unkraut und wird etwa 30 cm hoch. Von Februar bis September trägt er kleine weiße Blüten, seine Kapselfrüchte sind täschchenförmig. Hirtentäschel ist häufig auf Feldern, Schuttplätzen und an Wegrändern zu finden.
Wirkstoffe: ätherisches Öl, Senföle, Gerbstoffe, Cholin, Tyramin
Anbau: Der Eigenanbau ist gut möglich.

Ernte und Aufbereitung: Die blühenden Triebe können Sie von Mai bis Juli ernten und trocknen. Bewahren Sie sie in gut verschlossenen Behältern auf. Die Blätter sollten vor der Blüte zwischen März und Mai geerntet werden.
Verwendung in der Küche: Mit seinem würzigen und herben Geschmack kommt Hirtentäschel hervorragend in deftigen Salaten zur Geltung. Auch in Soßen und Suppen paßt er hervorragend. Die Blätter können Sie gut als Gemüse zubereiten.
Verwendung in der Heilkunde: Im Mittelalter wurde Hirtentäschel den jungen Mädchen gegeben, um ihre Keuschheit zu fördern. Heute besinnt man sich dagegen der blutstillenden Wirkung des Krautes. So kommt es bei starken Menstruationsblutungen und Blut im Urin zum Einsatz. Allerdings gehören solche Beschwerden immer auch in ärztliche Behandlung. Hämorrhoiden und Krampfadern können Sie mit 1 Teelöffel Preßsaft zu Leibe rücken.

Holunder, schwarzer (Sambucus nigra)

auch: Holler, Holder, Eller, Elderbaum

Dieses Geißblattgewächs ist in ganz Europa, aber auch in Asien und Nordafrika beheimatet. Der Strauch kann bis zu 3,5 Meter hoch werden und besticht durch sein breites Spektrum von Anwendungsmöglichkeiten. Von Mai bis Juli trägt der Holunder gelblichweiße Blüten, seine Beeren sind dunkelviolett und klein. Bevorzugt wächst der Holunder in Gärten, Wäldern und Hecken, an Straßenrändern und auf Schutthalden.
Wirkstoffe: Blüten: ätherisches Öl, Flavonoide, Pektin, Schleimstoffe, Zucker; Beeren: Zucker, Fruchtsäuren, Vitamin A, B und C; Blätter: Glykoside, Vitamine, Gerbstoffe, Harz, Zucker, Bitterstoffe
Anbau: Der Holunder kann gut im Garten angebaut werden. Sträucher bekommen Sie im Gartencenter.
Ernte und Aufbereitung: Die Holunderblüten können Sie im Juni ernten, die Blätter bereits vor der Blüte von April bis in den Juni hinein. Die Beeren sind im August und September reif, sie sollten nicht frisch verwendet werden.
Verwendung in der Küche: Blüten und Beeren können sie zu Wein oder Likör verarbeiten. Auch in Süßspeisen, Konfitüren und Chutneys kommen sie gut zur Geltung. Beliebt sind auch Hollerküchlein, Holunderblütenhonig, Holundersuppe oder Gelee. Einige Anregungen hierzu finden Sie im Rezeptteil.
Verwendung in der Heilkunde: Holunderblüten wirken aufgrund der in ihnen enthaltenen Flavonoide schweißtreibend und werden deshalb bei Erkältung und Grippe gerne genommen. Geben Sie 1 bis 2 Teelöffel auf eine Tasse heißes Wasser und trinken Sie

täglich etwa fünf Tassen von diesem Tee. Sie können hier auch Lindenblüten zugeben. Die Blätter und die Rinde des Holunders wirken harntreibend, die Beeren regen die Verdauung an und führen ab.

Hopfen (Humulus lupulus)

auch: Bierhopfen, Hoppen

Hopfen ist in Mitteleuropa seit rund 1000 Jahren bekannt, berühmt ist er vor allem als unerläßliche Zutat beim Bierbrauen. Das mehrjährige Hanfgewächs wird bis zu 6 Meter hoch und wächst wild in Wäldern, feuchten Gebüschen und an Flußufern. Männliche und weibliche Blüten wachsen an getrennten Pflanzen, zum Bierbrauen werden die weiblichen Pflanzen in Dauerkulturen angebaut. Hopfen blüht im Juli und August, die männlichen Blüten sind kleiner und grünlich.
Wirkstoffe: ätherisches Öl (bis 1 Prozent), Gerbstoffe, Fett, Aminosäuren
Anbau: Der Eigenanbau von Hopfen ist zwar möglich, doch sehr umständlich. Er ist daher nicht zu empfehlen.
Ernte und Aufbereitung: Die jungen Triebe des Hopfens können Sie im März und April ernten. Schneiden Sie sie dazu dicht über dem Boden ab und verwenden Sie sie frisch. Sie können die Triebe auch blanchieren und einfrieren. Die weiblichen Blüten werden im August und September geerntet und getrocknet. Durch Schütteln erhält man das zum Bierbrauen nötige Lupulin. Dieses sollten Sie gut verschlossen in dunklen Behältern aufbewahren.
Verwendung in der Küche: Wilden Hopfen können Sie wie Spargel zubereiten, er schmeckt auch ähnlich. Bündeln Sie die Triebe dazu. Auch in Salaten oder Suppen schmeckt Hopfen. Aus den Blüten können Sie Met oder Bier herstellen.
Verwendung in der Heilkunde: Hopfen wirkt beruhigend und kann deshalb gegen Schlafstörungen und nervöse Spannungen eingesetzt werden. Geben Sie 2 Teelöffel Blüten auf eine Tasse kochendes Wasser, lassen Sie das Ganze 15 Minuten ziehen, dann abseihen. Diesen Tee trinken Sie eine halbe Stunde bevor Sie zu Bett gehen. Auch bei Halsentzündung hilft ein Aufguß. Mit Hopfen-Umschlägen können Sie Ekzemen und Wunden zu Leibe rücken.
Achtung: Depressive Menschen sollten sich von Hopfen fernhalten!

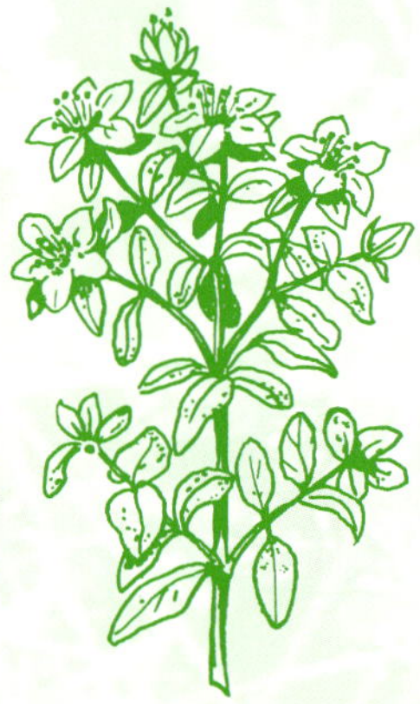

Johanniskraut

Johanniskraut (Hypericum peforatum)

auch: Sonnwendkraut, Tüpfelhartheu

Zu früheren Zeiten stand die mehrjährige Pflanze aus der Familie der Johanniskrautgewächse im Ruf, böse Zauberkräfte abwehren zu können – auch heute vermag sie noch allerlei Beschwerden zu lindern. Zu finden ist das Johanniskraut auf Wiesen und Weiden. Es wird etwa 30 bis 60 cm hoch und trägt im Juli und August goldgelbe Blüten. Charakteristisch ist der dunkelrote Saft, der beim Zerreiben der Blütenblätter austritt. Verantwortlich hierfür ist das Hypericin, ein roter Farbstoff.

Wirkstoffe: Glykoside, Flavonoide, Gerbstoffe, Harz, ätherisches Öl

Anbau: Der Eigenanbau ist gut möglich. Säen Sie das Johanniskraut im Mai aus, es benötigt kalkreichen Boden und viel Sonne. Im Winter sollten Sie die Pflanze mit Laub oder Reisig abdecken.

Ernte und Aufbereitung: Kraut und Blüten können zur Blütezeit im Juli und August geerntet werden. Binden Sie es zu Garben und hängen Sie es im Schatten zum Trocknen auf.

Verwendung in der Heilkunde: Die antibakterielle Wirkung des Johanniskrauts begünstigt die Heilung von Schnittwunden und Verbrennungen. Stellen Sie hierzu Johanniskrautöl her, indem Sie Blüten in Pflanzenöl einlegen und etwa fünf bis sechs Wochen ziehen lassen. Außerdem wirkt Johanniskraut stimmungsaufhellend. Bei depressiven Verstimmungen, vor allem in den Wechseljahren, hilft der folgende Tee: Geben Sie 2 Teelöffel Kraut auf eine Tasse Wasser und bringen Sie dies langsam zum Kochen. Dann abseihen und trinken.

Achtung: Wenn Sie sehr große Mengen Johanniskraut zu sich nehmen, kann sich unter Umständen Lichtempfindlichkeit einstellen. Verantwortlich hierfür ist das Hypericin!

Kalmus (Acorus calamus)

auch: Deutscher Ingwer, Ackerwurz, Magenwurz

Der Kalmus wird bereist im 2. Buch Mose erwähnt, nach Europa gelangte er jedoch erst im 13. Jahrhundert durch die Tataren. So verfügt er über eine lange Heiltradition. Die mehrjährige Pflanze ist vor allem in Gräben und Sumpfgebieten zu finden, insgesamt jedoch eher selten. Mit ihren schwertförmigen Blättern ähnelt sie dem Schilf und wird etwa 1 Meter hoch. Im Juni und Juli trägt der Kalmus unauffällige gelblich-grüne Blüten.

Wirkstoffe: ätherisches Öl (bis 3 Prozent), Bitterstoffe, Harz, Schleimstoffe, Gerbstoffe

Anbau: Der Eigenanbau der Pflanze ist möglich. Ihre Vermehrung erfolgt dabei über Wurzeln, denn sie selbst kann keine Samen bilden.

Ernte und Aufbereitung: Die Wurzel können Sie im März und April sowie im September und Oktober ernten. Graben Sie sie aus, waschen und schälen Sie die Wurzeln und lassen Sie sie dann trocknen. Vorsicht: Kalmus ist sehr brüchig! Bewahren Sie die Wurzeln deshalb in geschlossenen Behältern auf.

Verwendung in der Küche: Kalmus ist ein beliebtes Gewürz in der indischen Küche, wo er ähnlich wie der Ingwer verwendet wird. Auch im Likör schmeckt er gut.

Verwendung in der Heilkunde: Kalmus wird gegen Magen- und Darmbeschwerden eingesetzt, die er mit seiner appetit- und verdauungsanregenden Wirkung zu lindern weiß. Auch vermag er den Darm zu entspannen und hilft so gegen Blähungen. Geben Sie 1 Teelöffel fein geschnittene Wurzel auf eine Tasse Wasser. Kochen Sie die Mischung ab und lassen Sie das Ganze 5 Minuten ziehen. Wer sich das Rauchen abgewöhnen will, kann den Nikotinentzug mit Kalmus lindern. Kauen Sie dazu die Wurzel, das wirkt beruhigend.

Achtung: Nehmen Sie Kalmus nur in kleinen Mengen zu sich, er kann unter Umständen den Verdauungstrakt reizen!

Kamille, echte (Matricaria chamomilla)

auch: Kummerblume

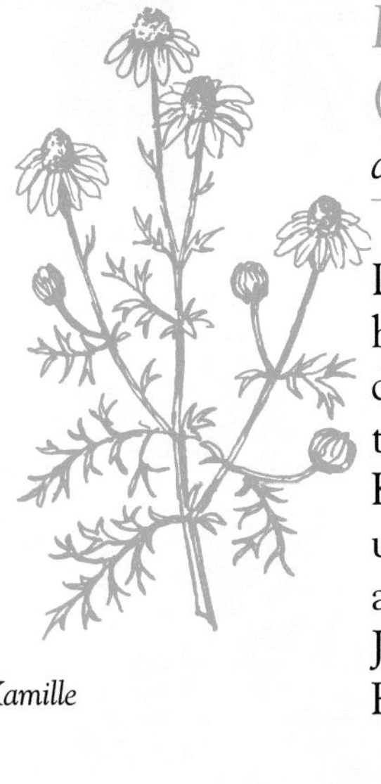

Kamille

Die Kamille ist die in Deutschland am häufigsten verwendete Heilpflanze, denn sie hilft bei einem breiten Spektrum von Beschwerden. Der einjährige Korbblütler wird bis zu 60 cm hoch und ist häufig auf Wiesen, Feldern und an Wegrändern zu finden. Von Mai bis Juni trägt die echte Kamille goldgelbe Röhrenblüten, die von weißen Zungenblüten umgeben sind. Von der falschen Kamille oder Hundskamille unterscheidet sie sich durch ihren aromatischen Duft. Die Hundskamille dagegen ist geruchslos.

Wirkstoffe: ätherisches Öl, Flavonoide, Cumarine, Aminosäuren, Gerbstoffe, Bitterstoffe

Anbau: Die Kamille läßt sich gut im Garten oder auf dem Balkon anbauen. Sie bevorzugt leichte Böden und kann von Spätsommer bis Herbst ausgesät werden.

Ernte und Aufbereitung: Die Blütenkörbchen können Sie von Mai bis Juli ernten und trocknen.

Verwendung in der Heilkunde: Die Kamille wirkt wundheilend und schmerzstillend und wird gerne bei Halsschmerzen und Heiserkeit angewendet. Gurgeln Sie dann mit Kamillentee, den Sie aus 1 bis 2 Teelöffel Kamillenblüten pro Tasse Wasser bereiten. Dieser Tee hilft auch bei Schlaflosigkeit, Beklemmungszuständen sowie bei Verdauungsstörungen. In letzterem Fall trinken Sie etwa drei Tassen täglich. Wer unter Beschwerden in den Neben- oder Stirnhöhlen leidet oder sich bei einer Erkältung einen freien Kopf verschaffen will, sollte mit Kamillendampf inhalieren. Geben Sie dazu eine Handvoll Blüten in eine Schüssel mit kochend heißem Wasser. Halten Sie den Kopf über die Schüssel und decken Sie sich mit einem Handtuch zu. Dann etwa 5 bis 20 Minuten lang den heißen Dampf tief ein- und ausatmen. Bei Hämorrhoiden hilft ein Badezusatz aus Kamillen. Geben Sie 2 Handvoll Kamillenblüten auf 2 Liter Wasser, kochen Sie dies kurz auf und lassen Sie das Ganze 5 Minuten ziehen. Dann schütten Sie die Mischung ins Badewasser.

Kapuzinerkresse (Tropaeolum majus)

auch: gelbes Vögerl, Salatblume, Blume der Liebe

Die ein- oder mehrjährige Kapuzinerkresse stammt zwar ursprünglich aus Südamerika, hat sich mittlerweile aber auch in europäischen Haushalten einen festen Platz erobert. Sie bildet bis zu 1 Meter lange Ranken, ihre Blätter sind rund und blaugrün. Von Mai bis in den Oktober trägt sie hellgelbe bis dunkelrote große Blüten mit Sporn.
Wirkstoffe: Glykoside, ätherisches Öl
Anbau: Kapuzinerkresse können Sie gut selbst anbauen, allerdings ist sie keine Zimmerpflanze. Auf dem Balkon oder im Gartenbeet gedeiht sie jedoch hervorragend. Die Samen erhalten Sie im Gartencenter oder im Reformhaus. Stecken Sie sie an einem hellen Ort etwa 2 cm tief in den Boden und gießen Sie sie regelmäßig. Übrigens ist die Kapuzinerkresse nicht nur bei Menschen, sondern auch bei Blattläusen beliebt. Achten Sie also darauf, daß sich die kleinen Tierchen nicht allzu satt fressen!
Ernte und Aufbereitung: Blätter, Blüten und Knospen können Sie von Juni bis Oktober ernten und am besten frisch verwenden. Die Blätter schmecken auch gut in Essig eingelegt.
Verwendung in der Küche: Im Vergleich zu anderen Kressearten schmeckt die Kapuzinerkresse milder. Die klein geschnittenen Blätter passen in Salate, Quark, Joghurt oder Mayonnaise, aber auch in kalte Soßen zu Fleisch oder Gemüse. Die Blüten schmecken gut zu Salat oder Nudeln oder als Dekoration für Torten oder Sommerdrinks. Die Samen der Kapuzinerkresse können als Ersatz für Kapern verwendet werden.
Verwendung in der Heilkunde: Kapuzinerkresse ist ein natürliches Antibiotikum und wird als solches bei Bronchitis oder Harnwegsinfektionen eingesetzt. Nehmen Sie etwa 1 bis 2 Eßlöffel frischen Preßsaft pro Tag.

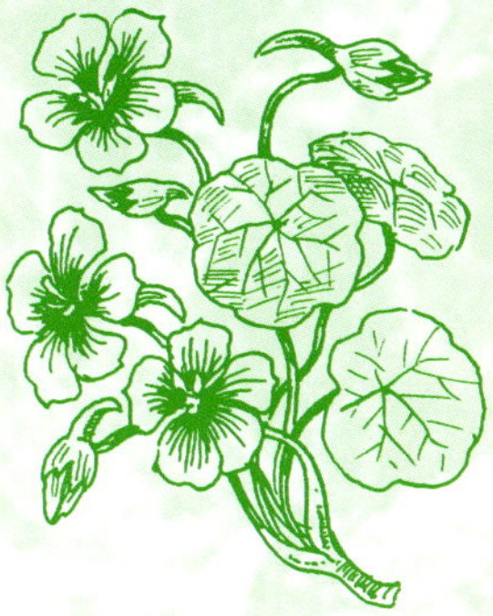

Kapuzinerkresse

Kerbel (Anthriscus cerefolium)

auch: Gartenkerbel, Küchenkraut

Der Kerbel ist eines der zartesten und empfindlichsten Küchenkräuter und wird vor allem in der französischen Küche sehr geschätzt. Die zweijährige Pflanze kann bis 60 cm hoch werden. Ihr Stengel ist unten stark verzweigt, nach oben hin werden diese Verzweigungen weniger. Im Mai und Juni trägt der Kerbel eine hohe weiße Blütendolde.

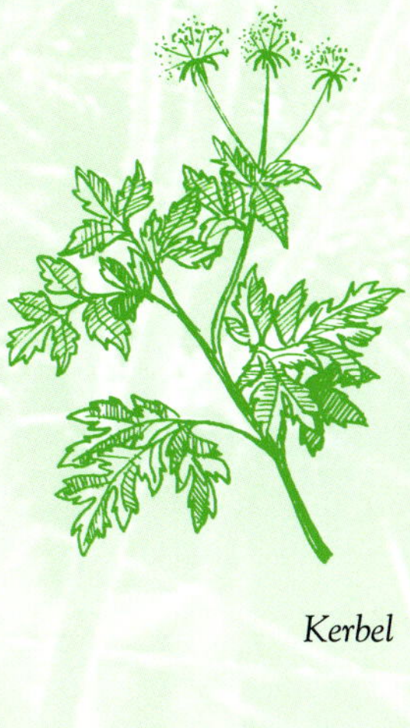

Kerbel

Wirkstoffe: ätherisches Öl, Bitterstoffe
Anbau: Kerbel können Sie im Garten oder auf dem Balkon anbauen. Aussäen sollten Sie ihn in Reihen im März oder April, dann können Sie ihn schon nach etwa sechs Wochen schneiden. Allerdings wächst er dann nicht nach, deshalb sollten Sie etwa alle 14 Tage nachsäen. Kerbel mag keine pralle Sonne, am wohlsten fühlt er sich im Halbschatten. Halten Sie den Boden ständig feucht. Die Vermehrung erfolgt über Samen.
Ernte und Aufbereitung: Die jungen Blättchen können Sie vor der Blüte ernten. Verwenden Sie Kerbel nur frisch!
Verwendung in der Küche: Der Geschmack des Kerbels ähnelt dem der Petersilie. Geben Sie ihn kurz vor dem Servieren unter die warmen Gerichte. Kerbel gehört zu den Fines herbes und ins Bouquet garni und paßt hervorragend in Suppen, Salate, Omeletts, Dressings, Mayonnaise, Bratenfüllungen zu Schweinefleisch, zu Fisch, Eiern, Béchamelkartoffeln, Hülsenfrüchten und Gemüse, vor allem zu gelben Rüben. Auch als Brotaufstrich mit Frischkäse macht er sich gut.
Verwendung in der Heilkunde: Die Heilwirkung des Kerbels geriet im Laufe der Jahre in Vergessenheit. Ihm wird jedoch harntreibende Wirkung zugeschrieben.
Achtung: Die Wurzel des Kerbels ist giftig!

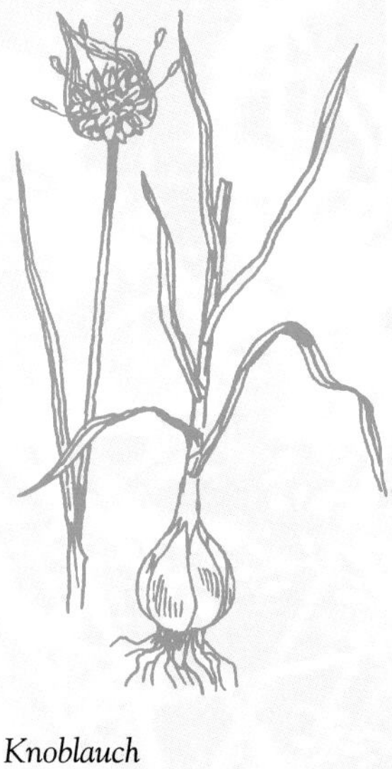

Knoblauch

Knoblauch (*Allium sativum*)

Am Knoblauch scheiden sich die Geister: Die einen lieben ihn, die anderen verabscheuen ihn aufgrund seines charakteristischen „Geruchs" zutiefst. Eines ist jedoch unumstritten: Seit mehr als 5000 Jahren wird der Knoblauch als Heilpflanze genutzt. So fand er sich schon als Grabbeigabe im alten Ägypten, und auch Römer, Griechen und Germanen schätzten die Knolle. Im Mittelalter glaubte man, sich mit Knoblauch vor der Pest schützen zu können, auf Vampire und böse Zauberkräfte wirkt er angeblich ebenfalls abschreckend. Bis zu 30 cm hoch wird die mehrjährige Pflanze, im Spätsommer trägt sie weiße Blüten.
Wirkstoffe: ätherisches Öl, Vitamin A, B und C, Fette, Glykoside, Aminosäuren, Alliin, Mineralstoffe
Anbau: Knoblauch läßt sich gut im Garten anbauen. Er bevorzugt ein warmes Beet mit leichtem, wasserduchlässigem Boden. Die Vermehrung erfolgt im Herbst oder Frühjahr durch die Knollen, die in einzelne Zehen aufgeteilt und in den Boden gesteckt werden.
Ernte und Aufbereitung: Die Blätter können Sie im Frühsommer ernten, die Knollen im August. Trocknen Sie diese und lagern Sie sie an einem dunklen frostfreien Ort. Einfrieren kann man Knoblauch nicht.
Verwendung in der Küche: Beliebt ist Knoblauch vor allem in der Küche des Mittelmeerraumes und des Orients.

Besonders gut paßt er in pikante Gerichte, zu Lammbraten oder gebackenen Kartoffelgerichten. Er schmeckt hervorragend in Knoblauchbutter, -essig oder -salz. Auch Knoblauchbrot ist eine beliebte Vorspeise. Gerne ißt man die Knolle in Soßen zu Fleisch oder Fisch.
Verwendung in der Heilkunde: Knoblauch hilft gegen Erkältung und Husten, hohen Blutdruck und Verdauungsstörungen. Außerdem senkt er den Blutzuckerspiegel. Wer seine Abwehrkräfte stärken will, sollte zu folgendem Mittel greifen: 30 Gramm Knoblauch pressen und in 1 Liter Wasser auskochen. Diese Mischung über den Tag verteilt trinken.

Koriander (Coriandrum sativum)

Dieses einjährige Kraut stammt aus dem Mittelmeerraum und aus Osteuropa und wurde schon 1600 v. Chr. in einem ägyptischen Papyrustext erwähnt. Das Doldengewächs blüht im Juni und Juli.
Wirkstoffe: ätherisches Öl
Anbau: Koriander können Sie auf dem Balkon oder im Garten anbauen. Er braucht einen Platz im Halbschatten, guten Boden und viel Wasser. Mit → Kümmel verträgt er sich allerdings nicht. Wem der Eigenanbau zu mühselig ist, kann Koriander auch im Supermarkt im Topf kaufen.
Ernte und Aufbereitung: Ernten Sie Blätter und Stiele vor der Blüte bis in den Juni hinein. Nur frisch verwenden! Die Früchte können Sie im Juli und August ernten, trocknen und in gut verschlossenen Behältern aufbewahren.
Verwendung in der Küche: Koriander schmeckt süßlich, ein wenig pfeffrig und leicht nach Anis. Er ist vor allem in der asiatischen und mexikanischen Küche zu finden. Er paßt zu Salaten, Rind- und Kalbfleisch, Geflügel, Rühreiern, Omeletts und gebratenem Reis. Aus Chilischoten, Koriander, Essig und Honig läßt sich eine Marinade für Geflügel herstellen. Die Samen schmecken gut in Currygerichten und fördern außerdem die Verdauung.

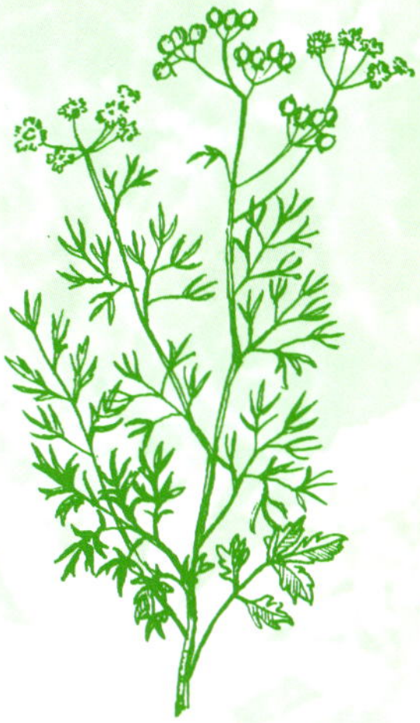
Koriander

Kümmel, echter (Carum carvi)

auch: Wiesenkümmel

Funde von Versteinerungen auf archäologischen Ausgrabungen beweisen: Kümmel wird schon seit etwa 5000 Jahren verwendet. Nach Europa gelangte er jedoch erst im 13. Jahrhundert. Vorher wurde hier der verwandte Kreuzkümmel (Cuminum cyminum) genutzt, der noch heute in der asiatischen Küche häufig den echten Kümmel ersetzt. In Rußland schrieb man dem Kümmel ganz besondere Kräfte zu: Angeblich könne er Alkoholiker von ihrer Sucht befreien. Trinker muß-

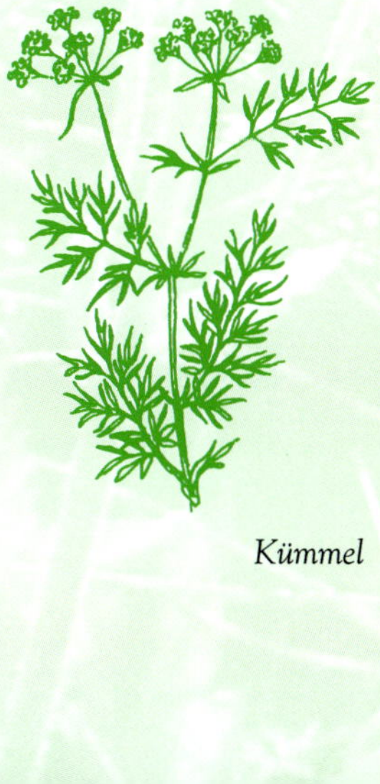
Kümmel

ten daher zuerst Kümmelwasser trinken. Die Folge: Erbrechen. Eines ist jedoch kein Aberglaube: Der zweijährige Doldenblütler wird bis zu 90 cm hoch. Ein sicheres Erkennungszeichen sind die Blattstiele, die am Ansatz blasig aufgetrieben sind und an denen beidseitig gefiederte Nebenblätter zu finden sind. Die weißen fünfzähligen Blüten wachsen in Dolden und sind von Mai bis Juni zu sehen. Anhand seiner weißen Wurzel kann man den echten Kümmel von den giftigen Doldenblütlern unterscheiden. Die allseits bekannten länglichen fünfrippigen Kümmelsamen sind zunächst grün, erst beim Trocknen erhalten Sie die charakteristische braune Kümmelfarbe. Bevorzugte Standorte des Kümmels sind Wiesen und Wegränder.

Wirkstoffe: ätherische Öle (bis 7 Prozent), v.a. Carvon, fette Öle (bis 20 Prozent), Protein, Farbstoff, Harz

Anbau: Der Eigenanbau von Kümmel ist gut möglich. In Holland wird er in großen Kulturen angebaut. Um den persönlichen Bedarf zu decken, benötigen Sie mindestens zehn Pflanzen, sie sollten also einen großen Garten haben. Die Aussaat erfolgt im März oder April, der Kümmel benötigt einen nährstoffreichen Boden und viel Sonne. Mit → Koriander verträgt er sich nicht.

Ernte und Aufbereitung: Die Früchte des Kümmels kann man erst im zweiten Jahr ernten, und zwar im Juni und Juli. Trocknen Sie sie und bewahren Sie sie in einem dunklen Glas auf.

Verwendung in der Küche: Der charakteristische Geschmack des Kümmels kommt in Brot, Kuchen oder Keksen gut zur Geltung. Auch Suppen, Kohl, Sauerkraut, Zwiebeln, Linsen oder Eintöpfe können Sie damit würzen. Wer's hochprozentig mag: Kümmelschnaps können Sie leicht selbst herstellen.

Verwendung in der Heilkunde: Als verdauungsförderndes Mittel wird Kümmel gegen Blähungen und zur Krampflösung eingesetzt. Stellen Sie einen Teeaufguss aus 2 Teelöffel Kümmel pro Tasse kochendes Wasser her und trinken Sie davon zwei bis drei Tassen täglich. Auch Hildegard von Bingen soll Kümmel bei Übelkeit und kolikartigen Magen- und Darmbeschwerden eingesetzt haben.

Achtung: Manche Doldengewächse sind giftig. Wilden Kümmel sollten Sie deshalb nur ernten, wenn Sie die Pflanze ganz genau kennen!

Lavendel (Lavandula officinalis)

Dieses beliebte Duftkraut stammt ursprünglich aus dem Mittelmeerraum und wurde von Mönchen über die Alpen gebracht. Bereits im 11. Jahrhundert hatte es sich seinen festen Platz in den Klostergärten erobert. Im Bauernglauben schrieb man dem Kraut gar Zauberkräfte zu: So gaben verliebte junge Mädchen Lavendelblüten ins

Essen ihres Angebeteten und hofften, dadurch seine Gunst auf ihre Seite zu ziehen. Der immergrüne Halbstrauch mit dem angenehmen Duft wird etwa 80 cm hoch. Seine charakteristischen lila Blüten sind von Juli bis August zu sehen. Auch heute noch wird Lavendel zur Herstellung von Seife und Kölnisch Wasser verwendet.

Wirkstoffe: ätherisches Öl, Gerbstoffe, Flavonoide, Cumarine

Anbau: Den anspruchslosen Lavendel können Sie gut im Garten oder auf dem Balkon aus Samen oder jungen Pflänzchen ziehen. Er benötigt viel Sonne und einen windgeschützten Standort, im Winter sollten Sie ihn abdecken. Er fühlt sich auch in nährstoffarmem, kalkigem Boden wohl. Die Aussaat sollte im Herbst oder im zeitigen Frühjahr erfolgen. Vermehren können Sie den Lavendel über Stecklinge.

Ernte und Aufbereitung: Blüten und Kraut können Sie im Juli und August ernten. Das Wetter sollte dabei warm und trocken sein. Wenn Sie den Lavendel nicht frisch verwenden wollen, können Sie ihn bündeln und an einem trockenen Ort kopfüber zum Trocknen aufhängen. Bewahren Sie ihn dann in Gläsern auf.

Verwendung in der Küche: Hier kommen die jungen Triebe zum Einsatz, doch Vorsicht: Lavendel schmeckt sehr intensiv, gehen Sie deshalb eher sparsam mit ihm um! Beim Erhitzen kommt sein Aroma noch stärker zur Geltung, am besten verwenden Sie Lavendel also roh. Dann verfeinert er Salate, Lamm- und Gemüsegerichte (z.B. Ratatouille), Kalbsbraten, Fischsuppe oder Kräuterbutter.

Verwendung in der Heilkunde: Lavendelöl hilft gegen Verbrennungen und Stiche; Kopfschmerzen und Erkältungen können Sie mit folgendem Tee lindern: Geben Sie 1 bis 2 Teelöffel Lavendelblüten auf eine Tasse heißes Wasser und lassen Sie das Ganze 5 Minuten ziehen. Zu Entspannung verhilft ihnen ein Lavendelbad: Kochen Sie 100 Gramm Lavendelblüten mit 2 Liter Wasser auf, dann abseihen und den Badezusatz ins Badewasser geben. In Duftkissen hilft Lavendel gegen Schlafstörungen. Schließlich wurde auch von Hildegard von Bingen überliefert, daß die vielseitige Heilpflanze gegen Leber- und Lungenschmerzen sowie gegen Beklemmung helfen solle.

Sonstiges: Mit Lavendel können Sie auch Motten oder anderem lästigen Ungeziefer zu Leibe rücken. Nähen Sie ein Stöckchen Lavendel mit Blüten in ein Stoffsäckchen ein und legen Sie dies in Ihren Wäscheschrank. Bald werden Sie Ruhe vor den Störenfrieden haben!

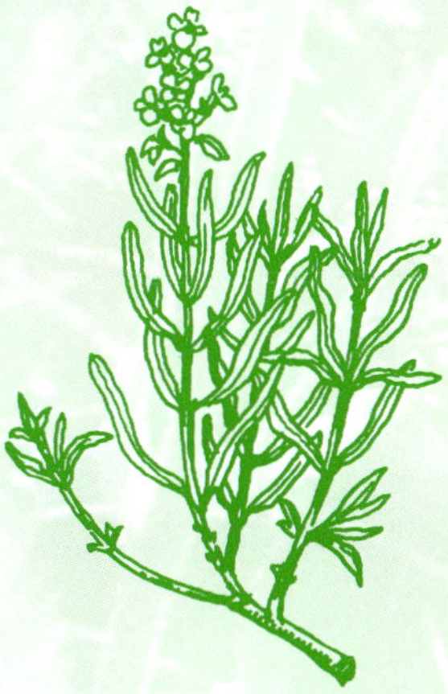

Lavendel

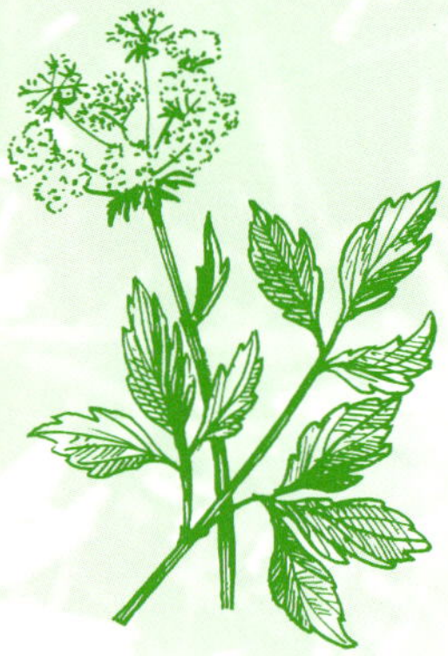

Liebstöckel

Liebstöckel (Levisticum officinalis)

auch: Maggikraut, Gichtstock, Suppenlaub

Schon Plinius rühmte die Heilkraft dieses Krautes, doch ist es heute eher als Küchengewürz bekannt. Ursprünglich stammt die mehrjährige Pflanze aus dem Mittelmeerraum, in unseren Breiten ist sie wild selten zu finden, gelegentlich jedoch auf Schuttplätzen oder an Wegrändern. Sie wird bis zu 150 cm hoch und trägt im Juli und August gelbgrüne Blütenrispen.

Wirkstoffe: ätherische Öle, Cumarine, Gummi, Harz

Anbau: Liebstöckel können Sie gut im Garten oder auf dem Balkon anbauen. Ihn aus Samen zu ziehen lohnt sich nicht, besorgen Sie sich statt dessen im Gartencenter ein Pflänzchen – das reicht für eine Familie – und setzen Sie es im Mai in den Boden. Liebstöckel bevorzugt Halbschatten, außerdem müssen Sie die Pflanze reichlich gießen. Die Vermehrung erfolgt durch Teilen. Schneiden Sie den Liebstöckel im Winter zurück. Am besten sollte der Liebstöckel übrigens alleine stehen.

Ernte und Aufbereitung: Das Kraut können Sie vor der Blüte im Juli und August ernten, die Blätter dagegen von Mai bis November. Sie verwenden sie frisch oder lassen sie trocknen. Auch einlegen oder einsalzen können Sie die ganzen Blätter gut.

Verwendung in der Küche: Liebstöckel verwenden Sie gehackt, entweder roh oder gekocht. Er schmeckt leicht nach Sellerie, ist dabei aber sehr würzig – gehen Sie deshalb sparsam mit ihm um! Liebstöckelblätter passen in Salate, Suppen, Ragouts, Eintöpfe aus Hülsenfrüchten, Gulasch, vegetarische Reisgerichte, indische Gerichte, zu Fisch, Rind- und Kalbfleisch, in Kräuterquark oder Mayonnaise zu Pellkartoffeln, aber auch in Marmelade. Die Stiele schmecken in Fleisch-, Geflügel- oder Gemüsebrühe.

Verwendung in der Heilkunde: Ein Tee aus Liebstöckel dient der Magenberuhigung und fördert die Verdauung. Hildegard von Bingen soll Liebstöckel gegen Husten empfohlen haben, heute kennt man jedoch Pflanzen, die hierfür besser geeignet sind.

Achtung: Nicht anwenden sollten Sie Liebstöckel bei Nierenleiden und in der Schwangerschaft.

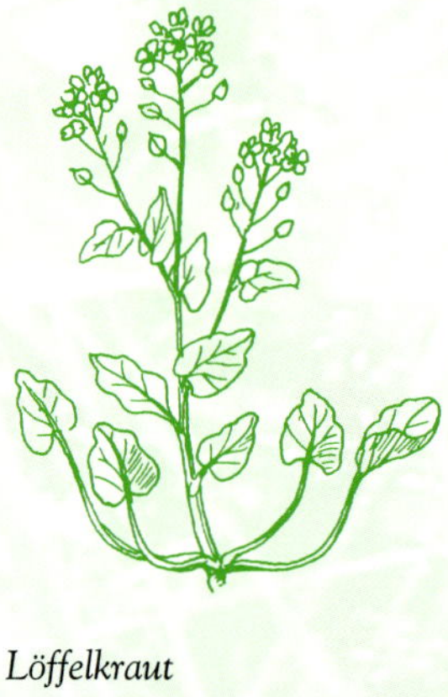

Löffelkraut

Löffelkraut (Cochlearia officinalis)

auch: Skorbutkraut, Bitterkraut

Dieser zwei- bis mehrjährige, winterharte Kreuzblütler erhielt seinen Namen von seinen löffelförmigen Blättern. Er wird bis zu 30 cm hoch und trägt von Mai bis Juni kleine weiße Blüten in Rispen. Zu finden ist Löffelkraut vor allem in Küstennähe und in anderen salzhaltigen Böden.

Wirkstoffe: Vitamin C, ätherisches Öl, Senföle, Mineralstoffe
Anbau: Der Eigenanbau ist gut möglich. Löffelkraut benötigt salzhaltigen, feuchten Boden und fühlt sich vor allem im Schatten wohl. Ziehen können Sie das Kraut aus Samen oder Pflänzchen. Gießen Sie es regelmäßig, auch im Winter!
Ernte und Aufbereitung: Das Kraut wird vor der Blüte im April und Mai geerntet und nur frisch verwendet.
Verwendung in der Küche: Löffelkraut schmeckt ein wenig wie Rettich und paßt in Salate, Suppen, Remoulade zu Fisch, zu Spinat und Wildgemüse, Reis und Kartoffeln. Auch als Brotaufstrich in Frischkäse eignet es sich.
Verwendung in der Heilkunde: Löffelkraut wirkt schweiß- und harntreibend und wird deshalb gegen Gicht und Rheuma eingesetzt. Stellen Sie dazu einen Teeaufguß oder Preßsaft her.

Löwenzahn (Taraxacum officinale)

auch: Butterblume, Pusteblume

Der Löwenzahn ist ein Korbblütler und zählt zu den bekanntesten Wiesenpflanzen. Seine gezahnten Blätter wachsen in einer Rosette, aus der sich bis zu 30 cm lange Stiele erheben. Von April bis Juni, manchmal auch bis in den Oktober hinein, trägt er gelbe Zungenblüten, die sich nachts schließen. Zur Samenreife entstehen aus ihnen die allseits bekannten und vor allem bei Kindern beliebten Pusteblumen. Zu erkennen ist die mehrjährige Pflanze auch an dem milchigen bitteren Saft, der aus ihren Stengeln hervortritt. Sie ist überall auf Wiesen und an Straßenrändern zu finden und gilt allgemein als Unkraut.
Wirkstoffe: Inulin (bis 40 Prozent), Vitamin A, B, C und D, Saponine, Bitterstoffe, Mineralstoffe (Kalium, Eisen)
Anbau: Der Anbau von Löwenzahn ist unnötig, er siedelt sich in Gärten in der Regel von selbst an.
Ernte und Aufbereitung: Die Blüten können Sie von April bis Juni ernten, die Blätter vom Frühjahr bis in den September hinein. Beides wird frisch verwendet. Löwenzahn-Wurzeln ernten Sie im März und dann wieder im September und Oktober: spalten und trocknen lassen.
Verwendung in der Küche: In der Küche sollten Sie die jungen Blätter verwenden, denn wenn sie älter sind, werden sie sehr bitter. Sie schmecken in Soßen und Suppen, als Salat oder als Grundlage für Wildgemüse. Aus den Blüten können Sie Honig herstellen. Die Knospen können Sie wie Kapern in Essig einlegen, auch ein Magenbitter läßt sich daraus gewinnen. Die Wurzel schließlich kann als Kaffee-Ersatz herhalten.
Verwendung in der Heilkunde: Löwenzahn regt die Verdauung und den Stoffwechsel an. Stellen Sie einen Teeaufguß aus 2 Teelöffel Blätter pro

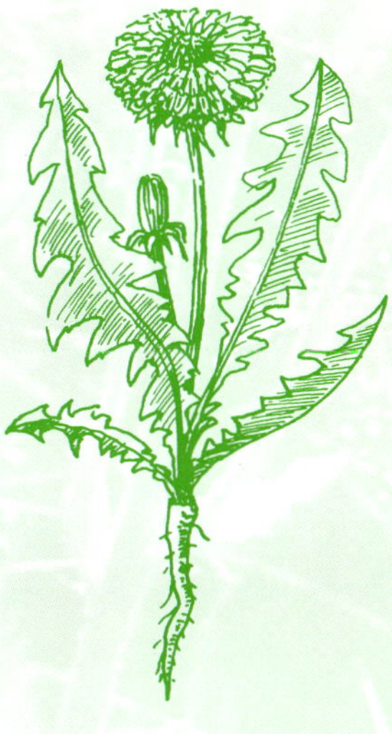

Löwenzahn

Tasse Wasser her oder bereiten Sie aus den Blättern einen Salat. Seine harntreibende Wirkung sieht man an seinem französischen Namen: Dort heißt der Löwenzahn „pis-en-lit“ (Mach ins Bett!)

Lorbeer (Laurus nobis)

auch: Suppenblatt

Nicht nur für Siegerkränze wird der immergrüne Lorbeer verwendet, auch in der Kochkunst kommt die Pflanze gerne zum Einsatz. Der mehrjährige Strauch wird bis zu 2 Meter hoch und trägt im April kleine weiße oder gelbe duftende Blüten.
Wirkstoffe: ätherisches Öl (bis 3 Prozent), Bitterstoffe, Gerbsäure
Anbau: Lorbeer können Sie gut in Töpfen auf dem Balkon, auf dem Fensterbrett oder im Garten anbauen, allerdings wächst er sehr langsam. Er benötigt nährstoffreichen Boden und einen sonnigen und windgeschützten Standort. Frost bei Temperaturen von bis zu -10 Grad kann der Lorbeer kurzfristig ertragen. Im Winter stellen Sie ihn jedoch besser ins Zimmer. Gießen Sie die Pflanze zweimal wöchentlich. Die Vermehrung erfolgt über Stecklinge. Achtung: Der Lorbeer ist sehr anfällig für Blattläuse. Im Sommer sollten Sie ihn deshalb regelmäßig mit Wasser abspritzen.
Ernte und Aufbereitung: Die Blätter können Sie das ganze Jahr über ernten und trocknen lassen. Roh ist Lorbeer ungenießbar, kochen Sie ihn deshalb immer mit!
Verwendung in der Küche: Lorbeer schmeckt sehr würzig, verwenden Sie ihn daher eher sparsam. Gut paßt er ins Bouquet garni, in Brühen, Eintöpfe, Suppen, Marinade, Fischsud, zu Wild, Fisch und Fleisch, Sauerbraten, Aspik, Kartoffeln und Gemüse mit Hülsenfrüchten. Auch zum Einlegen von Gurken oder Sauerkraut eignet er sich.

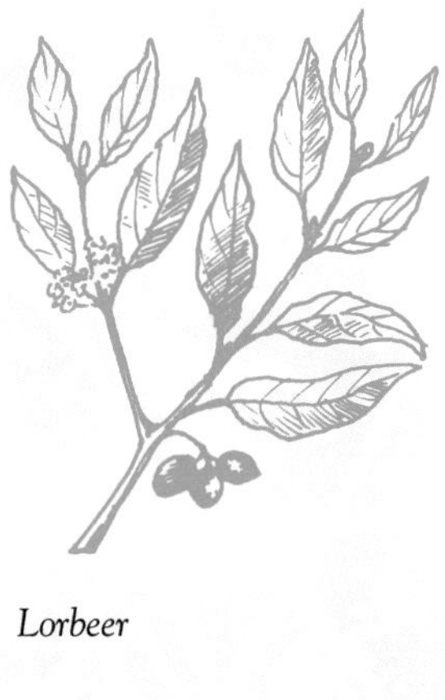
Lorbeer

Lungenkraut (Pulmonaria officinalis)

auch: Fleckenkraut, blaue Schlüsselblume, Unserer-Lieben-Frauen-Milchkraut

Dieser letzte, etwas seltsam anmutende Name des Lungenkrautes geht auf den Arzt und Botaniker Johannes Bauhinius zurück. Dieser beschrieb das Lungenkraut 1591 als „Milch der heiligen Maria“, denn er glaubte, daß die weißen Flecken auf den Blättern der Pflanze durch Muttermilch der Maria verursacht worden seien. Das mehrjährige Rauhblattgewächs wird etwa 30 cm hoch, seine Stengel sind mit borstigen Haaren bewachsen. Von April bis Mai trägt es rötliche und lila Blüten. Zu finden ist Lungenkraut vor allem in Laub- und Mischwäldern sowie in Gebüschen.
Wirkstoffe: Saponine, Schleimstoffe, Gerbstoffe, Mineralstoffe (Kalium, Eisen), Kieselsäure

Anbau: Lungenkraut können Sie gut im Garten oder auf dem Balkon anbauen. Es benötigt Schatten und Feuchtigkeit und bevorzugt Lehm- oder Tonböden. Aussäen sollten Sie es im Herbst, es keimt allerdings nur langsam. Die Vermehrung erfolgt durch Wurzelteilung. Die ausdauernde Pflanze eignet sich auch gut als Unterkultur unter Hecken.
Ernte und Aufbereitung: Das blühende Kraut können Sie im April und Mai ernten. Schneiden Sie es knapp über dem Boden ab, bündeln Sie es und hängen Sie es zum Trocknen auf.
Verwendung in der Heilkunde: Wie sein Name schon sagt, hilft das Lungenkraut vor allem bei Lungenerkrankungen wie Bronchitis. Hier wirkt es schleimlösend und reizmildernd. Übergießen Sie 2 Teelöffel Lungenkraut mit einer Tasse heißem Wasser und trinken Sie diese Mischung dreimal täglich. Auch Hildegard von Bingen soll gewußt haben: „Wenn einem die Lunge angeschwollen ist, daß er hustet und kaum atmen kann, nehme er öfter nüchtern Lungenkraut in Wein gekocht."

Mädesüß
(Filipendula ulmaria)

auch: Spierstaude, Wiesenkönigin, Sumpfsüß

Dieser Strauch, ein mehrjähriges Rosengewächs, wird bis zu 1 Meter hoch. Seine Blätter sind dunkelgrün, an der Unterseite stehen weiße Haare. Von Juni bis August trägt der Mädesüß kleine cremefarbene Blüten, die nach Bittermandeln riechen. Bevorzugte Standorte sind feuchte Wiesen, Bachufer und Moore. 1899 stellte die Medikamentenfirma Bayer aus den Blütenknospen des Mädesüß Acetylsalicylsäure her, die Grundlage für Aspirin.
Wirkstoffe: Salicylate, Gerbstoffe (bis 10 Prozent), Schleimstoffe, Flavonoide, ätherisches Öl, Zucker, Vitamin C
Anbau: Der Eigenanbau von Mädesüß ist gut möglich. Der Boden sollte feucht und nährstoffreich sein, ein guter Standort ist zum Beispiel an einem Gartenteich. Wegen seiner Pfahlwurzel benötigt Mädesüß viel Platz nach unten. Außerdem sollte die Pflanze in der Sonne oder im Halbschatten stehen. Die Aussaat erfolgt im Frühjahr oder im Herbst, vermehrt wird die Pflanze im Frühjahr durch Wurzelteilung.
Ernte und Aufbereitung: Die Blüten des Mädesüß können Sie von Juni bis August ernten, die Blätter im Mai und Juni. Beides bündeln Sie und hängen es zum Trocknen auf.
Verwendung in der Küche: Aus den Blättern des Mädesüß können Sie einen Salat bereiten. Sie können das Kraut aber auch wie Spinat zubereiten und zum Beispiel mit Schinken servieren.
Verwendung in der Heilkunde: Aufgrund seiner harn- und schweißtreibenden Wirkung wird Mädesüß gegen Rheuma

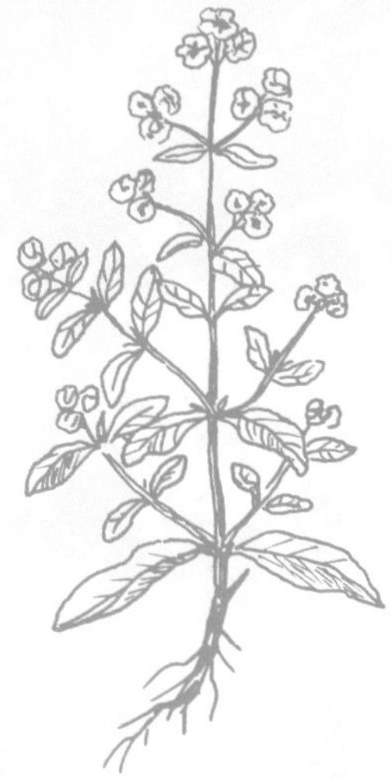
Majoran

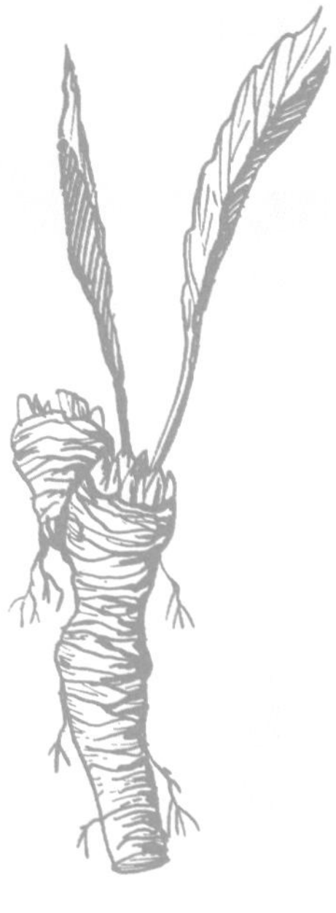
Meerrettich

und Fieber eingesetzt. Bereiten Sie einen Teeaufguß aus den getrockneten Blüten und Blättern, indem Sie 1 Eßlöffel auf eine Tasse heißes Wasser geben. Lassen Sie den Tee 10 Minuten ziehen und trinken Sie pro Tag etwa zwei bis drei Tassen davon.

Majoran (Origanum majorana)

auch: Wurstkraut, Bratenkräutel

Diese ein- bis zweijährige Pflanze stammt ursprünglich aus dem Mittelmeerraum, ist jedoch auch bei uns schon lange bekannt. Allerdings wächst sie hier kaum wild. Der Majoran hat rötliche vierkantige Stengel mit eiförmigen fein behaarten Blättern. Von Juli bis August trägt er weiße bis zartlila Blüten. Er wird etwa 50 cm hoch.

Wirkstoffe: ätherisches Öl, Schleimstoffe, Bitterstoffe, Gerbstoffe

Anbau: Majoran können Sie gut in Töpfen im Garten oder auf dem Balkon anbauen. Die ausdauernde Pflanze benötigt nährstoffreichen, wasserdurchlässigen Boden und viel Sonne. Die Aussaat sollte im Haus erfolgen, im Juni können Sie den Majoran dann nach draußen stellen. Eine Zucht aus Samen lohnt sich allerdings kaum. Kaufen Sie statt dessen lieber eine oder zwei Jungpflanzen – dies reicht für eine Familie. Der kälteempfindliche Majoran braucht im Winter einen frostfreien Standort im Haus, am wohlsten fühlt er sich dann an einem hellen Fensterplatz. Schneiden Sie ihn nach der Blüte zurück!

Ernte und Aufbereitung: Die jungen Triebspitzen mitsamt den Blüten können Sie von Juni bis September ernten. Bündeln und trocknen Sie sie. Dann bewahren Sie Majoran in luftdichten Behältern auf. Beim Einfrieren verliert Majoran an Aroma.

Verwendung in der Küche: Mit seinem intensiven würzigen und leicht pfeffrigen Geschmack paßt der Majoran hervorragend zu Fleisch (v.a. Schweinefleisch und Schmorgerichte), Wurst, Gänsebraten, Bratkartoffeln, Eintöpfen, Tomaten, Gurken, Gemüse, Frischkäse, Nudelgerichten, Brokkoli, in Salate mit Getreide und Hülsenfrüchten sowie ins Bouquet garni. Zupfen Sie die frischen Blätter von den Stielen und kochen Sie sie kurz mit, 10 Minuten müßten genügen. Majoran verträgt sich nicht sehr gut mit anderen Gewürzen, mit Ausnahme von → Bohnenkraut.

Meerrettich (Cochlearia armoracia)

auch: Beißwurzel, Scharfwurzel

Der charakteristische scharfe Geschmack des Meerrettich ist nicht nur uns Menschen bekannt: So fressen manche Raupen Meerrettichblätter, um deren Geschmack anzunehmen

und so Vögel abzuschrecken. Das ausdauernde mehrjährige Kraut ist in Süd- und Südosteuropa beheimatet. Es blüht von Mai bis Juli.
Wirkstoffe: Senföle
Anbau: Meerrettich können Sie gut im Garten anbauen. Setzen Sie die Wurzeln im Frühjahr in etwa 30 cm Tiefe. Ein Anbau in Kästen ist nicht möglich, da die Pflanze viel Platz nach unten benötigt. Der Boden sollte nährstoffreich sein, auch viel Sonne braucht der Meerrettich.
Ernte und Aufbereitung: Die Wurzeln können Sie von März bis Mai und dann wieder im September und Oktober ernten und nur frisch verwenden. Legen Sie sie dazu in eine Kiste und bedecken Sie sie mit Erde – so sind sie länger haltbar.
Verwendung in der Küche: Meerrettich sollten Sie nicht aufkochen, geben Sie ihn erst kurz vor dem Servieren in die warmen Speisen. Gut paßt er zu Rind- oder Schweinefleisch, vor allem Tafelspitz sowie in Soßen zu Fisch oder Pellkartoffeln.
Verwendung in der Heilkunde: Meerrettich hilft gegen Harnwegsinfektionen sowie gegen Erkältungen und Husten. Hildegard von Bingen soll ihn gegen Herz- und Lungenleiden genutzt haben.
Achtung: Wer unter Jodmangel oder Schilddrüsen-Unterfunktion leidet, sollte sich von Meerrettich fernhalten! Für Kinder unter vier Jahren ist die Pflanze ebenfalls nicht geeignet.

Melde (Atriplex patula – gemeine Melde, Atriplex hastata – spießblättrige Melde)

Dieses Gänsefußgewächs wird bis zu 90 cm hoch und ist in vielen verschiedenen Formen zu finden. Gemeinsam sind all diesen jedoch die unscheinbaren grünen Blüten, die die Pflanze von Juli bis Oktober trägt. Die Melde wächst vor allem auf Feldern, in Gärten und an Wegrändern.
Anbau: Die Melde können Sie gut im Garten anbauen.
Ernte und Aufbereitung: Ernten Sie die jungen Blätter und Triebe zwischen Mai und August und verwenden Sie sie frisch.
Verwendung in der Küche: Mit ihrem würzigen Geschmack paßt die Melde zu Salat und Mischgemüsen. Auch in heißem Fett geschmort schmeckt sie hervorragend.

Melisse (Melissa officinalis)

auch: Zitronenmelisse, Bienenkraut

Zu allen Zeiten verwendeten Ärzte in aller Welt die Melisse. Schon bei Dioskurides und Plinius Secundus findet die Pflanze lobende Erwähnung, Paracelsus bezeichnete sie gar als „Elixier des Lebens“. 1775 erfand die Nonne Maria Clementine Martin den berühmten „Klosterfrau Melissengeist“, der noch heute gerne eingenommen wird. Ur-

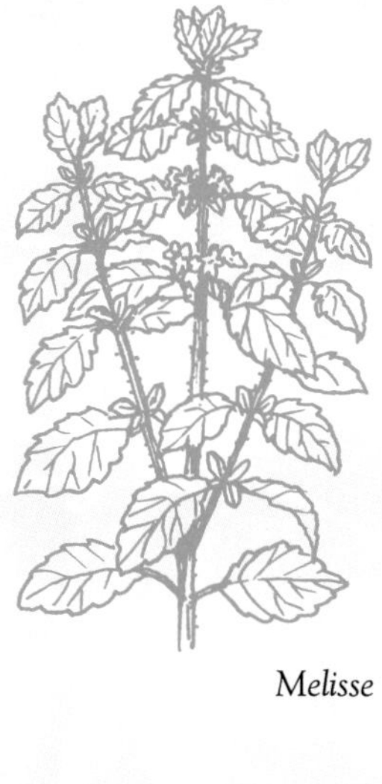

Melisse

sprünglich stammt die mehrjährige Pflanze aus Kleinasien und dem östlichen Mittelmeerraum, schon bald war sie jedoch auch in unseren Breiten heimisch. Ihre hellgrünen Blätter sind ei- bis herzförmig und ähneln ein wenig denen der Brennessel. Von Juli bis August trägt die Melisse kleine rosa bis weiße Blüten. Sie wird etwa 1 Meter hoch.

Wirkstoffe: ätherisches Öl, Gerbstoffe, Flavonoide

Anbau: Die Melisse können Sie gut im Garten oder auf dem Balkon in Töpfen oder im Freiland anbauen. Sie benötigt einen feuchten und nährstoffreichen Boden und Sonne oder Halbschatten. Ausgesät wird im späten Frühjahr, jedoch keimt die Pflanze nur sehr langsam. Besser eignen sich daher Setzlinge – einer reicht bereits für eine Familie. Ältere Pflanzen vertragen Trockenheit, nur solange die Melisse jung ist, sollte sie stets feucht gehalten werden. Schneiden Sie Melisse im Freiland immer wieder zurück, sie macht sich sonst sehr breit. Im Winter kann sie problemlos draußen bleiben. Ihre Vermehrung erfolgt über Wurzelteilung im Frühjahr oder Herbst.

Ernte und Aufbereitung: Die Blätter können Sie zwischen Juni und August etwa dreimal pro Jahr ernten. Wenn Sie sie nicht frisch verwenden wollen, so lassen sie sich auch trocknen oder einfrieren. Bewahren Sie Melisse in verschlossenen Behältern auf.

Verwendung in der Küche: Melisse schmeckt bitter-süß und erfrischend, ein bißchen wie Zitrone. Damit paßt sie hervorragend zu grünen Salaten, Tomaten, Fisch, Geflügel, Reis, Pilzen, Weichkäse, Eiern, Lamm, in Kräutersoßen, -mischungen oder -butter, in Gemüsegerichten, Milchpudding, Mayonnaise, Bowlen, Bier, oder als Dekoration für Desserts wie Obstsalat. Ihr Aroma wird durch Zerreiben verstärkt. Verwenden Sie die Melisse am besten roh oder kochen Sie sie nur kurz, denn durch Erhitzen verliert sie an Aroma.

Verwendung in der Heilkunde: Melisse hilft gegen Kopfschmerzen, Nervosität und Schlafstörungen. Diese Symptome können Sie mit einem Badezusatz oder mit folgendem Tee bekämpfen: Geben Sie 1 Teelöffel Melisse auf eine Tasse kochendes Wasser, 10 Minuten ziehen lassen und abseihen. Trinken Sie davon zwei bis drei Tassen täglich. Hildegard von Bingen empfahl Melisse gegen Traurigkeit.

Muskatnuß (Myristica fragrans)

Die Muskatnuß wurde ab dem 12. Jahrhundert von den Arabern nach Europa gebracht. Im 16. Jahrhundert hatte Portugal eine Monopolstellung im Anbau der Pflanze, die Muskatnuß wurde so zur Luxusware. Sie wächst auf 20 Meter hohen Bäumen und wird heute vor allem in Indonesien, Südamerika und Ostafrika angebaut. Ihre hängenden kugeligen Früchte platzen bei Reife auf und geben den Kern frei. Dieser ist wiederum von einer roten Hülle umgeben, der Macisblüte – ein eigenes Gewürz.

Wirkstoffe: ätherisches Öl (bis 15 Prozent), fettes Öl (bis 40 Prozent)

Anbau: Die Muskatnuß wächst in unseren Breiten nicht, sie benötigt ein wärmeres Klima.

Verwendung in der Küche: Muskat ist als Gewürz im Supermarkt erhältlich. Er schmeckt gut zu Milch- und Käsegerichten, Nudelgerichten, in Puddings oder in Keksen.

Verwendung in der Heilkunde: Hildegard von Bingen soll Muskat gegen Melancholie empfohlen haben, heute spielt er in der Heilkunde jedoch keine Rolle mehr.

Achtung: Verwenden Sie Muskat stets nur sehr sparsam, in größeren Mengen kann er toxisch sein. Auf keinen Fall sollten Kinder, Schwangere und Stillende Muskat essen.

Nachtkerze (Oenothera biennis)

Dieses Nachtkerzengewächs wird bis zu 1 Meter hoch und wächst an Wegrändern und Schuttplätzen. Die zweijährige Pflanze bildet im ersten Jahr nur die Blattrosette aus, erst im zweiten Jahr sprießt der Stengel mit den länglichen behaarten Blättern. Von Juni bis August trägt sie gelbe, tellerförmige Blätter, die sich erst gegen 18.00 Uhr öffnen. Ursprünglich stammt die Nachtkerze aus Nordamerika, mittlerweile ist sie jedoch auch bei uns häufig zu finden.

Wirkstoffe: Fettsäuren, vor allem Gammalinolsäure, Gerbstoffe

Anbau: Die Nachtkerze kann gut im Garten angebaut werden, ihre Vermehrung erfolgt über Samen.

Ernte und Aufbereitung: Die Wurzel der Nachtkerze können Sie im Herbst des ersten Jahres oder im Frühjahr des zweiten Jahres ernten, bevor der Stengel in die Höhe schießt.

Verwendung in der Küche: Die Wurzel können Sie als Salat oder Gemüse zubereiten.

Verwendung in der Heilkunde: In den 80er Jahren wurden vor allem in Großbritannien einige medizinische Experimente mit Nachtkerzenöl durchgeführt, die überraschende Ergebnisse erbrachten: So hilft es u.a. gegen Prämenstruelles Syndrom, Menstruationsbeschwerden, Hautprobleme, Polyarthritis und Hyperaktivität bei Kindern. Diese erstaunliche Wirkung beruht auf der Gammalinolsäure, die mittlerweile auch kommerziell extrahiert wird.

Nelkenwurz (Geum urbanum)

auch: Benediktenkraut, Benediktenwurz, Mannskraftwurzel

Die Heilwirkung dieses Rosengewächses wird oft unterschätzt, doch hilft Nelkenwurz gegen eine Reihe von Beschwerden. Die mehrjährige Pflanze wird etwa 70 cm hoch und ist vor allem in feuchten Wäldern zu finden. Ihr Stengel ist stark verzweigt, zwischen Juni und August trägt sie wenige gelbe Blüten. Ihre Früchte sind klettenähnlich mit Widerhaken.

Wirkstoffe: Gerbstoffe, ätherisches Öl (v.a. Eugenol), Bitterstoffe, Harz

Anbau: Der Eigenanbau ist gut möglich.

Ernte und Aufbereitung: Den Wurzelstock des Nelkenwurz können Sie von März bis April und dann wieder von September bis November ernten. Waschen Sie ihn und lassen Sie ihn trocknen. Die Blätter werden im Mai und Juni geerntet, gebündelt und ebenfalls getrocknet. Bewahren Sie sie in gut verschlossenen Behältern auf.

Verwendung in der Küche: Mit den klein geschnittenen Blättern können Sie Suppen oder Spinat würzen. Der Wurzelstock kann als Nelkenersatz dienen. Dabei spielt es keine Rolle, ob Sie ihn frisch oder getrocknet verwenden.

Verwendung in der Heilkunde: Schon Paracelsus empfahl Nelkenwurz wegen seiner verdauungsfördernden und leicht stopfenden Wirkung gegen Magen- oder Darmkatarrh bzw. gegen Durchfall. Setzen Sie dazu 1 Teelöffel der geriebenen Wurzel mit einer Tasse Wasser kalt an, dann aufkochen, 5 Minuten ziehen lassen und abseihen. Trinken Sie von diesem Tee zwei bis drei Tassen täglich. Außerdem wirkt Nelkenwurz blutstillend.

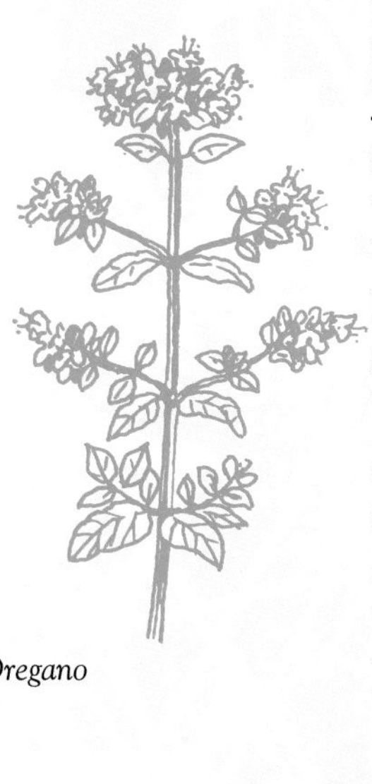

Oregano

Oregano (Origanum vulgare)

auch: wilder Majoran, Origano, (wilder) Dost

Dieser Lippenblütler kann bis zu 75 cm hoch werden und wird heute fast nur noch als Gewürzkraut verwendet. Ursprünglich stammt er aus dem Mittelmeerraum, ist heute jedoch auch aus der heimischen Küche nicht mehr wegzudenken. Von Juli bis September trägt er rosarote Blüten. Zu finden ist der Oregano hauptsächlich in Süddeutschland, an Weg- und Waldrändern oder auf trockenen Wiesen. Wegen seines angenehmen Geruches ist er häufig in Kräuterkissen enthalten.

Wirkstoffe: ätherisches Öl, Bitterstoffe, Gerbsäuren, Harze

Anbau: Oregano kann im Garten oder in großen Töpfen angebaut werden, denn er benötigt viel Platz. Ab Mai können Sie die Pflanzen an einer sonnigen Stelle in den Garten setzen, insgesamt sollten Sie sie eher trocken

halten. Im Herbst muß der Oregano heruntergeschnitten und mit Laub abgedeckt werden.
Ernte und Aufbereitung: Die Blätter können Sie mehrmals jährlich ernten, am besten jedoch vor der Blütezeit. Wenn Sie sie nicht frisch verwenden wollen, können Sie die Blätter auch trocknen oder einfrieren.
Verwendung in der Küche: Mit seinem herbaromatischen, scharfen Geschmack paßt Oregano in Soßen (v.a. Tomatensoße) und Suppen, in Fleischgerichte, vegetarische Käsegerichte, Nudelgerichte, Zwiebelsuppe, Füllungen sowie zu gegrilltem Fisch und Schafskäse. In Italien ist Oregano das Pizzagewürz. Gut schmecken auch Oreganofladen zur Suppe oder zum Braten.
Verwendung in der Heilkunde: Oreganotee wirkt hustenlösend und verdauungsanregend. Die erwärmende Wirkung eines Kräuterkissens verschafft Linderung bei Drüsenschwellungen oder Zahnschmerzen.
Achtung: Oreganotee nicht während der Schwangerschaft trinken!

Pastinak (Pastinaca sativa)

auch: Dickmöhre, Hirschfraß

Schon die Römer kannten den Pastinak, heute wird er allerdings vor allem als Viehfutter angebaut. In der Küche wurde er von Kartoffeln und der gelben Rübe verdrängt, doch ist er in jüngster Zeit wieder häufiger auf Märkten und im Reformhaus zu finden. Der zweijährige Doldenblütler wächst vor allem auf Wiesen, Schuttplätzen und an Wegrändern und wird bis zu 1 Meter hoch. Verwandt ist Pastinak mit der gelben Rübe, allerdings sieht er anders aus. Seine dicke Wurzel wird bis zu 30 cm lang und ist innen weiß. Von Juli bis September trägt er gelbe Blüten, die an einem aufrechten, gefurchten Stengel stehen.
Wirkstoffe: ätherisches Öl, Eiweiß, Pektin, Zucker
Anbau: Der Eigenanbau des Pastinak ist gut möglich. Er bevorzugt Lehm- und Moorböden mit hohem Humusanteil. Die Aussaat erfolgt zwischen Februar und Juni, dabei werden die Samen mit 20 cm Abstand in Reihen von je 30 cm Abstand gepflanzt. Der Pastinak keimt sehr langsam, erst nach drei bis vier Wochen werden die ersten Ergebnisse sichtbar.
Ernte und Aufbereitung: Die jungen Blätter und Triebe können Sie von April bis Juni ernten und trocknen oder einfrieren. Die Wurzeln werden im Herbst geerntet. Sie können sie den Winter über einkellern.
Verwendung in der Küche: Pastinak wird wie gelbe Rüben zubereitet, allerdings ist seine Kochzeit nur halb so lang. Er schmeckt gut als Rohkost, Gemüse, in Eintöpfen mit Kartoffeln und gelben Rüben oder in Suppen. Auch wie Spinat können Sie die Blätter zubereiten.

Verwendung in der Heilkunde: Pastinak wirkt verdauungsfördernd und hilft gegen Blähungen. Kochen Sie 1 Teelöffel der Wurzel mit einer Tasse Wasser ab und trinken Sie drei bis vier Tassen dieses Tees pro Tag, am besten vor dem Essen.

Petersilie (Petroselinum crispum)

auch: Suppenkraut, Peterle

Die Petersilie ist mit Sicherheit das bekannteste Küchenkraut, ihre Heilwirkung trat im Laufe der Jahrhunderte allerdings zunehmend in den Hintergrund. Ursprünglich stammt die zweijährige Pflanze aus dem Mittelmeerraum und wird etwa 40 cm hoch. Sie hat kantige Stengel und krause oder gefiederte Blätter. Im zweiten Jahr bildet sie im Juni und Juli grün-gelbe Blütendolden.

Wirkstoffe: ätherisches Öl, Flavonoide, Vitamine A und C, Mineralstoffe (Eisen, Calcium, Mangan)

Anbau: Petersilie läßt sich gut in Töpfen oder Kästen auf dem Balkon oder im Garten anbauen. Sie benötigt einen feuchtigkeitshaltenden und nährstoffreichen Boden und sollte in der Sonne oder im Halbschatten stehen. Ziehen Sie sie ab März im Topf vor und setzen Sie sie dann im April ins Freie. Noch besser ist es, wenn Sie Petersilie im August aussäen, so daß Sie sie dann im kommenden Frühjahr ernten können. Leider wird die Pflanze im zweiten Jahr ungenießbar – Sie müssen Sie also jedes Jahr neu aussäen. Ihre Vermehrung erfolgt über Samen, die sie im zweiten Jahr ausbildet. Im Winter kann Sie im Freiland gut überleben, Petersilie in Töpfen sollten Sie allerdings lieber ins Haus holen. Übrigens verträgt sich die Petersilie nicht mit Kopfsalat. Setzen Sie die beiden Pflanzen daher nicht nebeneinander.

Ernte und Aufbereitung: Die Blätter der Petersilie können Sie hauptsächlich im Sommer ernten, gelegentlich jedoch auch bis in den November hinein. Sie können sie frisch verwenden, trocknen, einfrieren oder einsalzen.

Verwendung in der Küche: Mit ihrem würzigen, etwas bitteren Geschmack eignet sich Petersilie zum Würzen und Dekorieren einer Vielzahl von Speisen. Dabei schmeckt glatte Petersilie übrigens intensiver als krause. Kochen Sie sie nicht mit, sondern geben Sie sie erst kurz vor dem Servieren in die warmen Speisen. Petersilie gehört ins Bouquet garni und paßt gut zu Salaten, Kartoffeln, Fisch, Gemüse (z.B. Tomaten oder gelbe Rüben), in Suppen, Soßen oder Quark. Wenn Sie Petersilie zu Knoblauch geben, schwächt sie den Knoblauchgeschmack ab. Werfen Sie die Stiele nicht weg, sondern kochen Sie sie in Suppen oder Fonds mit – das verfeinert deren Aroma!

Verwendung in der Heilkunde: Petersilie wirkt entwässernd und kann deshalb gegen Harnwegsinfektionen oder Gicht

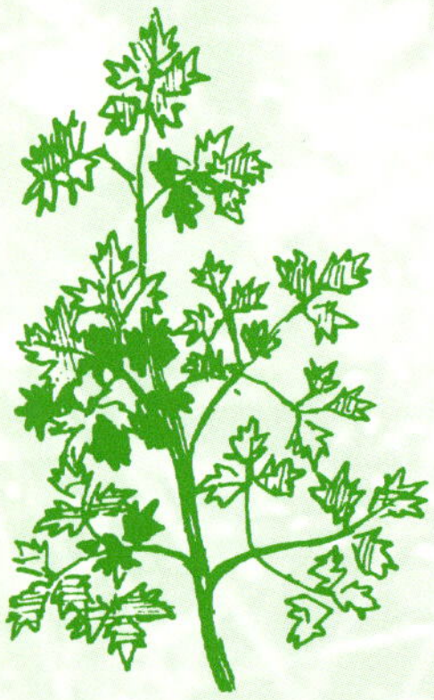

Petersilie

eingesetzt werden. Geben Sie 4 Teelöffel Petersilie auf eine Tasse kochendes Wasser und trinken Sie täglich drei Tassen dieses Tees. Hildegard von Bingen soll Petersilie gegen Schmerzen in Herz oder Milz empfohlen haben: „Die Petersilie ist derb, mehr warm als kalt, und wächst durch den Wind und die Feuchtigkeit. Sie ist roh gesünder als gekocht; sie lindert die hitzigen Fieber. Gegen Herz-, Milz- und Seitenschmerzen koche man Petersilie in Wein mit etwas Essig und viel Honig und lasse davon öfter trinken."
Achtung: Heilanwendungen mit Petersilie nicht in der Schwangerschaft durchführen!

Pfefferminze (Mentha piperita)

auch: Englische Minze, Gartenminze

Diese mehrjährige Pflanze ist eine Kreuzung aus der grünen Minze (Mentha spicata) und der Wasserminze (Mentha aquatica). Wild kommt sie sehr selten vor, gelegentlich findet man sie an feuchten Standorten. Ihre Stengel sind lang und kantig, ihre Blätter dunkelgrün oder rötlich. Von Juli bis September trägt die Pfefferminze rosa Blüten. Sie wird etwa 50 cm hoch.
Wirkstoffe: ätherisches Öl (v.a. Menthol), Gerbstoffe, Flavonoide
Anbau: Die Pfefferminze können Sie gut im Garten oder auf dem Balkon anbauen. Sie benötigt einen feuchten und nährstoffreichen Boden und sollte in der Sonne oder im Halbschatten stehen. Eine Aussaat lohnt sich nicht, kaufen Sie statt dessen lieber eine Jungpflanze. Ältere Pflanzen müssen Sie nur bei Trockenheit gießen, junge sollten dagegen stets feucht gehalten werden. Die Vermehrung der Pfefferminze erfolgt über Wurzelteilung, die Wurzeln wuchern sehr stark. Im Winter sollten Sie die Pflanzen zurückschneiden, Töpfe stellen Sie zum Überwintern in einen dunklen Keller. In heißen Sommern wird das Aroma der Pfefferminze übrigens intensiver!
Ernte und Aufbereitung: Die Blätter der Pfefferminze können Sie von Juli bis September ernten und trocknen oder einfrieren.
Verwendung in der Küche: Mit ihrem kühl-aromatischen Geschmack paßt die Pfefferminze hervorragend in Sommergetränke, Likör oder Tees. Auch in Salatsoßen, Würzessig, eingelegtem Gemüse, zu Lammfleisch, Putenschnitzel, Hühnerbrüstchen, Erbsen und gelben Rüben oder orientalischen Gerichten schmeckt sie hervorragend. Dabei können Sie Pfefferminze roh verwenden oder mitkochen.
Achtung: Säuglinge und Kleinkinder vertragen Pfefferminze nicht!

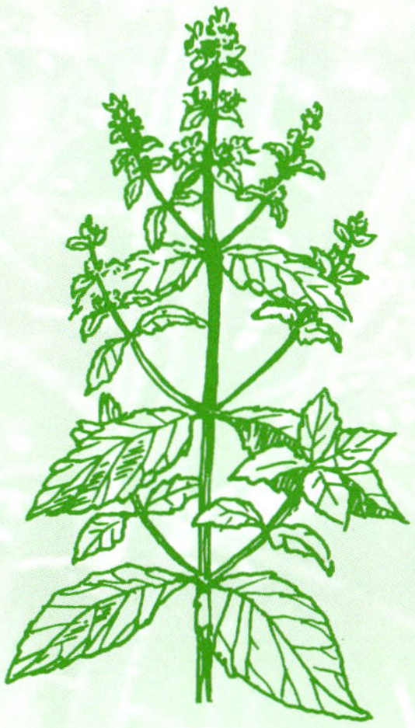

Pfefferminze

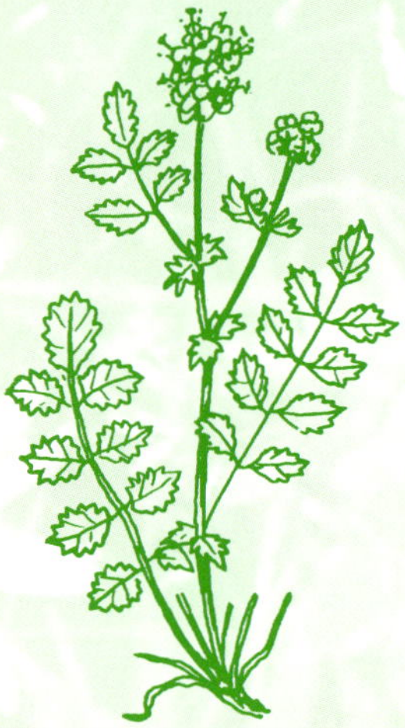
Pimpinelle

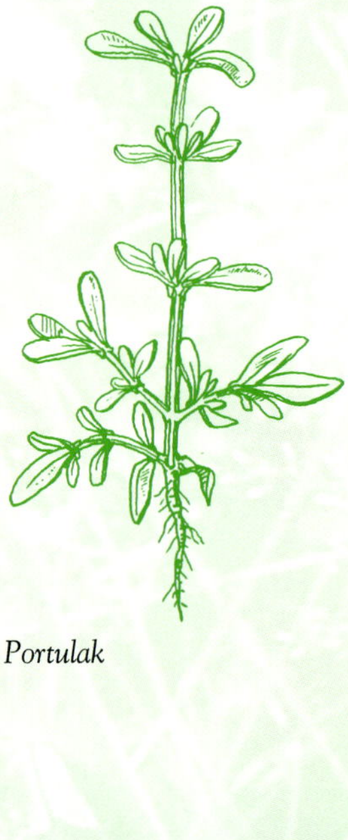
Portulak

Pimpinelle (Sanguisorba minor)

auch: Kleiner Wiesenknopf, Pimpernell, Rotkopf

Diese mehrjährige Pflanze ist relativ wenig bekannt. Ihre gezähnten rundlichen Blätter wachsen an langen Stengeln. Ab Juni trägt sie kugelige rötlichgrüne Blüten.
Wirkstoffe: Vitamin C
Anbau: Die Pimpinelle können Sie gut auf dem Balkon oder im Garten anbauen. Säen Sie sie ab April im Freiland aus und achten Sie darauf, daß die Pflanzen nicht zu dicht nebeneinander stehen. Sie bevorzugt einen hellen und sonnigen Standort und benötigt eher wenig Wasser. Im Freiland vermehrt sie sich von selbst. Da die Pimpinelle nicht kälteempfindlich ist, kann sie gut draußen überwintern.
Ernte und Aufbereitung: Die Blätter können Sie das ganze Jahr über bis in den Herbst ernten. Verwenden Sie sie am besten frisch, denn beim Einfrieren verlieren sie an Aroma. Trocknen können Sie die Pimpinelle nicht.
Verwendung in der Küche: Mit ihrem frischen, nussigen, etwas gurkenähnlichen Geschmack paßt die Pimpinelle zu Salaten, Eierspeisen, Tomaten und Pellkartoffeln. Gut zur Geltung kommt sie mit Zitrone und anderen Kräutern. Auch in Joghurt- oder Quarkdips schmeckt sie.

Portulak (Potulaca oleracea) auch: Bürzelkraut

Das einjährige Portulakgewächs war ursprünglich in Griechenland, Ägypten und Vorderasien beheimatet, ist nun aber auch in unseren Breiten häufig zu finden. Es wächst an Wegrändern, auf Wiesen und Feldern. Von Mai bis September trägt der Portulak kleine gelbe Blüten, sein liegender Stengel wird bis zu 30 cm lang.
Wirkstoffe: Vitamin C
Anbau: Portulak können Sie im Garten anbauen. Säen Sie ihn im Mai nach den Eisheiligen aus. Er braucht viel Sonne und Wärme.
Ernte und Aufbereitung: Die Blätter und jungen Triebe können Sie von April bis Juni ernten, etwa viermal im Jahr. Verwenden Sie Portulak nur frisch.
Verwendung in der Küche: Mit seinem erfrischenden, würzigen und leicht säuerlichen Geschmack paßt Portulak in Salate, Gemüse, zu Mischgemüsen, hart gekochten Eiern und Geflügelaufschnitt.

Quendel (Thymus serpyllum)

auch: Feldthymian

Dieser Lippenblütler ist in einigen hundert Varianten zu finden, die sich alle in Aussehen, Geschmack und Geruch unterscheiden. In der Regel besitzt der mehrjährige Halbstrauch kleine eiförmige Blätter mit glattem Rand und trägt von Mai bis September rosa bis hell-lila Blüten. Die ausdauernde immergrüne Pflanze ist in Europa und Asien heimisch und wird etwa 10 bis 25 cm hoch. Sie wächst sehr dicht, vor allem auf sandigen Böden an Böschungen, Weg- und Straßenrändern. Die erste Beschreibung dieser uralten Heilpflanze findet sich bei Plinius Secundus (61 bis um 113). Seit der Antike gilt der Quendel als „Frauenkraut" – dies spiegelt sich in Bezeichnungen wie „Marienkraut" oder „Marienbettstroh" wieder. Auch Zauberkräfte schrieb man der Pflanze zu: Ein Kranz aus geweihtem Quendel war früher häufig in Bauernstuben oder an Scheunen zu finden, um Dämonen, Blitzschlag und anderes Unheil abzuwenden.

Wirkstoffe: ätherisches Öl, Bitterstoffe, Gerbstoffe

Anbau: Den anspruchslosen Quendel können Sie gut selbst anbauen. Er benötigt viel Sonne und eignet sich hervorragend zum Begrünen von Dächern oder für Steingärten.

Ernte und Aufbereitung: Ernten Sie das ganze Kraut kurz vor oder während der Blüte zwischen Mai und September und trocknen Sie es. Dann streifen Sie die Blätter ab und bewahren sie in gut verschlossenen Behältern auf.

Verwendung in der Küche: Der Quendel schmeckt würzig und bitter, ein wenig wie Zitronen. So eignet er sich als Würzkraut zu südländischen Gerichten wie Spaghetti oder Nudeln, Tomaten, Fleisch, in Soßen oder Eintöpfen.

Verwendung in der Heilkunde: Quendel wirkt schleim- und krampflösend und wird deshalb gegen Husten, Durchfall und Magenkrämpfe eingesetzt. Einen Magentee bereiten Sie auf folgende Weise zu: 1 Teelöffel des Krauts mit einer Tasse kochendem Wasser übergießen, 5 Minuten ziehen lassen. Trinken Sie täglich drei Tassen davon. Hildegard von Bingen soll die Pflanze bei Hautkrankheiten angewandt haben: „Und ein Mensch, der krankes Fleisch am Körper hat, so daß sein Fleisch wie die Krätze ausblüht, der esse oft Quendel entweder mit Fleisch oder in Mus gekocht, und das Fleisch seines Körpers wird innerlich geheilt und gereinigt werden."

Ähnlich wie der Quendel wird auch der → Thymian verwendet.

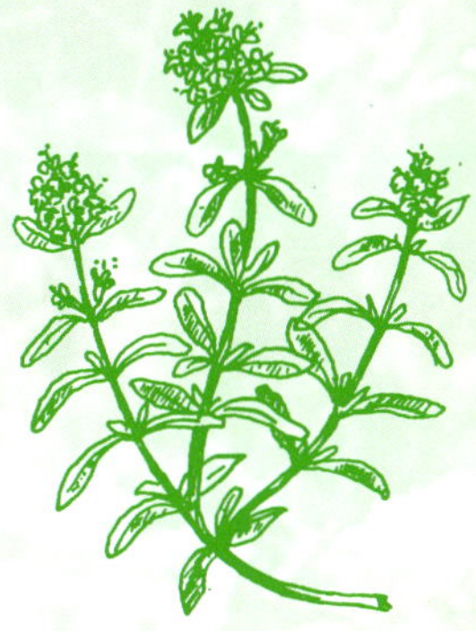

Quendel

Ringelblume (Calendula officinalis)

auch: Goldblume, Gartendotterblume, Studentenblume

Der einjährige Korbblütler stammt ursprünglich aus dem Mittelmeerraum und Asien und ist in unseren Breiten nur selten wild zu finden. Er wird etwa 30 bis 50 cm hoch, seine Stengel sind behaart. Von Juni bis September trägt die Ringelblume strahlenförmige, goldorangene Blüten, die sich bei Regen oder einsetzender Nachtfeuchtigkeit

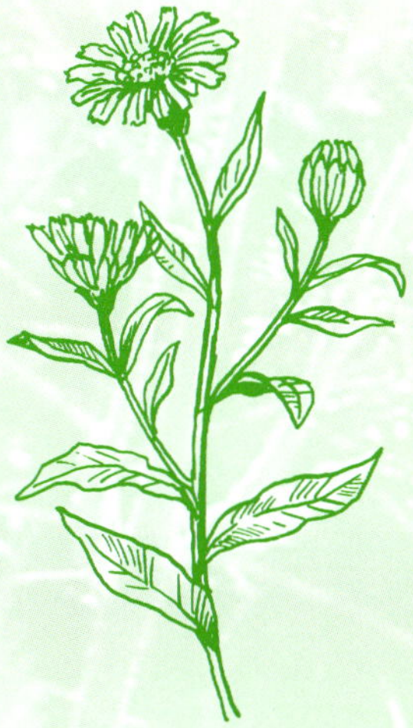

Ringelblume

schließen. Ihre lange Tradition als Heilpflanze liegt in der Antike begründet.
Wirkstoffe: ätherisches Öl, Karotinoide
Anbau: Die Ringelblume ist eine beliebte Gartenpflanze. Sie bevorzugt mäßig feuchten Boden und einen Standort in der Sonne oder im Halbschatten. Die Aussaat erfolgt im März und April, in den kommenden Jahren sät sich die Ringelblume selbst aus.
Ernte und Aufbereitung: Die Blüten können Sie von Juni bis September bei sonnigem Wetter ernten. Breiten Sie sie im Schatten aus und lassen Sie sie trocknen.
Verwendung in der Küche: Die Blütenblätter schmecken würzig, sie passen zu Fleisch, Käse, Eiern, Reisgerichten, in Puddings und Süßspeisen. Frisch können Sie sie auch unter Salate mischen.
Verwendung in der Heilkunde: Eine Salbe oder Tinktur sowie Ringelblumenöl helfen gegen Wunden, Entzündungen im Mund- und Rachenraum, Hautausschläge, Verstauchungen und Blutergüsse. Ein Tee aus den Blüten der Ringelblume wirkt bei Magen- und Darmerkrankungen. Hildegard von Bingen soll die Pflanze gegen Gift verwendet haben: „Die Ringelblume ist kalt und feucht, und sie hat starke Grünkraft in sich, und sie ist gut gegen Gift. Denn wer Gift ißt, oder wem es verabreicht wurde, der koche Ringelblume in Wasser, und nach Ausdrücken des Wassers lege er sie so warm auf seinen Magen und sie erweicht das Gift, und es wird von ihm ausgeschieden". Allerdings sollten Sie bei Vergiftungserscheinungen unbedingt immer einen Arzt konsultieren.

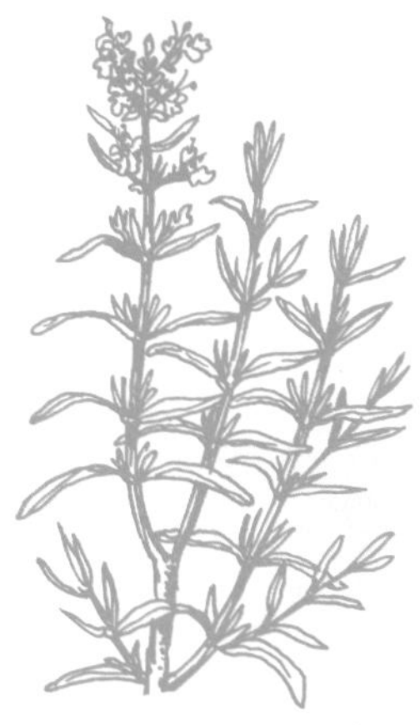
Rosmarin

Rosmarin (*Rosmarinus officinalis*)

auch: Rosemarie, Weihrauchkraut, Hochzeitsmaie

Dieser immergrüne, üppig verzweigte Strauch wird bis zu 1 Meter hoch und wächst wild vor allem im Mittelmeerraum. Seine nadelähnlichen Blätter sind an der Unterseite weiß, im Juli und August trägt er blaßblaue bis weiße Blüten.
Wirkstoffe: ätherische Öle, Flavonoide, Gerbstoffe, Harze
Anbau: Rosmarin können Sie gut im Garten oder auf dem Balkon anbauen. Am besten pflanzen Sie ihn in große Töpfe, so daß Sie ihn in der kalten Jahreszeit ins Haus holen können, denn der Rosmarin ist nicht winterhart. Sie können ihn selbst aussäen, doch wächst er sehr langsam. Kaufen Sie deshalb lieber eine oder zwei Jungpflanzen im Gartencenter und setzen Sie diese im April oder Mai in die Erde. Rosmarin benötigt einen gut wasserdurchlässigen, manchmal auch kalkigen Boden und einen geschützten, sonnigen Standort. Je mehr Wärme er abbekommt, um so besser kann sich sein Aroma entfalten. Hal-

ten Sie den Rosmarin stets feucht. Die Vermehrung erfolgt ab dem Frühsommer über Stecklinge von nicht blühenden Trieben.

Ernte und Aufbereitung: Die Blätter und jungen Triebe können Sie ganzjährig ernten, am besten schmecken Sie aber, wenn Sie sie bei Sonne im Juli oder August sammeln. Sie können Sie frisch verwenden oder trocknen.

Verwendung in der Küche: Vom Rosmarin können Sie entweder die ganzen Zweige verwenden oder die Nadeln abstreifen und diese mitkochen. Roh schmeckt Rosmarin nicht, gekocht entfaltet er sein herb-bitteres Aroma, das ein wenig an Kampher erinnert. Er paßt zu südländischen Gerichten, hellem Fleisch (v.a. Lamm), Braten, Fisch, Wild, Nudeln, Gemüse, Tomaten, Kartoffeln, Oliven oder in Marinaden, Erdbeer- oder Himbeergelee. Beim Grillen geben Sie Rosmarin ins Feuer oder in die Holzkohle – so wird ihr Fleisch aromatischer.

Verwendung in der Heilkunde: Ein Tee aus Rosmarinnadeln hilft gegen Kopfschmerzen, Nervosität, Kreislauf- oder Verdauungsbeschwerden. Rosmarinnadeln als Badezusatz wirken anregend.

Achtung: Nehmen Sie Rosmarin nicht während der Schwangerschaft!

Salbei (Salvia officinalis)

Schon der lateinische Name des Salbei zeugt von der Heilkraft der Pflanze, denn „Salvia“ leitet sich von „Salvare“ (= retten) ab. Im 16. Jahrhundert pries Hieronymus Bock den Halbstrauch: „Under allen Stauden ist kaum ein gewechs wie der Salbey, denn es dienet dem Artzet, Koch, Keller, Armen und Reichen.“ Ursprünglich stammt die mehrjährige Pflanze aus dem Mittelmeerraum und wird etwa 30 bis 60 cm hoch. Von Juni bis August trägt sie blaue Blüten, die an langen Stielen stehen. Ihre blaugrünen eiförmigen Blätter sind silbrig behaart.

Wirkstoffe: ätherisches Öl (bis 2,8 Prozent), Flavonoide, Gerbstoffe, Karnosinsäure

Anbau: Salbei können Sie gut im Garten oder auf dem Balkon anbauen. Der Boden sollte gut wasserdurchlässig und kalkig sein, außerdem benötigt der Salbei viel Helligkeit und Sonne, da sich sein Aroma in der Wärme besser entfaltet. Auch im Haus sollte er deshalb stets an einem Südfenster stehen. Aussäen können Sie Salbei im späten Frühjahr, die Vermehrung erfolgt von Frühjahr bis in den Frühsommer hinein über Stecklinge. Salbei ist winterhart, lediglich bei Temperaturen unter -10 Grad sollten Sie ihn abdecken. Mit Sellerie verträgt er sich nicht.

Ernte und Aufbereitung: Die Salbeiblätter können Sie im ersten Jahr im August ernten, dann jeweils von Mai bis Juli. Dann trocknen lassen und in verschlossenen Gefäßen aufbewahren oder einfrieren. Allerdings erhöht sich die Würzkraft der Pflanze durch Ein-

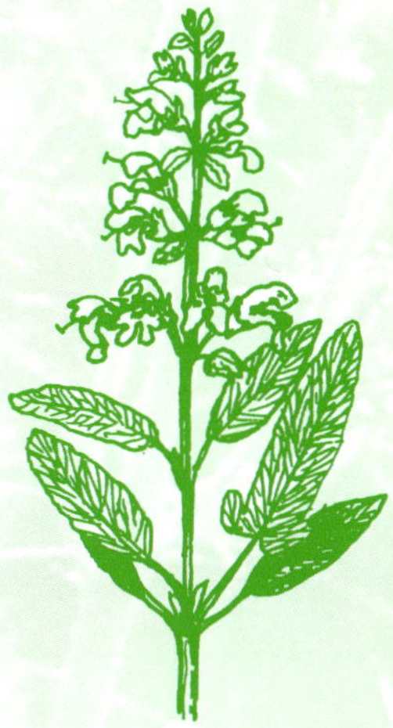

Salbei

frieren, Fertiggerichte sollten Sie deshalb vor dem Einfrieren nur schwach würzen.
Verwendung in der Küche: Salbei müssen Sie immer mitgaren, roh schmeckt er nicht. Jung schmeckt er mild, doch je älter er wird, desto strenger und bitterer wird sein Geschmack. Salbei paßt hervorragend zu Schweinefleisch, Hase, Schinken, geschmortem oder gebratenem Geflügel, Käse- und Kartoffelgerichten, in Eintöpfe, Fleisch- und Wurstsalat, Fischfüllungen, Tomatensuppe, zu Saltimbocca, gebratener Kalbsleber, Gemüse, Gnocchi oder Fladenbrot. Auch in Butter gebraten kommt sein Geschmack zur Geltung, z.B. als Beilage zu Nudeln.
Verwendung in der Heilkunde: Salbei wirkt schweißhemmend und wird gegen Entzündungen, z.B. im Hals- und Rachenbereich eingesetzt. Übergießen Sie 2 Teelöffel getrocknete Salbeiblätter mit einer Tasse kochendem Wasser und lassen Sie den Tee 15 Minuten ziehen. Bei Hals- und Zahnentzündungen gurgeln Sie damit, bei Verdauungsstörungen, Erkältungen oder Husten trinken Sie den Tee. Hildegard von Bingen soll Salbei gegen Bettnässen empfohlen haben: „Wenn jemand den Urin wegen der Kälte des Magens nicht halten kann, koche er Salbei in Wasser und seihe dies durch ein Tuch, und er trinke es oft warm, und er wird geheilt werden“. Allerdings können Sie psychisch bedingtes Bettnässen nicht mit Salbei kurieren.

Sanikel (Sanicula europaea)

auch: Heilkraut, Waldsanikel

Der Sanikel, ein mehrjähriger Doldenblütler, ist bereits seit dem 12. Jahrhundert als Wundheilmittel bekannt, wird heute jedoch kaum noch verwendet. Er wächst bevorzugt in feuchten und schattigen Wäldern und wird zwischen 10 und 50 cm hoch. Von Mai bis Juli trägt er weiße Blüten, die an einem fast blattlosen gerippten Stengel stehen.
Wirkstoffe: ätherisches Öl, Bitterstoffe, Gerbstoffe, Saponine
Anbau: Sanikel können Sie auch im Garten oder auf dem Balkon in Töpfen anbauen. Er benötigt mullreichen Boden und einen Standort im Schatten.
Ernte und Aufbereitung: Die Blätter des Sanikel können Sie vor der Blüte von April bis Mai ernten und trocknen lassen.
Verwendung in der Heilkunde: Sanikel wirkt zusammenziehend. Bereiten Sie einen Tee aus 2 Teelöffel Sanikelblätter pro Tasse Wasser und gurgeln Sie bei Entzündungen im Mund- und Rachenraum damit. Ein Badezusatz aus Sanikel lindert Hautausschläge. Hildegard von Bingen soll Sanikel bei Verletzungen verwendet haben: „Wer aber durch ein Eisen verwundet ist, der drücke den Saft des Sanikel aus und gebe ihn in Wasser, und das trinke er nach dem Essen. Oder wenn es Winter ist, gebe er das Pulver in Wasser und

trinke dies oft nach dem Essen, und es reinigt innerlich die Wunden und heilt sie allmählich vollständig aus."
Achtung: Da Sanikel sehr selten ist, sollten Sie ihn wild nicht abpflücken!

Sauerampfer (Rumex acetosa)

Dieses mehrjährige Knöterichgewächs wird bis zu 80 cm hoch und wächst bevorzugt an Bachufern, Wegrändern und in Gräben. Häufig wird es als Unkraut angesehen. Von Mai bis Juli trägt es unscheinbare rote Blüten in Ripsen.
Wirkstoffe: Vitamin C, Kaliumbioxalat, Oxalsäure, Flavonoide, Bitterstoffe
Anbau: Sauerampfer können Sie im Garten oder auf dem Balkon anbauen. Aussäen können Sie ihn ab April, er benötigt feuchten, humusreichen Boden und einen Platz im Schatten. Dann breitet er sich schnell aus. Was seine Nachbarn angeht, ist der Sauerampfer wählerisch: Mit → Estragon verträgt er sich nicht.
Ernte und Aufbereitung: Am besten schmeckt das Kraut, wenn Sie es kurz vor der Blüte im April oder Mai ernten, Sie können es jedoch auch noch bis in den Oktober hinein sammeln. Verwenden Sie Sauerampfer nur frisch.
Verwendung in der Küche: Schneiden Sie die Blätter von den Stielen, sie schmecken säuerlich und erinnern ein wenig an Zitronen. Sauerampfer paßt gut zu grünen Blattsalaten, Gemüse, Lamm und anderem hellen Fleisch, in Omelett, Kräuterquark oder Frischkäse, Milchdrinks oder Suppen. Auch in Butter oder Öl geschmort schmecken die Blätter gut. Weitere Anregungen finden Sie im Rezeptteil des Buches.
Achtung: Nehmen Sie Sauerampfer nicht in größeren Mengen zu sich, die Oxalsäure kann nämlich gesundheitsschädlich sein!

Schafgarbe (Achillea millefolium)

auch: Feldgarbe, Achilles, Tausendblatt

Der lateinische Name der Schafgarbe liegt in der griechischen Mythologie begründet: Angeblich stillte der antike Held Achilles mit dieser Pflanze die blutenden Wunden seiner Soldaten. Die Germanen schrieben der Schafgarbe dagegen Zauberkräfte zu – sie diente als Schutz vor Krankheiten. Seit dem frühesten Mittelalter wurde die Pflanze hierzulande als Bierwürze verwendet und auch ihre Heilwirkung machten sich unsere Vorfahren zunutze. Schafgarbe galt als Mittel gegen Viehseuchen und den schwarzen Tod. Der bis zu 60 cm hohe mehrjährige Korbblütler ist vor allem auf Wiesen und an Wegrändern zu finden. Von Juni bis Oktober trägt er weiße Blüten, die an einem behaarten Stengel stehen.
Wirkstoffe: ätherisches Öl, Bitterstoffe, Kieselsäure, Gerbstoffe, Flavonoide, Saponine, Aminosäuren, Zucker

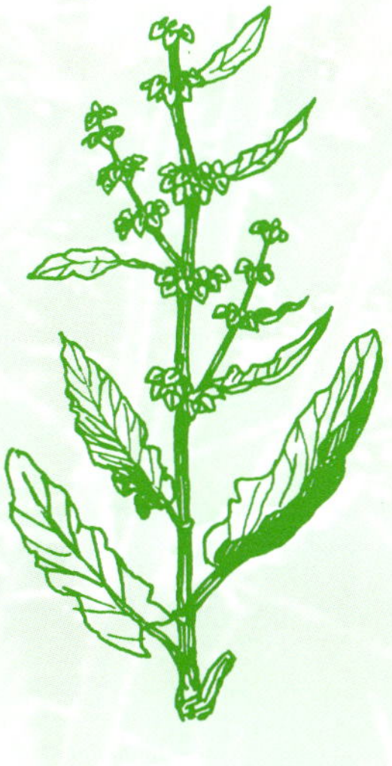
Sauerampfer

Anbau: Die Schafgarbe können Sie gut selbst anbauen. Sie bevorzugt einen sonnigen Standort, ist sehr widerstandsfähig gegenüber Hitze und Trockenheit.
Ernte und Aufbereitung: Die jungen Blätter können Sie zwischen April und Juni ernten. Pflücken Sie dabei die ganze Pflanze und lassen Sie sie trocknen. In dunklen verschlossenen Gefäßen aufbewahren. Die Blüten der Schafgarbe können Sie von Juli bis August ernten.
Verwendung in der Küche: Die Blätter schmecken in Salaten, Suppen und Soßen, in Quark oder Kräuterbutter. Kombinieren Sie sie dabei auch mit anderen Kräutern.
Verwendung in der Heilkunde: Ein Teeaufguß aus den Blüten der Schafgarbe hilft gegen Grippe und Erkältung und regt außerdem den Stoffwechsel an. Nehmen Sie dazu 1 Eßlöffel pro Tasse Wasser. Die Schafgarbe als Badezusatz fördert die Heilung von Wunden und Hautausschlägen. Hildegard von Bingen soll Schafgarbe ebenfalls zur Wundbehandlung eingesetzt haben: „Die Schafgarbe ist etwas warm und trocken, und sie hat besonders feinstoffliche Kräfte für die Wunden. Denn wenn ein Mensch durch einen Schlag verletzt wird, wäscht man die Wunde mit Wein, und es soll in Wasser mäßig gekochte Schafgarbe so warm über das Tuch, das auf der Wunde liegt, gebunden werden, nachdem ihr das Wasser etwas abgepreßt wurde. Und so nimmt sie der Wunde die Fäulnis und die Schwären, das heißt das Geschwür, und sie heilt die Wunde. Diese Auflage wechsle man oft und so lange es nötig ist."

Scharbockskraut (Ranunculus ficaria)

auch: Gichtblatt, Frühsalat

Der lateinische Name dieses mehrjährigen Hahnenfußgewächses leitet sich von „Ficus" = „Feige" her, denn die Wurzelknollen des Scharbockskrautes erinnern in ihrer Form an Feigen. Die Pflanze wird etwa 5 bis 25 cm hoch und trägt im März und April einzelne goldgelbe Blüten an langen Stielen. Zu ihren Lieblingsplätzen zählen Wiesen, Gebüsche und Bachufer. Auch im Unterholz von Wäldern ist das Scharbockskraut häufig zu finden.
Wirkstoffe: Gerbstoffe, Saponine, Anemonin, Protoanemonin, Vitamin C
Ernte und Aufbereitung: Ernten Sie die Blätter und die Knospen des Scharbockskrautes vor der Blüte zwischen Februar und März. Wenn Sie es nicht frisch verwenden wollen, können Sie das Kraut trocknen.
Verwendung in der Küche: Scharbockskraut schmeckt im Salat oder als Gemüse oder Spinat. Die Knospen können Sie wie Kapern verwenden.
Verwendung in der Heilkunde: Scharbockskraut hilft als Badezusatz gegen Hämorrhoiden.

Achtung: Durch seinen Gehalt an Protoanemonin ist Scharbockskraut leicht giftig. Diese Wirkung verliert sich jedoch beim Trocknen. In den jungen Blättern ist das Protoanemonin noch nicht vorhanden.

Schlüsselblume (Primula veris)

auch: Himmelsschlüssel, Primel, Auritzel, Maiblümel

Dieses ausdauernde Primelgewächs gehört zu den bekanntesten Wiesenblumen und wird etwa 15 bis 25 cm hoch. Seine runzligen Blätter wachsen in einer Rosette, von April bis Mai trägt die Schlüsselblume gelbe Blüten am Ende eines blattlosen Stengels. Zu ihren Lieblingsplätzen zählen Wiesen, Gebüsche und Bachufer.

Wirkstoffe: ätherisches Öl, Saponine, Bitterstoffe, Vitamin C

Anbau: Die ausdauernde Schlüsselblume können Sie gut selbst im Garten anbauen. Sie bevorzugt feuchte Böden, gerne auch Wiesenboden, und fühlt sich in sonnigen Lagen am wohlsten. Ihre Aussaat erfolgt im Herbst, ihre Vermehrung ebenfalls, und zwar über Wurzelteilung.

Ernte und Aufbereitung: Blüten und Blätter der Schlüsselblume können Sie zwischen April und Mai ernten, die Wurzeln dagegen im Herbst. Generell dürfen Sie die Wurzeln nur von selbst angebauten Pflanzen sammeln, da die Schlüsselblume unter Naturschutz steht. Beides verwenden Sie am besten frisch.

Verwendung in der Küche: Die Blüten der Schlüsselblume schmecken als Schlüsselblumenwein, ihre Blätter passen in Salate, Kräutersuppen und Gemüse.

Verwendung in der Heilkunde: Die Blüten wirken schleimlösend und werden deshalb gegen Erkältungen eingesetzt. Bereiten Sie einen Aufguß aus 2 Teelöffel Blüten pro Tasse Wasser und nehmen Sie davon etwa zwei bis drei Tassen täglich zu sich. Eine Abkochung aus der Wurzel hilft bei Bronchitis. Hildegard von Bingen soll die Schlüsselblume gegen Melancholie empfohlen haben.

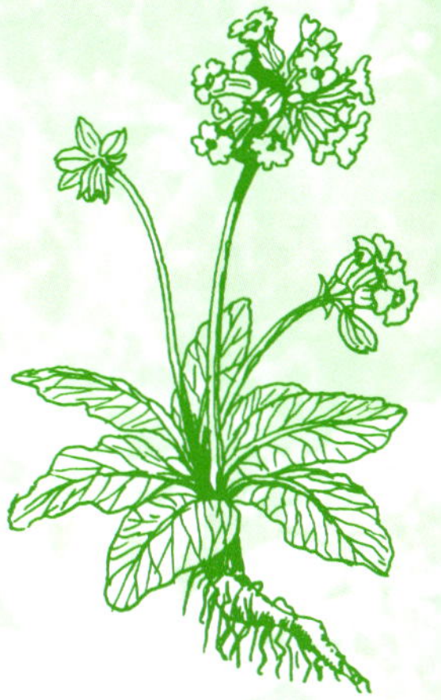

Schlüsselblume

Schnittlauch (Allium schoenoprasum)

auch: Graslauch, Schnittling, Jakobszwiebel

Der Schnittlauch, eine mehrjährige Pflanze, ist wohl eines der beliebtesten Küchenkräuter. Er wächst aus winzigen Zwiebeln, die in dichten Wurzelklumpen stehen, seine grünen Lauchblätter sind röhrenförmig. Ab Juli trägt er rosa Blüten, die in Scheindolden auf festen Stengeln stehen. Der Schnittlauch blüht mehrmals pro Jahr.

Wirkstoffe: Senföle, Vitamin C, Mineralstoffe

Anbau: Schnittlauch können Sie gut im Topf auf dem Balkon oder Fenster-

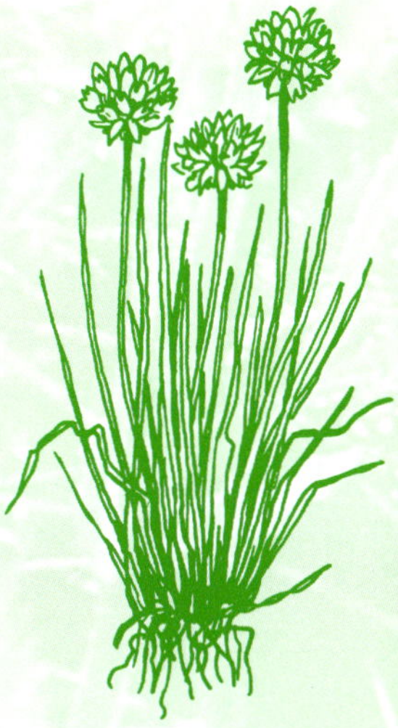

Schnittlauch

brett oder im Freiland anbauen. Da er immer nachwächst, können Sie ihn das ganze Jahr über ernten. Die Aussaat erfolgt im April – säen Sie dabei sehr dicht. Sie können sich allerdings auch eine oder mehrere Pflanzen aus dem Gartencenter holen. Schnittlauch fühlt sich in der Sonne oder im Halbschatten wohl, Sie sollten ihn zwar feucht halten, doch darf sich die Nässe nicht stauen. Die Vermehrung erfolgt im Frühjahr oder Herbst durch Wurzelteilung. Winterschutz benötigt der Schnittlauch nicht.

Ernte und Aufbereitung: Schnittlauch können Sie das ganze Jahr über ernten. Schneiden Sie die Röhrchen ab der Hälfte mit der Schere ab und schneiden Sie den Schnittlauch dann in Röllchen. Am aromatischsten ist er, wenn er frisch verwendet wird, doch läßt er sich auch einfrieren. Beim Trocknen verliert Schnittlauch jedoch seinen Geschmack.

Verwendung in der Küche: Schnittlauch schmeckt scharf, ein wenig nach Zwiebel. Er paßt hervorragend zu Rührei, hart gekochten Eiern, gegrilltem Fleisch, Räucherfisch, Krabben, Kartoffeln, Pfannkuchen, in pikante Gerichte, Suppen, Salate, Soßen, Weichkäse oder in Kräuterquark oder einfach auf ein Butterbrot. Kochen Sie Schnittlauch nicht mit, sondern geben Sie ihn erst kurz vor dem Servieren in die Speisen.

Schöllkraut (Chelidonium majus)

auch: Schellkraut, Goldwurz, Warzenkraut

Die Heilkraft dieses Mohngewächses wird schon bei Aristoteles erwähnt. Im Mittelalter glaubten die Alchimisten, daß man aus seinen gelben Blüten Gold gewinnen könne – eine Überzeugung, die sich auch im Namen „Goldwurz“ ausdrückt. Die mehrjährige, ausdauernde Pflanze wird etwa 40 bis 60 cm hoch und trägt von Mai bis September kleine vierzählige gelbe Blüten. In der ganzen Pflanze findet sich ein gelber Milchsaft. Zu den bevorzugten Standorten des Schöllkrautes zählen Wege und Wegränder, Hecken und Schuttplätze. Allgemein gilt es als Unkraut.

Wirkstoffe: Alkaloide, ätherische Öle, Saponine, Flavonoide, Chelidonsäure

Anbau: Schöllkraut können Sie gut im Garten anbauen. Es bevorzugt feuchten Boden und einen Platz in der Sonne oder im Halbschatten. Die Aussaat erfolgt von Frühjahr bis Spätsommer, die Vermehrung durch Wurzelteilung im Frühjahr.

Ernte und Aufbereitung: Das Kraut können Sie von Mai bis Juli ernten. Tragen Sie dabei Handschuhe, denn der Saft des Schöllkrautes ist giftig und sollte nicht in die Augen oder auf die Haut gelangen. Lassen Sie das Kraut dann in dünnen Schichten trocknen.

Verwendung in der Heilkunde: Schöllkraut hilft gegen Gallenbeschwerden und Gallensteine. Bereiten Sie dazu einen Teeaufguß aus 1 Teelöffel Kraut pro Tasse Wasser und trinken Sie davon zwei Tassen täglich. Da Schöllkraut hautreizend wirkt, eignet es sich zur äußerlichen Behandlung von Hautkrankheiten. Geben Sie dazu den Milchsaft auf Warzen oder Hühneraugen. Diese Wirkung soll auch Hildegard von Bingen erkannt haben: „Wer aber etwa Unreines ißt oder trinkt oder berührt, wovon er im Körper geschwürig wird, der nehme altes Fett und gebe ihm genug Saft vom Schöllkraut bei und zerstoße es damit, und so zerlasse er es zusammen in einer Schüssel, und dann salbe er sich mit dem Teig und er wird geheilt."
Achtung: In hohen Dosierungen ist Schöllkraut giftig. Verwenden Sie daher nie mehr als angegeben!

Steinklee (Melitotus officinalis)

auch: Honigklee, Mottenklee

Diese zweijährige Pflanze ist leicht an ihrem Honiggeruch zu erkennen. Sie wird bis zu 110 cm hoch, ihr Stengel steht aufrecht und ist gerillt. Von Mai bis September trägt der Steinklee gelbe Schmetterlingsblüten. Er wächst an Wegrändern und auf Schuttplätzen.
Wirkstoffe: Saponine, Gerbstoffe, Flavonoide, Schleimstoffe, ätherisches Öl, Cumarin, Allantoin
Ernte und Aufbereitung: Das blühende Kraut können Sie zwischen Mai und September ernten und im Schatten trocknen.
Verwendung in der Küche: Die getrockneten Blüten und Blätter schmecken zu Wild oder Fisch sowie in Süßspeisen.
Verwendung in der Heilkunde: Steinklee wirkt gegen Hämorrhoiden und Koliken. Bereiten Sie dazu einen Teeaufguß aus 1 Teelöffel Steinklee pro Tasse Wasser und trinken Sie davon 1 bis 2 Tassen täglich. Umschläge mit Steinklee helfen gegen Geschwüre.
Achtung: Verwenden Sie Steinklee nicht in größeren Mengen, das kann Übelkeit hervorrufen!

Taubnessel, weiße (Lamium album)

auch: falsche Brennessel

Die mehrjährige ausdauernde Staude ähnelt äußerlich der Brennessel, ist jedoch kleiner (30 bis 60 cm) und ihre Härchen brennen nicht. Von April bis September trägt sie weiße Lippenblüten. Bevorzugte Standorte der Taubnessel sind Äcker, Gärten, Gebüsche und Waldränder.
Wirkstoffe: Flavonoide, Gerbstoffe, Schleimstoffe, Saponine, ätherisches Öl
Anbau: Die Taubnessel können Sie gut selbst im Garten anbauen, doch ist

dies eigentlich nicht nötig, da sie sehr verbreitet ist.

Ernte und Aufbereitung: Die jungen Blätter und Triebe ernten Sie vor der Blüte zwischen März und Mai, das blühende Kraut von April bis September. Lassen Sie es im Schatten trocknen und bewahren Sie es in dunklen, verschlossenen Behältern auf.

Verwendung in der Küche: Die Taubnessel schmeckt aromatisch und mild würzig. Die jungen Blätter können Sie wie Spinat zubereiten oder als Beilage zu Gemüse essen.

Verwendung in der Heilkunde: Ein Tee aus Taubnesselblüten wirkt bei Entzündungen der oberen Atemwege und bei Verschleimung. Bereiten Sie einen Aufguß aus 2 bis 3 Teelöffel Blüten pro Tasse Wasser und trinken Sie davon zwei bis drei Tassen täglich. Ein stärkerer Aufguß hilft als Badezusatz bei Ausschlägen und Krampfadern.

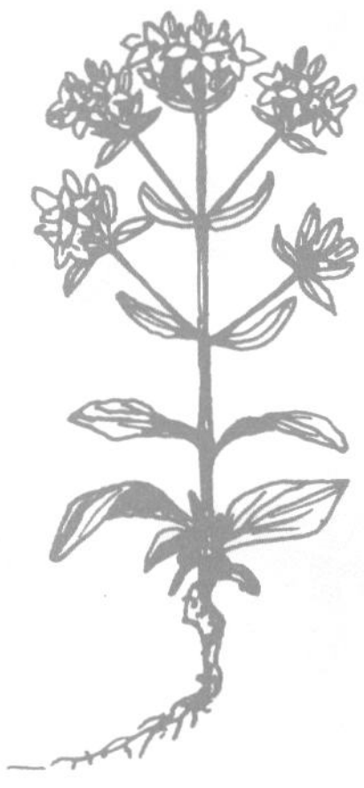
Tausendgüldenkraut

Tausendgüldenkraut (Centaurium erythrae)

auch: Fieberkraut, Magenkraut, Gallkraut

Schon im Altertum war das Tausendgüldenkraut als Heilpflanze bekannt und wurde von Aristoteles, Hippokrates und Plinius beschrieben. Seinen lateinischen Namen erhielt es von dem heilkundigen Zentaur Chiron, der deutsche Name beruht dagegen auf einer Fehlinterpretation: Statt „Zentaur" hielt man „centaurium" für eine Zusammensetzung aus „centum" (= hundert) und „aureus" (= golden). Um die besondere Wirkung des Krautes zu betonen, wurde „hundert" zu „tausend" und das „Tausendgüldenkraut" war geboren. Das ein- bis zweijährige Enziangewächs wird etwa 10 bis 30 cm hoch, an seinem aufrechten Stengel trägt es zwischen Juni und August trichterförmige rosa Blüten. Es wächst bevorzugt auf Wiesen und Waldlichtungen.

Wirkstoffe: Bitterstoffglykoside, Flavonoide, ätherisches Öl, Wachs

Ernte und Aufbereitung: Sammeln Sie das blühende Kraut von Juni bis August und lassen Sie es in dünnen Schichten trocknen. Bewahren Sie es gut verschlossen in dunklen Gefäßen auf.

Verwendung in der Heilkunde: Tausendgüldenkraut ist ein gutes Verdauungstonikum, es fördert die Bildung von Magensaft und regt den Appetit an. Trinken Sie dazu einen Tee aus 1 Teelöffel Kraut auf $^1/_4$ Liter Wasser morgens auf nüchternen Magen.

Achtung: Als Enziangewächs steht Tausendgüldenkraut unter Naturschutz und darf deshalb nicht gepflückt werden!

Teufelskralle (Phyteuma spicatum)

auch: Rapunzel

Dieses Glockenblumengewächs wird etwa 80 cm hoch und ist vor allem auf

Wiesen und in Laubwäldern zu finden. Seine Grundblätter sind herzförmig, die kleinen weißen bis hellblauen Blüten stehen in Ähren und zeigen sich von Mai bis Juli.
Ernte und Aufbereitung: Blätter und Blütenähren können Sie von Mai bis Juli ernten und frisch verwenden.
Verwendung in der Küche: Die Teufelskralle schmeckt in Salaten, Suppen und zu Spinat.
Achtung: Verwechseln Sie die Teufelskralle nicht mit der afrikanischen Teufelskralle (Harpogophytum procumbens), deren Wurzelknollen als Heilmittel gegen Arthritis eingesetzt werden.

Thymian (*Thymus vulgaris*)

auch: Gartenthymian, Gundelkraut, Demut

Eine Beschreibung des Thymians findet sich bereits bei Plinius Secundus. Aus seiner ursprünglichen Heimat, dem Mittelmeerraum, brachten ihn im 11. Jahrhundert Benediktinermönche in unsere Breiten und etablierten ihn fest in ihren Klostergärten. Heute ist der mehrjährige Halbstrauch vor allem als Gewürz von Bedeutung. Die stark verholzte Pflanze wird bis zu 30 cm hoch und trägt schmale graugrüne Blättchen. Von Mai bis August sind die rosaroten Blüten zu sehen. Thymian wächst wild vor allem in Heidelandschaften und Wäldern.

Wirkstoffe: ätherisches Öl, Gerbstoffe, Flavonoide, Saponine, Alkohole
Anbau: Thymian können Sie gut im Freiland oder in Töpfen auf dem Balkon anbauen. Sie können ihn entweder aus Samen oder aus Jungpflanzen ziehen, die Sie im Gartencenter erhalten. Er benötigt viel Sonne, denn je heißer es ist, um so besser entfaltet Thymian sein Aroma. Der Boden sollte locker sein, insgesamt eher trocken. Vergessen Sie nicht, daß er viel Platz benötigt, denn seine Äste kriechen am Boden entlang. Die Vermehrung erfolgt von Juni bis August über Stecklinge. Thymian ist winterhart, allerdings sollten Sie ihn im Herbst zurückschneiden.
Ernte und Aufbereitung: Thymian können Sie ständig ernten. Wenn Sie ihn nicht gleich frisch verwenden, so frieren Sie ihn ein oder trocknen Sie ihn. Allerdings erhöht sich die Würzkraft der Pflanze durch Einfrieren. Fertiggerichte sollten Sie deshalb vor dem Einfrieren nur schwach würzen.
Verwendung in der Küche: Thymian schmeckt zartbitter, intensiv würzig und aromatisch. Kochen Sie entweder die abgestreiften Blättchen oder die ganzen Zweige mit. Allerdings sollten Sie sparsam mit ihm umgehen, denn er würzt sehr intensiv. Thymian paßt gut zu fettem Essen, denn er wirkt verdauungsfördernd. Hervorragend schmeckt er zu Fleisch, Fisch, Nudeln, Eintöpfen, Wild, Kartoffeln, Kohl, Geflügel, Rühreiern mit Speck, Auberginen, in Suppen, Schmorgerichten, Omeletts,

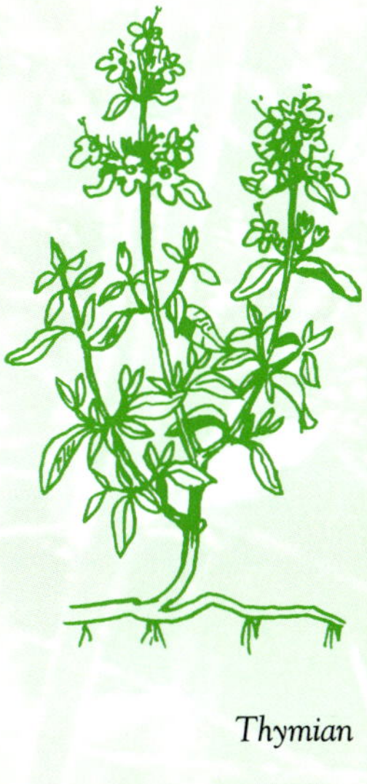

Thymian

Füllungen, Marinaden, Tomatensoßen, Würzessig und auf Pizza. Thymian harmoniert mit Kräutern wie → Basilikum, → Oregano oder → Salbei. Zusammen mit → Lavendel und → Rosmarin ist er in der provenzalischen Kräutermischung enthalten.

Verwendung in der Heilkunde: Ein Teeaufguß aus Thymian-Kraut wirkt gegen Husten und Halsentzündungen. Geben Sie 1 Teelöffel Thymian auf eine Tasse Wasser.

Sonstiges: Ein Verwandter des Thymian ist der Feldthymian oder → Quendel.

Vogelknöterich (Polygonum aviculare)

auch: Hühnergras, Flohkraut, Wegtritt

Der einjährige Vogelknöterich, ein Knöterichgewächs, wird etwa 50 cm hoch. Sein Stengel ist stark verästelt, von Juni bis September trägt er kleine grüne oder rötliche Blüten. Bevorzugt wächst er auf Feldern, Schuttplätzen oder an Wegrändern.

Wirkstoffe: Flavonoide, Schleimstoffe, Gerbstoffe, Kieselsäure, ätherisches Öl

Anbau: Der Vogelknöterich läßt sich gut selbst anbauen.

Ernte und Aufbereitung: Das blühende Kraut können Sie von Juni bis September ernten und im Schatten trocknen.

Verwendung in der Küche: Mit seinem herb-würzigen Geschmack paßt Vogelknöterich gut zu Mischgemüsen.

Verwendung in der Heilkunde: Vogelknöterich hilft gegen Magen-Darm-Beschwerden, Durchfall oder Nierenbeschwerden. Setzen Sie 2 Teelöffel Kraut mit kaltem Wasser an und bringen Sie es zum Sieden. 10 Minuten ziehen lassen, dann abseihen und davon zwei Tassen täglich trinken.

Vogelmiere (Stellaria media)

auch: Hühnerbiß, Mäusedarm

Dieses Nelkengewächs ist als Unkraut in fast jedem Garten zu finden. Andere Lieblingsplätze sind Felder, Wiesen, Schuttplätze oder Uferböschungen. Die Vogelmiere wird etwa 60 cm hoch und hat kleine eiförmige Blättchen. Ihre kleinen weißen Blüten sind fast das ganze Jahr über zu sehen. Von anderen Mieren kann man sie durch ihre einzelne Haarreihe auf den runden Stengeln unterscheiden.

Wirkstoffe: Saponine

Anbau: Die Vogelmiere können Sie gut im Garten anbauen. Eine Aussaat ist normalerweise überflüssig – wenn sich die Vogelmiere nicht von selbst ansiedelt, graben Sie einfach ein Pflänzchen aus und setzen es an einem Platz im Halbschatten in Ihren Garten. Die Vogelmiere benötigt nährstoff- und stickstoffreichen Boden und viel Wasser. Ernten Sie regelmäßig, sonst vermehrt sich die Pflanze unkontrolliert.

Ernte und Aufbereitung: Das Kraut der Vogelmiere können Sie von April bis

September ernten. In der Küche verwenden Sie es frisch, für einen Einsatz als Heilmittel lassen Sie es trocknen.
Verwendung in der Küche: Mit ihrem milden Geschmack paßt die Vogelmiere zu Salaten, Rühreiern, Omeletts, in Mischgemüse, Quark oder Mayonnaise. Auch als Gemüse können Sie das Kraut zubereiten.
Verwendung in der Heilkunde: Aus der Vogelmiere lassen sich Umschläge gegen Hautkrankheiten bereiten. Ein Tee hilft gegen Husten.

Wacholder (Juniperus communis)

auch: Machandel, Feuerbaum

Dieses immergrüne Zypressengewächs wird etwa 8 Meter hoch und hat nadelförmige Blätter und elastische Äste. Die zweihäusige Pflanze blüht von April bis Mai: Die männlichen Blüten sind gelb, die weiblichen grün. Aus letzteren entwickeln sich ab dem zweiten Jahr die kugeligen blauen Früchte. Zu finden ist der Wacholder vor allem in Moor- und Heidelandschaften sowie in trockenen Nadelwäldern.
Wirkstoffe: ätherisches Öl, Zucker, Vitamin C, Flavonoide, Gerbstoffe, Harz
Anbau: Wacholder können Sie gut selbst anbauen. Pflanzen Sie dazu einen Setzling in den Garten oder in einen großen Topf. Der Boden kann ruhig sandig und nährstoffarm sein, allerdings benötigt der Wacholder viel Sonne.
Ernte und Aufbereitung: Die Wacholderbeeren sind von September bis November reif und können getrocknet oder frisch verwendet werden.
Verwendung in der Küche: Aus den Beeren können Sie Gin und Liköre herstellen. Außerdem passen sie zu Sauerkraut, Kohl, Fleisch und in Marinaden zu Fleisch, Fisch, Geflügel oder Gemüse.
Verwendung in der Heilkunde: Als Badezusatz wirkt Wacholder u.a. gegen Rheuma. Ein Tee wirkt dagegen harntreibend und blutreinigend und wird u.a. gegen Gicht und Blasenentzündungen eingesetzt.
Achtung: Nehmen Sie Wacholder nicht bei Nierenleiden und während der Schwangerschaft!

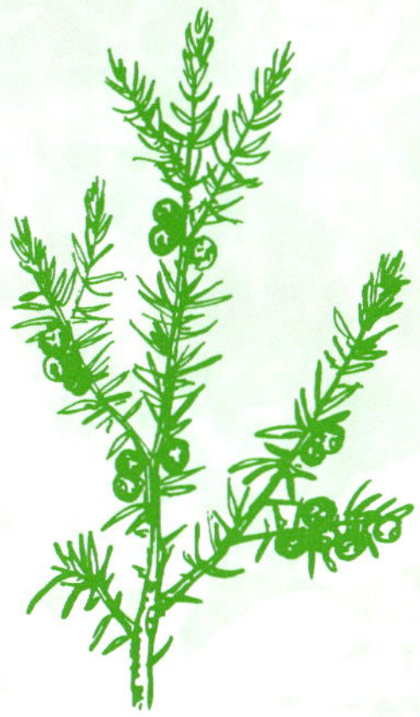

Wacholder

Waldmeister (Galium odoratum)

auch: Maikraut, Leberkraut, Maiblume

Dieses mehrjährige Rötegewächs ist in schattigen Laubwäldern zu finden und wird bis zu 25 cm hoch. An einem aufrechten Stengel stehen von Mai bis Juni kleine trichterförmige weiße Blüten. Früher wurde Waldmeister u.a. zur Parfümierung von Bettwäsche eingesetzt.
Wirkstoffe: Cumarin, Gerbstoffe, Glykoside, Zitronensäure, Bitterstoffe, Flavonoide
Anbau: Der Eigenanbau von Waldmeister ist gut möglich. Er benötigt einen Standort im Schatten oder Halbschat-

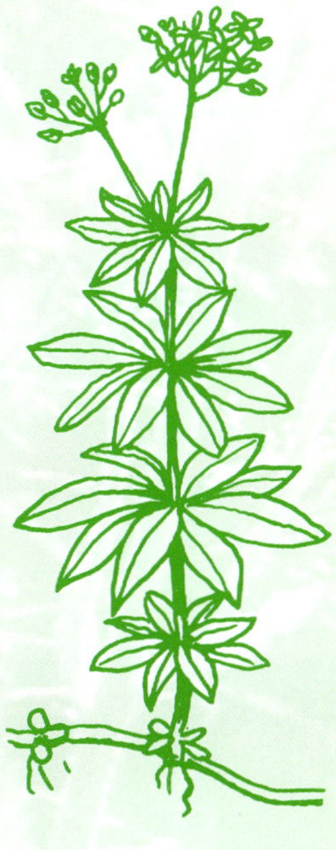

Waldmeister

ten und feuchten, humusreichen Boden. Die Vermehrung erfolgt im Frühjahr über Wurzelteilung; aus Samen keimt der Waldmeister nur langsam.
Ernte und Aufbereitung: Wenn Sie Waldmeister in der Küche verwenden wollen, so müssen Sie ihn vor der Blüte, also von April bis Mai, ernten. In der Heilkunde wird das blühende Kraut benutzt. Sammeln Sie es im Mai und Juni, trocknen Sie es im Schatten und bewahren Sie es in gut verschlossenen, dunklen Gefäßen auf.
Verwendung in der Küche: Mit seinem typischen Waldmeisteraroma, das an frisch gemähtes Gras erinnert, eignet sich die Pflanze vor allem für Getränke, wie zum Beispiel die allseits bekannte Waldmeisterbowle. Gehen Sie dabei jedoch sparsam mit dem Kraut um: Pro Liter Flüssigkeit sollten Sie nicht mehr als 3 Gramm Waldmeister verwenden.
Verwendung in der Heilkunde: Aus dem zerquetschten Kraut können Sie Umschläge oder einen Badezusatz gegen Kopfschmerzen und Ausschläge herstellen. Ein Aufguß aus 1 bis 2 Teelöffel pro Tasse Wasser hilft gegen Migräne, Hämorrhoiden und Krämpfe. Trinken Sie davon aber nicht mehr als zwei Tassen pro Tag, sonst können Sie Kopfschmerzen bekommen!

Wegerich

Spitzwegerich (Plantago lanceolata), auch: Roßrippe
Breitwegerich (Plantago major)

Die beiden Wegerichgewächse unterscheiden sich hinsichtlich der Form ihrer Blätter und Blüten. Der Spitzwegerich ist der größere von beiden, er wird bis zu 50 cm hoch. In einer grundständigen Rosette wachsen schmale Blätter, seine unauffälligen weißlichen Blüten stehen an einem blattlosen Stengel in einer kurzen kolbenförmigen Ähre. Zu sehen sind sie von Mai bis September. Der Breitwegerich wird nur etwa 40 cm hoch, seine Blätter sind breiter als die seines großen Bruders. Auch er trägt von Mai bis September unscheinbare weißliche Blüten, doch stehen diese in einer langen Ähre. Beide Wegerichgewächse gelten als Unkraut und sind häufig auf Wiesen, Weiden, Schuttplätzen, an Wegrändern und in Gärten zu finden.
Wirkstoffe: Glykoside, Schleimstoffe, Kieselsäure, Gerbstoffe, Vitamin C
Anbau: Wegerich können Sie gut selbst anbauen, doch ist das eigentlich gar nicht nötig, denn sie finden sich überall. Sie brauchen viel Sonne und einen feuchten bis mäßig feuchten Boden.
Ernte und Aufbereitung: Die Blätter der Wegeriche können Sie zwischen März und September ernten und trocknen lassen.

Verwendung in der Küche: Beide Wegeriche schmecken herb und salzig und passen frisch gut in Salatmischungen, Gemüse und Soßen.
Verwendung in der Heilkunde: Ein Teeaufguß aus Wegerich hilft gegen Husten und Katarrh. Geben Sie 1 Eßlöffel getrocknete Blätter auf eine Tasse Wasser, 15 Minuten ziehen lassen, dann abseihen. Zwei Tassen täglich trinken. Zur Blutstillung bei Wunden legen Sie frisch zerquetschte Blätter auf. Hildegard von Bingen soll Wegerichsaft gegen Insektenstiche verwendet haben: „Und wenn eine Spinne oder ein anderes Gewürm einen Menschen berührt oder sticht, dann soll er die Stichstelle sofort mit Wegerichsaft einreiben, und es wird ihm besser gehen."

Wegwarte (Cichorium intybus)

auch: Wilde Zichorie, Sonnenwende

Der ausdauernde mehrjährige Korbblütler kann bis zu 120 cm hoch werden. Auffallend ist sein behaarter Stengel und die blauen Zungenblüten, die von Juli bis September zu sehen sind. Bevorzugt wächst die Wegwarte auf Feldern, in Gräben und an Wegrändern.
Wirkstoffe: Wurzel: Inulin, Intybin, Gerbstoffe, Zucker, Pektin; Kraut: Inulin, Fructose, Harz
Anbau: Der Eigenanbau der Wegwarte ist gut möglich. Die Aussaat erfolgt im späten Frühjahr oder im Frühsommer, der Boden muß nährstoffreich sein und die Pflanzen brauchen viel Sonne. Vermehren können Sie die Wegwarte über Samen.
Ernte und Aufbereitung: Das Kraut der Wegwarte können Sie von Juli bis August ernten, die jungen Blätter im März und April. Beides lassen Sie trocknen. Die Wurzel wird im September und Oktober gesammelt, trocknen Sie sie und schneiden Sie sie in Scheiben.
Verwendung in der Küche: Die jungen Blätter schmecken frisch als Salat oder als Gemüse zubereitet. Die geröstete Wurzel kann als Kaffee-Ersatz dienen.
Verwendung in der Heilkunde: Die Wegwarte wirkt verdauungsfördernd und hilft gegen Beschwerden in der Gallenblase und der Leber. Setzen Sie 1 Teelöffel Wurzel oder Kraut mit einer Tasse Wasser kalt an, bringen Sie die Mischung zum Kochen, dann abseihen. Davon trinken Sie zwei Tassen täglich.

Weißdorn (Crataaegus oxyacantha)

auch: Hagedorn, Mehldorn, Mehlbeere

Dieses mehrjährige Rosengewächs wird bis zu 8 Meter hoch und ist sehr astreich. An den Ästen wachsen bis zu 2 cm lange Dornen. Die weißen Blüten des Weißdorns sind von Mai bis Juni zu sehen; sie stehen in Rispen und ver-

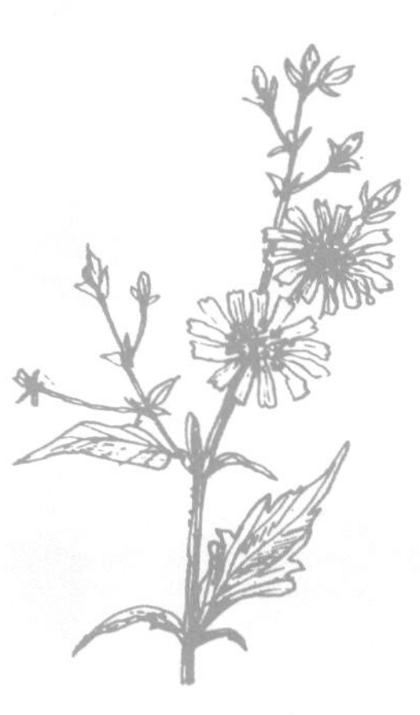

Wegwarte

breiten einen unangenehmen Geruch. Die roten kugeligen Früchte sind ab September reif. Zu den bevorzugten Standorten des Weißdorns zählen Gebüsche und Laubwälder.
Wirkstoffe: Saponine, Gerbstoffe, Flavonoide, ätherisches Öl, Vitamine, Pektin
Ernte und Aufbereitung: Die Blüten und Blätter des Weißdorns können Sie im Mai und Juni ernten, die Früchte sind von September bis November reif. Verwenden Sie Weißdorn frisch oder getrocknet.
Verwendung in der Küche: Die frischen Blätter schmecken als Gemüse oder als Salat. Die Früchte passen zu Gelees.
Verwendung in der Heilkunde: Weißdorn wirkt beruhigend und herzstärkend und wird deshalb gegen Herz- und Kreislauferkrankungen eingesetzt. Bereiten Sie einen Teeaufguß aus den Blüten und Blättern: 1 Teelöffel pro Tasse Wasser, trinken Sie davon drei Tassen täglich. Allerdings sollten Sie bei Herz- und Kreislaufbeschwerden immer auch einen Arzt aufsuchen!

Wiesenbocksbart (Tragopogon pratensis)

auch: Himmelsbrot, Milchblume

Der ausdauernde Wiesenbocksbart wird etwa 30 bis 80 cm groß und erinnert an den Löwenzahn. Wie dieser befindet sich in seinem Stengel und seinen Wurzeln ein weißer Milchsaft, von Mai bis Juni trägt der Wiesenbocksbart gelbe Blüten, aus denen zur Fruchtreife eine Art Pusteblume wird. Seine Blätter sind schmal und umfassen den Stengel. Zu den Lieblingsplätzen des Wiesenbocksbartes zählen Wiesen und Wegränder.
Wirkstoffe: Inulin
Anbau: Der Wiesenbocksbart ist so häufig zu finden, daß sich ein Eigenanbau nicht lohnt.
Ernte und Aufbereitung: Die jungen Blätter und Knospen werden von April bis Juni gesammelt, die Wurzeln von September bis Oktober. Verwenden Sie Wiesenbocksbart stets frisch.
Verwendung in der Küche: Die Blätter schmecken mild und süßlich und können als Salat oder Gemüse gegessen oder wie Spinat gekocht werden. Die jungen Triebe werden wie Spargel zubereitet. Der Geschmack der Wurzeln erinnert an Schwarzwurzeln, sie werden als Gemüse verzehrt. Gut kommt der Wiesenbocksbart zusammen mit herberen Kräutern wie Brennessel oder Giersch zur Geltung.

Ysop (Hyssopus officinalis)

auch: Josefskraut, Essigkraut, Ysopkraut, Iosop

Der Ysop ist ein Lippenblütler und stammt ursprünglich aus dem Mittelmeerraum. Schon in der Bibel wurde er als Heilmittel erwähnt. So spricht David in Psalm 51, Vers 9: „Entsündige mich mit Ysop, dann werde ich rein, wasche mich, dann werde ich weißer als Schnee!" In Europa soll Hildegard von Bingen das Kraut erstmals bekannt gemacht und es unter anderem bei Steinleiden und Husten verwendet haben. Die Heilwirkung des Ysop geriet jedoch im Laufe der Zeit beinahe in Vergessenheit, heute wird er hauptsächlich als Gewürz verwendet und geschätzt.

Wirkstoffe: Gerbstoffe, ätherisches Öl, Flavonoide, Bitterstoffe, Harz

Anbau: Der mehrjährige Halbstrauch gedeiht sowohl im Beet als auch im Blumentopf. Während er im Kräutergarten bis zu 70 cm hoch werden kann, bleibt der Ysop im Topf klein und zierlich. Er verträgt in seiner Nähe keine anderen Sträucher, sollte deshalb also möglichst am Rand eines Beetes stehen. Die Erde sollte locker und reich an Nährstoffen sein, für ein optimales Gedeihen benötigt Ysop viel Sonne.

Ernte und Aufbereitung: Die oberen jungen Pflanzenteile können von Mai bis September geerntet werden, insgesamt etwa zwei- bis dreimal pro Jahr. Dann sollten Sie im Schatten getrocknet und in geschlossenen Behältern aufbewahrt werden.

Verwendung in der Küche: Mit seinem aromatisch bitteren Geschmack paßt Ysop gut zu Fleischgerichten aller Art, am besten zu Kalbsbraten. Auch zu Bohnengerichten schmeckt das Kraut. Frisch gepflückte Ysop-Blätter können Sie zum Garnieren von Salaten, Quarkmischungen und belegten Broten verwenden.

Verwendung in der Heilkunde: Hildegard von Bingen soll Ysop bei Husten und Leberschmerzen empfohlen haben: „Aber auch wer hustet und an der Leber Schmerzen hat und wer dämpfig ist und an der Lunge leidet, von denen soll jeder Ysop entweder mit Fleisch oder mit Fett essen, und es wird ihm besser werden". Auch heute noch kann Ysop als Gurgelmittel bei Halsschmerzen eingesetzt werden. Ein Tee aus Ysop hilft bei Verdauungsstörungen und Erkrankungen der Atemwege.

Achtung: Das Kraut nicht anwenden, wenn Sie unter nervöser Reizbarkeit leiden.

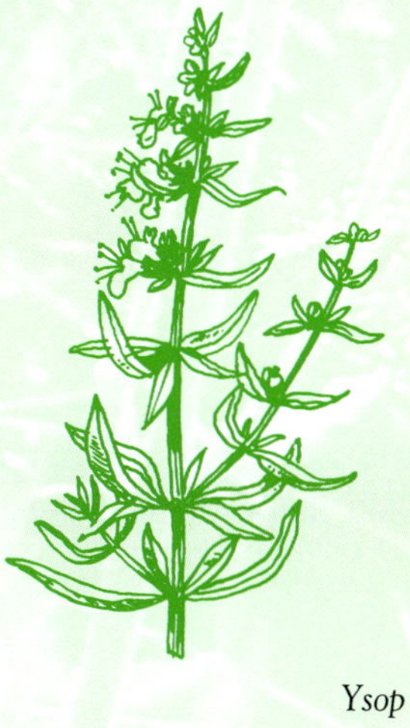

Ysop

Der eigene Kräutergarten

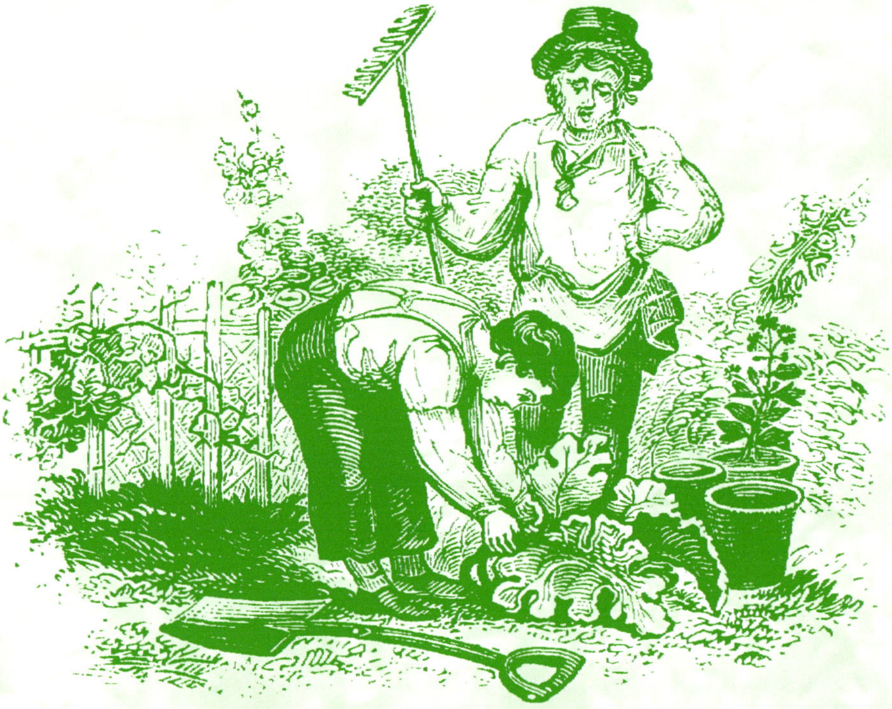

Ob im Garten hinter dem Haus oder im Blumenkasten auf dem Balkon – Gelegenheit, einen eigenen Kräutergarten anzulegen hat fast jeder von uns. Doch warum sich die Mühe machen, wenn jeder Supermarkt mittlerweile frisches „Grünzeug“ im Angebot hat?

Der große Vorteil eines eigenen Kräutergartens liegt auf der Hand: Sie haben die Kräuter, die sie benötigen, im Haus. Es kann Ihnen also nicht passieren, daß Sie mitten im Kochen feststellen: „Oh nein, jetzt habe ich das Basilikum vergessen!“ Sie müssen dann nur ein paar Schritte vor die Türe gehen und haben die passende Zutat zur Hand. Dazu kommt noch, daß Küchenkräuter am besten schmecken, wenn sie frisch auf den Tisch kommen und nicht schon seit Tagen im Regal des Supermarktes liegen, wo sie von jedermann angefaßt werden und häufig schon ganz zerfleddert sind. Haben Sie vielleicht ein seltenes Lieblingskraut, das oft nur schwer aufzutreiben ist? Sie können sich langwierige Streifzüge durch alle Reformhäuser der Stadt und gefährliche Expeditionen in die freie Wildbahn sparen, wenn Sie das Kraut selbst ziehen! Dabei gefährden Sie auch keine seltenen Pflanzen, denn Sie haben ja schließlich Ihren eigenen Vorrat mit genügend Nachschub. Gehören Sie zu den Menschen, die Angst vor möglicherweise in Nahrungsmittel enthaltenen Schadstoffen haben? Wenn Sie Ihre Kräuter selbst ziehen, wissen Sie genau, was in ihrem Boden steckt und können auf einen ökologischen Anbau achten. Und schließlich bringt das Werkeln im eigenen Kräutergarten noch einen großen Pluspunkt mit sich: Sie bewegen sich an der frischen Luft und entspannen so Leib und Seele vom Streß des Alltagslebens.

Welche Kräuter bauen Sie am besten an?

Natürlich sollten Sie in erster Linie diejenigen Kräuter anbauen, die Sie häufig verwenden, weil sie Ihnen gut schmecken oder weil Sie ein ganz bestimmtes Heilmittel benötigen. Neulinge auf dem Gebiet des Eigenanbaus versuchen sich am besten zunächst einmal an einfach zu ziehenden Pflanzen wie Thymian, Dill, Schnittlauch oder Bohnenkraut. Dabei gilt es zu beachten, daß auch Pflanzen Individualisten sein können, die einen ganz bestimmten Boden haben wollen oder sich mit bestimmten Nachbarn nicht vertragen. Solche Fälle sind zum Beispiel Kümmel und Koriander, die nebeneinander nicht gedeihen. Hinweise zu derartigen Unverträglichkeiten finden Sie in den einzelnen Pflanzenporträts. Schließlich gibt es auch Pflanzen, die man überhaupt nicht selbst anbauen kann. Dazu gehört zum Beispiel die „Arnica montana“, die im Gebirge beheimatet ist und deren Lebensbedingungen wir im Garten oder Blumentopf einfach nicht herstellen können. Mit einigen Ausnahmen können Sie jedoch die meisten Küchen- und Heilkräuter selbst ziehen – also dann mal los!

Der Anbau im Kräutergarten oder Haus

Um Kräuter selbst zu ziehen, brauchen Sie kein großes Grundstück – Platz für Basilikum oder Petersilie ist selbst in der kleinsten Wohnung. Allerdings gilt es, gewisse Grundregeln zu beachten, damit Sie beim Eigenanbau im wahrsten Sinne des Wortes auf einen grünen Zweig kommen!

Planung und Gestaltung eines Kräutergartens

Im Idealfall steht Ihnen im eigenen Garten oder Schrebergarten ein Platz für ein Kräuterbeet zur Verfügung. Auf diese Weise fügen sich Küchenkräuter ganz natürlich in das Ökosystem Garten ein und leisten so einen wertvollen Beitrag zur gegenseitigen Wechselwirkung zwischen Mensch und Natur. Bevor Sie jedoch gleich zu Spaten und Schubkarre greifen, sollten Sie sich einige Gedanken zu ihrem zukünftigen Kräutergarten machen. Die Arbeit beginnt ganz banal am Schreibtisch. Machen Sie sich einen Plan von Ihrer Gartenfläche und versuchen Sie, den idealen Standort für das Kräuterbeet herauszufinden. Nehmen Sie in diesen Plan alle natürlichen und baulichen Gegebenheiten auf, die für den Kräuteranbau eine Rolle spielen. Folgende Überlegungen sollten dabei eine Rolle spielen:

- In welcher Himmelsrichtung liegt mein Garten?
- Wie viel Licht bzw. Sonne fällt auf den geplanten Standort?
- Wie ist der Boden beschaffen?
- Welche anderen Pflanzen wachsen bereits im Garten?
- Ist der Ort windgeschützt?

Wer es mit der Tradition halten will, kann seinen Kräutergarten ganz nach dem Vorbild eines mittelalterlichen Klostergartens mit seinen geometrischen Mustern gestalten. Oder wie wäre es mit einem frei gestalteten Bauerngarten, in dem alles kreuz und quer durcheinander wächst? Ihrer Phantasie sind bei der Planung Ihres Kräutergartens (fast) keine Grenzen gesetzt. Bei geometrischen Gartenanlagen kann zum Beispiel eine Sonnenuhr oder Vogeltränke als Mittelpunkt dienen oder Sie können die Kräuter in ein altes in den Boden gesetztes Wagenrad setzen. Auch ein Schachbrettmuster, bei dem sich Kräuter mit Pflastersteinen abwechseln, ist bei Hobbygärtnern beliebt. Eines sollten Sie jedoch immer im Auge behalten: Obwohl Kräuter durchaus recht anpassungsfähig sind, gedeihen sie dennoch am besten, wenn sie sich rundherum wohl fühlen. Versuchen Sie deshalb, in Ihrem Garten die natürlichen Lebensbedingungen der Pflanzen aufzugreifen und berücksichtigen sie individuelle Vorlieben. Bringen Sie nicht alle gewünschten Kräuter unter einen Hut, so kann es sich lohnen, ein Hauptbeet und zwei kleine Nebenbeete anzulegen. Das Hauptbeet sollte dann nahe am Haus an einem sonnigen Platz liegen, mit einem humusreichen, gut wasserdurchlässigen Boden, in dem Sie die meisten Küchenkräuter problemlos anpflanzen können. Zusätzlich legen Sie ein Schatten- und ein Feuchtbeet an. Das Schattenbeet kann zum Beispiel unter Bäumen oder Sträuchern zu finden sein – Minze, Lungenkraut oder Waldmeister fühlen sich dort wohl. Für ein Feuchtbeet dichten Sie den Boden in etwa 50 cm Tiefe mit einer Plastikfolie ab (Abzugslöcher nicht vergessen). Dann können Sie dort Baldrian oder Mädesüß pflanzen. Im Steingarten oder in Hochbeeten kommen Kräuter ebenfalls gut zur Geltung. Für ein Hochbeet bauen Sie eine etwa 30 cm Einfassung aus Steinen, Ziegeln oder ähnlichem Material und schütten diese dann mit Erde auf. Ein mehrstufiger Kräutergarten hat noch dazu den Vorteil, daß Sie am Fuß der Einfassung Schattenkräuter anpflanzen können, denn die erhöht stehenden Pflanzen halten die Sonne vom Boden ab.

Für welche Form eines Beetes Sie sich auch immer entscheiden – eines sollten Sie in Ihrer Planungswut im Auge behalten: Die Kräuter sollten gut zugänglich sein, denn Sie wollen ja nicht beim Ernten des einen Krautes ein anderes dafür zertrampeln müssen. Beete, die nur von einer Seite zugänglich sind, sollten deshalb nicht breiter als 90 cm sein, Inselbeete, deren Kräuter von allen Seiten her erreichbar sind, können bis zu 150 cm messen.

Auf den Boden kommt es an

Für das Gedeihen der Kräuter sind vor allem die Licht- und Bodenverhältnisse in Ihrem Garten von Bedeutung. Die Lichtverhältnisse lassen sich ganz einfach bestimmen – Sie müssen einfach nur den Lauf der Sonne durch den Garten beobachten. Wie aber sieht es mit dem Boden aus? Zwei Fragen sind für den Kräuteranbau besonders wichtig:

- Wie locker ist der Boden?
- Wie viele Nährstoffe enthält er?

Um den Boden optimal nutzen zu können – das heißt um die richtigen Pflanzen für den Boden zu finden – müssen Sie erst einmal seine Beschaffenheit überprüfen. Gartenboden besteht nämlich aus einer Vielzahl von Partikeln, entscheidend für seine Qualität ist die Zusammensetzung und die Korngröße der Partikel. Diese lassen sich über einen einfachen Bodentest feststellen. Geben Sie dazu einige Eßlöffel der Gartenerde in ein leeres Marmeladenglas, füllen Sie das Glas mit Wasser auf und verschließen Sie es. Dann schütteln Sie das Glas und lassen es zwei Tage stehen. Wenn Sie nun das Glas betrachten, werden Sie feststellen, daß sich dort verschiedene Schichten abgelagert haben, die unterschiedlich dick sind. Was sagt uns dies?

- Sie haben einen Sandboden, wenn sich auf dem Grund des Glases eine dicke Schicht Sand – oft auch mit kleinen Steinen durchsetzt – befindet, darüber eine dünne Tonschicht. Dieser Boden ist von Natur aus sehr wasserdurchlässig und nährstoffarm. Gut eignet er sich für Kräuter aus dem Mittelmeerraum wie Lavendel, Thymian oder Oregano. Im allgemeinen sollte er jedoch mit humusbildendem Material, wie zum Beispiel Kompost, angereichert und regelmäßig gedüngt werden.

- Sie haben einen Lehmboden, wenn die Sand- und Tonschicht im Glas annähernd gleich dick sind. Er ist feucht, fruchtbar und luftdurchlässig und eignet sich deshalb sehr gut für den Anbau von Kräutern. Auf eine ausreichende Drainage sollten Sie jedoch achten, da sich die Nässe hier leicht staut.

- Sie haben einen Tonboden, wenn am Grund des Glases eine dünne Sandschicht zu finden ist, die von einer dicken Schicht aus Ton bedeckt ist. Wie beim Sandboden ist auch hier humusbildendes Material und Dünger vonnöten, zusätzlich sollten Sie noch Sand zugeben, um den Boden aufzulockern. Sonst besteht die Gefahr, daß sich die Nässe im Boden staut und Ihre Pflanzen ertrinken.

Achtung: Da die Bodenbeschaffenheit Ihres Gartens nicht überall gleich sein muß, sollten Sie die Bodenprobe unbedingt von der Stelle entnehmen, an der einmal Ihr Kräutergarten stehen soll!

Neben der Zusammensetzung des Bodens ist auch sein Säuregrad von Bedeutung. Diesen können Sie über den sogenannten pH-Wert feststellen, der sich mit Hilfe von Lakmuspapier (in Apotheken erhältlich) ermitteln läßt. Auf diese Weise können Sie drei Bodentypen unterscheiden:

- Saurer Boden: Der pH-Wert beträgt unter 7.
- Neutraler Boden: Der pH-Wert beträgt genau 7.
- Alkalischer Boden: Der pH-Wert beträgt über 7.

Optimal für den Kräuteranbau ist ein pH-Wert zwischen 6,5 und 7,5. Erhöhen können Sie diesen Wert, indem Sie dem Boden Kalk zugeben, verringern läßt er sich mit organischem Dünger.

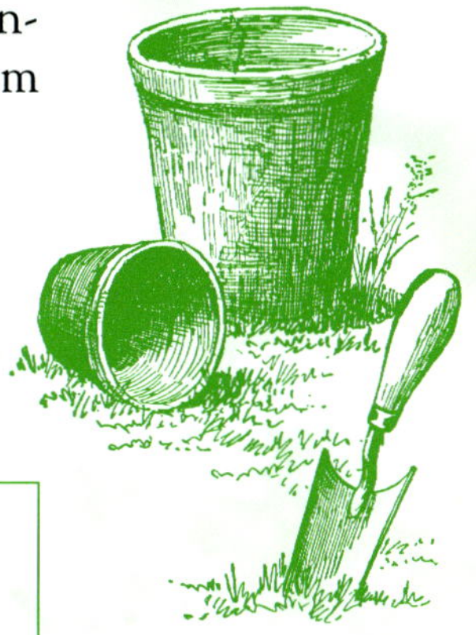

Welche Pflanzen eignen sich für welchen Boden?

Sandboden	*Lehmboden*	*Tonboden*
Arnika	Baldrian	Beinwell
Borretsch	Basilikum	Huflattich
Estragon	Dill	Klette
Fenchel	Frauenmantel	Scharbockskraut
Koriander	Kerbel	
Lavendel	Klette	
Nachtkerze	Koriander	
Oregano	Kümmel	
Tausendgüldenkraut	Liebstöckel	
Thymian	Lorbeer	
	Mädesüß	
	Melisse	
	Petersilie	
	Rosmarin	
	Salbei	
	Schnittlauch	
	Thymian	

Ideale Nahrungsgrundlage für Kräuter ist Kompost, den Sie als Fertigprodukt im Gartencenter bekommen oder selbst herstellen können. Legen Sie dazu einen Kompostsack oder einen Komposthaufen im Garten an, den Sie mit Küchenabfällen, verwelkten Blumen und ähnlichen organischen Materialien füllen. Der Haufen muß Kontakt mit dem Boden haben. Dazu müssen Sie Komposttstarter aus dem Gartencenter oder Kaninchenmist geben – das übrige erledigt die Natur. Nach etwa sechs bis neun Monaten ist Ihr Kompost brauchbar. Er ist im Garten von großer Bedeutung, da er den Boden nährt und seine Struktur und Wasserdurchlässigkeit verbessert.
Zu guter letzt ist die richtige Drainage für einen erfolgreichen Kräuteranbau unerläßlich. Der Boden muß so locker sein, daß sich die Nässe nicht staut, denn sonst können die Wurzeln der Kräuter keinen Sauerstoff bzw. Nährstoffe aus dem Boden mehr aufnehmen. Lockern Sie dazu den Boden auf und füllen Sie ihn mit einer Schicht aus Kies, zerschlagenen Ziegeln oder zerkleinerten Ästen auf, bevor Sie den Humus daraufgeben.

Kräuteranbau in Töpfen und Pflanzgefäßen

Wer keinen eigenen Garten oder Schrebergarten hat, in dem er ein Kräuterbeet anlegen kann, hat vielleicht einen Balkon oder eine Terrasse, auf denen er Pflanzen in Töpfen oder im Blumenkasten ziehen kann. Selbst auf einer Fensterbank in der Wohnung können Sie noch erfolgreich Kräuter ziehen. Generell können Sie fast alle Kräuter auch in Gefäßen ziehen, bedenken müssen Sie dabei allerdings, daß Kräuter in Töpfen kleiner werden als im Freiland, doch für den Hausgebrauch ist es allemal genug! Wuchernde Kräuter wie Liebstöckel, Sauerampfer oder Minze sollten Sie dabei jeweils in ein eigenes Gefäß setzen, gleiches gilt für Zwergsträucher wie Salbei, Lorbeer oder Rosmarin.

Auch beim Anbau auf Balkon und Terrasse gilt es zunächst einmal, die natürlichen Gegebenheiten zu beachten, in erster Linie die Licht- und Wärmeverhältnisse, denn Kräuter benötigen etwa fünf bis sechs Stunden Sonne pro Tag. Ideal ist deshalb eine Südlage, denn hier können Sie Kräuter sowohl in die Sonne als auch in den Halbschatten stellen. Ungünstig dagegen die Nordlage, denn die meisten Kräuter gedeihen hier nur schlecht. Auf einem Nordbalkon können Sie es allenfalls mit anspruchlosen Pflanzen wie Petersilie oder Schnittlauch versuchen. Bei West- und Ostlage können Sie tricksen: Kräuter, die viel Sonne und Wärme benötigen, stellen Sie am besten an eine Wand, die zumindest einige Stunden Wärme abbekommt. Diese wird dann gespeichert und noch einige Zeit lang an die Kräuter abgegeben. Wer im fünften Stock oder höher wohnt, ist häufig starkem Wind ausgesetzt – das mögen viele Kräuter nicht! Sorgen Sie deshalb für ausreichenden Windschutz. Als Gefäße eignen sich am besten große urnenförmige Blumentöpfe aus Ton oder Terracotta. Da viele Pflanzen lange Pfahlwurzeln haben, sollten die Töpfe ausreichend tief sein. Generell gilt: Je größer desto besser. Achten Sie beim Kräuteranbau auf dem Balkon auf das Gewicht der Töpfe! Ein Tontopf voll mit Erde und Wasser kann ungeahnt schwer werden – wenn Sie mehrere davon auf Ihrem Balkon stehen haben, sollten Sie unbedingt seine Statik überprüfen. Ebenfalls gut geeignet sind Kräuterkästen aus Holz oder Plastik, die es in verschiedenen Größen im Handel gibt. Selbst bauen können Sie diese natürlich auch. Wer wenig Platz hat, kann Töpfe und Kästen in Etagen oder Regale stellen oder auf der Terrasse eine Kräutertreppe anlegen. Weitere Alternativen sind Hängeampeln, alte Schubkarren oder Wandgewächshäuser. Beim Anbau in Blumenkästen auf dem Balkon sollten Sie diese gut befestigen – die oftmals erschlagende Wirkung des Basilikums soll sich doch lieber auf seinen Geschmack beschränken!

Wer Kräuter in der Wohnung auf der Fensterbank anbaut, sollte sich bewußt sein, daß sie dort nicht so gut gedeihen wie im Freien. Da die direkte Sonnenbestrahlung fehlt, kann sich das Aroma der Pflanzen nicht so gut entfalten. Gut für einen Anbau drinnen eignen sich vor allem einjährige Pflanzen wie Basilikum, Kresse, Petersilie, Pimpinelle oder Schnittlauch. Am besten stellen sie die Kräuter an ein Ost- oder Westfenster – bei einem Südfenster wird es im Sommer leicht zu heiß. Temperaturschwankungen vertragen Kräuter nicht. Überhaupt müssen Sie hier öfter gießen als im Freien. Setzen Sie die Pflanzen in Blumentöpfe aus Ton, doch achten Sie darauf, daß sich keine Staunässe bildet. Hübsch sieht ein Fensterregal aus, bei dem Bretter am Rahmen befestigt werden. Allerdings können Sie das Fenster dann nicht mehr öffnen.

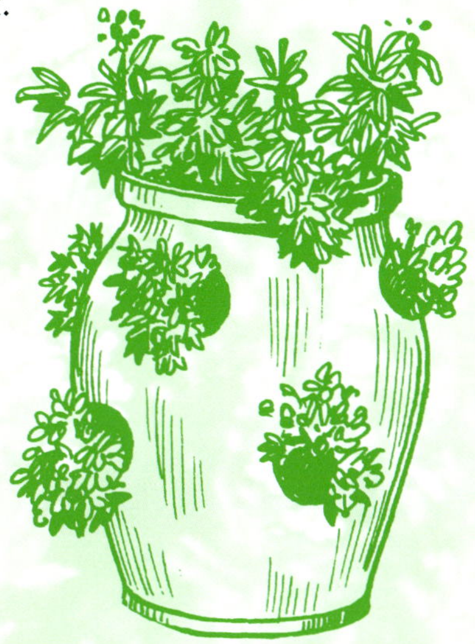

Auf den Boden kommt es an

Auch beim Kräuteranbau in Pflanzengefäßen spielt der richtige Boden die Hauptrolle. Im Gegensatz zum Anbau im Freiland müssen Sie hier mehr nachhelfen, denn die Nährstoffe erneuern sich nicht von selbst. Statt dessen benötigen Ihre Pflanzen jedes Jahr ein neues Substrat. Ideal ist hier humose Gartenerde, die Sie mit Sand oder Torf und Kompost lockern müssen. Auch lehmige Gartenerde ist geeignet, wenn sie ebenfalls mit Sand oder Torf und Kompost aufbereitet wird. Wenn Sie niemanden haben, der Sie mit Erde versorgt, können Sie ins Gartencenter marschieren und sich Erde kaufen. Am besten ist hier das sogenannte Torfkultursubstrat, das aus Lehmerde und Torf sowie einer kleinen Menge Dünger besteht. Blumenerde sollten Sie allerdings nicht verwenden.

Unerläßlich für das Gedeihen der Kräuter in Töpfen ist die richtige Drainage. Am Boden der Gefäße sollten sich unbedingt mehrere Abzugslöcher befinden. Geben Sie als erstes eine Schicht Kies, Scherben oder zerschlagenen Ziegel in das Gefäß, dann umgedrehte Grassoden und dann erst die Gartenerde. Im kleinen Blumentopf legen Sie eine Tonscherbe auf das Abzugsloch und geben dann eine 2 cm dicke Kiesschicht darauf.

Gut gesät ist halb geerntet: Alles über Aussaat und Kräuterzucht

Den geeigneten Standort und den passenden Boden für Ihre Kräuterzucht haben Sie nun. Jetzt kann es also losgehen – Sie können Ihre eigenen Kräuter ziehen. Ihren „grünen Daumen" können Sie am besten herausfordern, wenn Sie die Kräuter aus Samen ziehen. Wer es dagegen eilig hat und schnell die Früchte seiner Mühen ernten möchte, ist mit einer Zucht aus Jungpflanzen – sogenannten Setzlingen – besser bedient. In beiden Fällen gilt es einige Punkte zu beachten, wenn ihre Kräuterzucht gedeihen soll.

Zucht aus Samen

Die Samen für die meisten Kräuter erhalten Sie im Gartencenter oder in speziellen Sämereien, Sie kommen dabei wesentlich billiger weg, als wenn

Sie Jungpflanzen erwerben. Sie können sich aber natürlich auch selbst auf die Suche nach geeignetem Saatgut machen, allerdings sollten Sie dann nur frische Samen in die Erde setzen, die aus der letzten Ernte stammen.

Auch wenn Sie Ihre Kräuter im Freiland ziehen wollen, ist es ratsam, die Aussaat in speziellen Anzuchtschalen oder Zimmergewächshäusern im Haus durchzuführen, denn hier ist für eine gleichbleibende Temperatur gesorgt und die Keime sind weitgehend vor Wind und Wetter geschützt. Für die Anzucht sollte die Erde so mager wie möglich sein, ein spezielles Anzuchtsubstrat ist im Handel erhältlich. Füllen Sie dieses Substrat etwa zwei Finger hoch in die Anzuchtschale und säen Sie dann die Samen sehr sparsam aus. Ausnahmen bilden hier Kräuter wie Kerbel, Kresse oder Schnittlauch, die von Natur aus sehr dicht wachsen.

Entscheidend für den Erfolg Ihrer Aussaat sind vor allem vier Faktoren:

- Licht: Ob Ihre Pflanze ein Licht- oder ein Dunkelkeimer ist, verrät Ihnen die Aufschrift auf der Verpackung. Bei den Lichtkeimern bedecken Sie die Samen nicht mit Erde, die Samen von Dunkelkeimern drücken Sie dagegen in den Boden hinein. Als Faustregel gilt: Die Erdschicht über dem Samen sollte etwa dreimal so dick sein wie der Durchmesser des Samens.
- Feuchtigkeit: Die Oberfläche der Saatschale darf nicht austrocknen. Decken Sie sie deshalb mit einer Plastikfolie oder mit Glas ab, bis die Samen keimen.
- Luft: Der Boden in der Saatschale muß gut durchlüftet sein. Am besten eignet sich hier ein spezielles Anzuchtsubstrat oder eine Mischung aus Reifekompost und Torf. Achten Sie darauf, daß sich in der Schale keine Staunässe bildet!
- Temperatur: Für die meisten Kräuter reicht eine Temperatur von wenigen Grad über dem Gefrierpunkt, Frost vertragen die Samen in der Regel nicht. Kräuter aus dem Mittelmeerraum benötigen dagegen höhere Temperaturen: Rosmarin zum Beispiel keimt erst bei einer Temperatur von 15–21° C.

Nun müssen Sie die Samen nur noch schön feucht halten – am besten mit einer Sprühflasche – und schon bald werden sie zu keimen beginnen. Bei einigen Pflanzen, wie zum Beispiel bei der Kresse, geht dies sehr schnell, andere, zum Beispiel der Rosmarin, brauchen etwas länger.

Keimdauer von Kräutern

	Zimmer	*Freiland*
Basilikum	4 Tage	7 Tage
Borretsch	4	14
Estragon	3	8
Kerbel	7	14
Kresse	2	4
Liebstöckel	11	21
Majoran	3	7
Melisse	7	28
Oregano	10	28
Petersilie	9	28
Pimpinelle	4	14
Rosmarin	14	28
Salbei	5	12
Schnittlauch	5	14
Thymian	5	10

Wenn die Keimlinge aus dem Boden sprießen, müssen Sie sie ausdünnen, damit sich die Pflänzchen nicht gegenseitig ersticken. Ziehen Sie dabei so viele Keimlinge heraus, daß jedes Pflänzchen einzeln steht. Auch die Abdeckung der Anzuchtschale können Sie nun abnehmen und die Schale an einen hellen Ort stellen. Vermeiden Sie jedoch direkte Sonnenbestrahlung.

Wenn Ihr Kräuternachwuchs etwa 5 cm mißt, geht es ans Pikieren, das heißt, die Pflänzchen werden von der Anzuchtschale in kleine Blumentöpfe mit magerer Erde umgesetzt. Heben Sie die Pflänzchen mit einem Pikierstab (im Fachhandel erhältlich) heraus und setzen Sie sie in einen größeren Topf mit komposthaltiger Erde.

Wenn die Zeit der Nachtfröste vorbei ist und die Wurzeln der pikierten Pflanzen durch den Topfboden dringen, können Sie die Jungpflanzen ins Freie setzen. Gewöhnen Sie den Nachwuchs jedoch behutsam an die neuen Lebensbedingungen, zum Beispiel, indem Sie ihn erst einmal im Topf an

einen geschützten Platz auf der Terrasse stellen. Nach einigen Tagen nehmen Sie die Jungpflanzen dann aus ihren Töpfen und setzen sie mitsamt der Erde ins Kräuterbeet. Dann müssen die Pflanzen noch gut angegossen werden und sie werden bald blühen und gedeihen.
Natürlich können Sie Kräuter auch gleich im Freiland aussäen. Entfernen Sie vorher alles Unkraut von der Saatstelle und lockern Sie den Boden auf. Einjährige und ausdauernde Pflanzen säen Sie ab Mitte Mai aus, wenn es keinen Nachtfrost mehr gibt. Wenn Sie bereits früher mit der Aussaat beginnen wollen, sollten Sie Ihr Beet mit einer Folie bedecken, um es vor Frost zu schützen. Zwei- und mehrjährige Pflanzen werden dagegen im Spätsommer gesät. Markieren Sie die Saatstelle und verzeichnen Sie, welche Kräuter Sie wann gesät haben, damit Sie sich später in Ihrem Beet wieder zurecht finden. Auch im Freiland müssen Sie die Samen immer schön feucht halten und die Keimlinge ausdünnen. Lassen Sie immer die kräftigsten Pflanzen stehen!

Zucht aus Setzlingen

Eine Zucht aus Setzlingen lohnt sich vor allem bei mehrjährigen Pflanzen. Die Setzlinge erhalten Sie im Gartencenter oder auf dem Wochenmarkt. Kaufen Sie eine mittelgroße Pflanze mit Wurzelballen, damit sie sich im Boden auch gut festhalten kann. Bevor Sie den Setzling in den Garten pflanzen, sollten Sie ihn erst einmal abhärten, zum Beispiel an einem geschützten Platz auf der Terrasse. Dann topfen Sie ihn mitsamt der Erde ins Beet um und gießen ihn in den ersten drei Wochen gründlich. Dann werden Sie bald reichlich für Ihre Mühen belohnt werden.

Selbstaussaat

Die Selbstaussaat bereitet vor allem dem faulen Gärtner Vergnügen, denn er muß sich um gar nichts kümmern. Pflanzen wie Frauenmantel, Herzgespann oder die Ringelblume müssen Sie nicht vermehren, ganz im Gegenteil: Wenn Sie sie nicht zurückschneiden, wuchern sie geradezu. Auch Blumen wie Löwenzahn oder Gänseblümchen und „Unkräuter" wie die Brennessel lassen sich meist ganz von selbst in unseren Gärten nieder. Bei den Verbreitungsmöglichkeiten hat die Flora ihre ganze Phantasie spielen lassen. Während sich der Löwenzahn bzw. die Pusteblume ganz einfach durch den Wind verstreut, sitzen bei manchen Pflanzen, wie z.B. bei der Wicke, die Samen in einer Art Schleudersitz und werden so in die Welt hinaus-katapultiert. Wieder andere verbreiten sich über den Kot von Tieren, so etwa die Hagebutte oder die Brombeere, oder heften sich Tieren ans Fell wie die Klette. Einen entscheidenden Vorteil haben diese wild wachsenden Pflanzen auf jeden Fall: Sie sind kräftiger und gesünder als gezogene – auch wenn Sie oft nicht genau da wachsen, wo man sie haben will!

Kräuter erfolgreich vermehren

Wer seinen Bestand an Kräutern vermehren will, hat wie bei der Anzucht mehrere Möglichkeiten: Vermehrung durch Samen, Stecklinge, Absenker, Wurzelteilung oder Wurzelausläufer. Generell gilt: Jungpflanzen sollten nie in der prallen Sonne stehen!

Vermehrung durch Samen

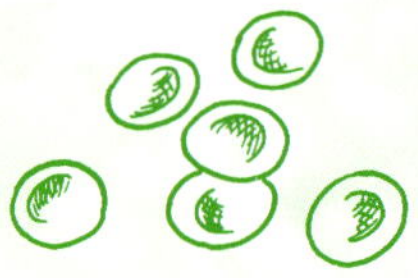

Die Vermehrung durch Samen läuft genauso ab wie die Aussaat mit Samen, nur daß Sie die Samen nicht im Gartencenter kaufen, sondern von Ihren eigenen Pflanzen ernten. Sie können die Samen entweder frisch in die Erde geben oder trocknen. Schneiden Sie dazu die Stengel mit den Samen ab, kurz bevor diese reif sind und hängen Sie sie kopfüber zum Trocknen auf. Die Samen fallen dann ab und Sie können Sie mit einem Tuch auffangen. Anschließend lassen Sie sie im Backofen bei etwa 50 Grad trocknen.

Vermehrung durch Stecklinge

Mehrjährige strauchartige Kräuter wie Ysop, Rosmarin, Thymian oder Lorbeer lassen sich gut über Stecklinge vermehren. Schneiden Sie im Spätfrühling oder Frühsommer etwa 10 cm lange Triebe unterhalb einer Verzweigung von der Pflanze ab. Diese stecken Sie etwa 2,5 cm tief in einen Topf mit nährstoffarmer und gut luft- und wasserdurchlässiger Erde und drücken sie gut an. Besprühen Sie die Stecklinge mit Wasser und stülpen Sie dann eine lichtdurchlässige Plastiktüte über den Topf. Die kleinen Pflanzen müssen Sie immer feucht halten. Sobald sie Wurzeln entwickelt haben, können Sie die Stecklinge umtopfen. Im Frühling werden sie dann nach draußen gesetzt.

Vermehrung durch Absenker

Auf diese Weise können Sie zum Beispiel Salbei vermehren. Drücken Sie einfach einen langen Trieb bis auf den Boden herunter und schneiden ihn mehrmals ein. Diese eingeschnittenen Stellen befestigen Sie dann mit Draht am Boden und bedecken Sie mit Erde. Wenn der Absenker Wurzeln gebildet hat, schneiden Sie ihn von der Mutterpflanze ab und pflanzen ihn um.

Vermehrung durch Wurzelteilung

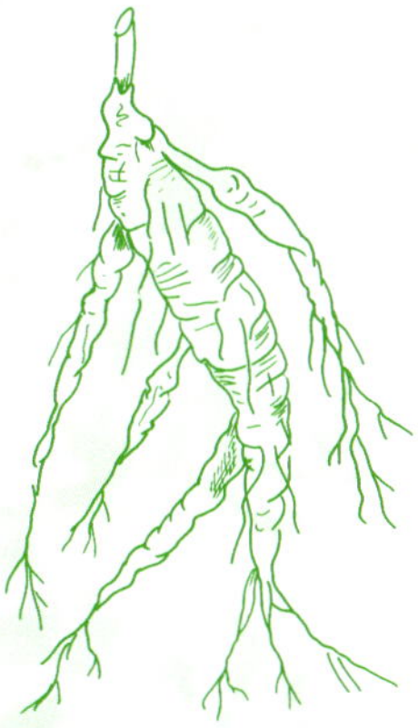

Diese Art der Pflanzenvermehrung können Sie ab dem zweiten Lebensjahr der Pflanze im Herbst oder im Frühjahr durchführen. Nehmen Sie dazu den Wurzelstock aus der Erde und teilen Sie ihn in drei bis vier Teile. Als Hebel kann Ihnen dabei eine Gabel dienen. Die Wurzelteile setzen Sie dann wieder in die Erde. Auf diese Weise lassen sich mehrjährige Pflanzen wie Beinwell, Baldrian, Oregano, Liebstöckel oder Schnittlauch vermehren.

Vermehrung durch Wurzelausläufer

Kräuter wie Estragon oder Pfefferminze vermehren sich über Wurzelausläufer. Schneiden Sie die neuen Pflanzen mitsamt dem Wurzelstrang ab und setzen Sie sie an ihren neuen Platz.

Die richtige Kräuterpflege

Damit Ihre Kräuter wachsen und gedeihen, wollen sie – wie andere Lebewesen auch – liebevoll gepflegt werden. Regelmäßiges Gießen gehört dazu, ebenso wie das Zurückschneiden im Winter oder der Kampf gegen lästige Schädlinge.

Gießen

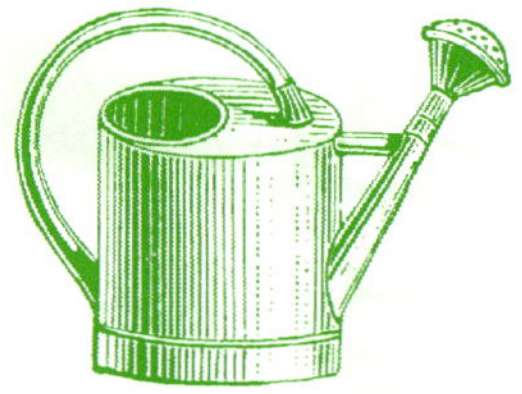

Das richtige Maß an Feuchtigkeit ist ausschlaggebend für den Erfolg Ihrer Kräuterzucht. Gehen Sie zu sparsam mit dem kühlen Naß um, so vertrocknet die Erde und die Pflanze kann ihr keine Nährstoffe mehr entziehen. Zu feuchte Erde verhindert die Nahrungsaufnahme ebenfalls – in beiden Fällen geht Ihre Pflanze ein. Bei Zimmerpflanzen müssen Sie besonders vorsichtig sein: Das Substrat darf nie austrocknen. Zeit zu gießen ist, wenn der oberste Zentimeter Erde ausgetrocknet ist. Topfpflanzen auf dem Balkon oder auf der Terrasse dürfen Sie dagegen nicht zu üppig gießen, lediglich mehrjährige verholzte Kräuter dürfen Sie nie austrocknen lassen. Gießen Sie dann, wenn die oberen 2,5 cm Erde ausgetrocknet sind. Kräuter im Freiland brauchen nur bei länger anhaltender Trockenheit Nachhilfe durch die Gießkanne.

Die meisten Pflanzen vertrocknen übrigens nicht im Sommer, sondern im Winter, da man sie dann leicht aus den Augen verliert. Vergessen Sie also nicht, Ihren Kräutern auch in der kalten Jahreszeit ausreichend Nässe zukommen zu lassen, gießen sollten Sie allerdings nur an frostfreien Tagen.

Schädlingsbekämpfung

Bei Kräutern, die Sie in der Küche oder zur Heilung verwenden wollen, sollten Sie niemals giftige Insektizide anwenden. Im schlimmsten Fall bleibt Ihnen nichts anderes übrig als die Pflanze wegzuwerfen. Wie so oft ist auch hier Vorbeugung die beste Medizin: Setzen Sie die Kräuter nicht zu dicht nebeneinander und achten Sie darauf, daß Ihre Pflanzen immer schön kräftig und gesund sind. Schwarze Blattläuse und Ameisen können Sie mit Kapuzinerkresse von ihren wertvolleren Pflanzen ablenken, Minze

schreckt Fliegen ab. Besonders unbeliebt bei Gärtnern sind Schnecken, die sich vor allem über Jungpflanzen hermachen. Decken Sie die Beete deshalb nach der Aussaat mit Gerstenkleie ab – das hält die Vielfraße ab. Besonders beliebt bei Schnecken ist Thymian, mit ihm können Sie die Tiere von Ihren übrigen Pflanzen ablenken – vorausgesetzt Sie selbst wollen auf den Thymian verzichten!
Haben sich die schädlichen Schmarotzer aber trotz aller Vorsicht in Ihrem Kräutergarten eingenistet, so müssen Sie ihnen den Kampf ansagen. Oft reicht es schon, die befallenen Triebe abzuschneiden oder die Schädlinge abzustreifen oder wegzuspülen. Können Sie sich der Tierchen auf natürliche Weise nicht mehr erwehren, so benutzen Sie ungiftige Insektizide wie zum Beispiel Pyrethrum oder Derrispulver. Achten Sie dabei unbedingt auf die auf der Packung angegebene Wartezeit, bevor Sie die Pflanzen in der Küche oder Heilkunde verwenden!

Düngen

Pflanzen im Freiland brauchen in der Regel kaum Dünger und auch bei Topfpflanzen sollten Sie mit Dünger sparsam umgehen und insbesondere Küchenkräuter nur mit organischem Material düngen. Eine Ausnahme bildet hier der Lorbeer: Er benötigt einmal im Monat etwa 5 g Mineraldünger. Organische Dünger sind im Fachhandel erhältlich, auf tierischen Mist sollten Sie allerdings verzichten!

Zurückschneiden

Einige Kräuter müssen im frühen Herbst zurückgeschnitten werden, da sie sonst verkahlen und im nächsten Frühjahr keine Triebe mehr ausbilden können. Bringen Sie diese Pflanzen in eine gedrungene, buschige Form. Bestimmte Kräuter wie Oregano, Estragon, Liebstöckel oder Pfefferminze müssen Sie sogar bis auf den Boden zurückschneiden.

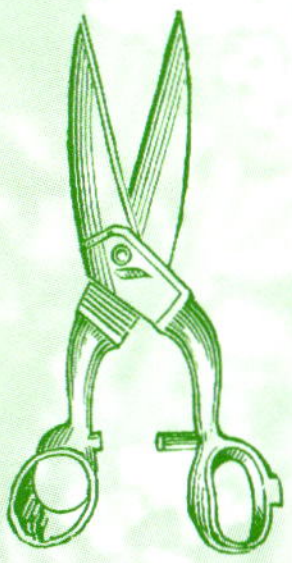

Überwintern

Im Winter sollten Sie Ihren Kräutern eine Ruhezeit gönnen, ernten Sie also eine Zeitlang nichts. Kräuter des Mittelmeerraumes sollten Sie den Winter über ins Haus holen. Stellen Sie sie an einen hellen und kühlen Platz und gießen Sie die Pflanzen nur sparsam. Etwa ab Ende März können Sie sie dann wieder ins Freie bringen. Einige Pflanzen wie Oregano, Estragon, Melisse oder Pfefferminze können auch im Winter draußen bleiben. Zum Schutz können Sie die Beete mit Laub abdecken, Töpfe sollten Sie an einen geschützten Platz stellen. Vergessen Sie das Gießen nicht!

Tips und Tricks für ein besseres Gedeihen

Wenn Ihre Kräuter schwächeln, ist dies noch lange kein Grund zur Verzweiflung. Oft genügt ein kleiner Kniff, um den Pflanzen wieder auf die Beine zu helfen:

- Licht: Stellen Sie Ihre Pflanze weiter nach oben oder vor ein weiß lackiertes Brett. So bekommt sie mehr Licht.
- Wärme: Ist es Ihrer Pflanze zu kalt, so stellen Sie sie vor eine weiße Wand oder auf dunkle Fliesen. Auch mit einer Glasabdeckung können Sie für mehr Wärme sorgen.
- Stütze: Mit Bambusstangen, die Sie mit einer Schnur umwickeln, können Sie Ihren Kräutern zusätzlichen Halt geben.
- Schatten: Schatten können Sie Ihren Kräutern mit einem Brett oder einem Sonnenschirm verschaffen.
- Windschutz: Als Windschutz eignet sich eine mit Pflanzen berankte Pergola oder eine Glasscheibe.
- Die lieben Nachbarn: Manche Pflanzen vertragen sich einfach nicht, andere tun ihren Nachbarn dagegen Gutes. Kapuzinerkresse und Brennesseln schrecken Insekten ab, Rosmarin und Salbei fördern sich gegenseitig und auch die Kamille ist ein beliebter Nachbar. Unbeliebt sind dagegen Löwenzahn oder Fenchel.

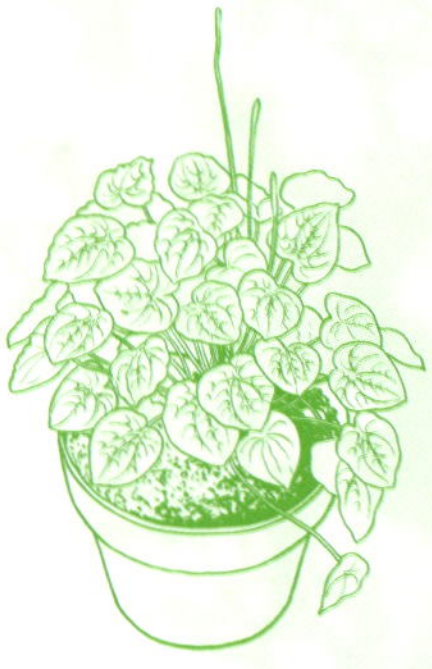

Kräuter ernten und konservieren

Nachdem Sie nun so viel Zeit mit dem Anbau und der Pflege Ihrer Kräuter verbracht haben, werden Sie sicherlich auch einmal die Früchte Ihrer Mühen genießen wollen. So schön Kräuter auch anzuschauen sind – schmecken tun sie mindestens genauso gut!

Kräuter ernten

Zwei Grundregeln gelten für die Kräuterernte:

- Gehen Sie behutsam vor und reißen Sie nicht brutal an der Pflanze herum. Verwenden Sie eine Schere oder ein scharfes Messer und schneiden Sie nur die obersten Triebspitzen ab!
- Schneiden Sie nie alle Triebe ab, denn schließlich wollen Sie später auch noch etwas von der Pflanze haben.

Wer Kräuter in der Küche oder für Heilzwecke verwenden will, muß sie während ihrer Wachstumsphase ernten, denn dann sind die ätherischen Öle am konzentriertesten. Wenn Sie sie trocknen wollen, so pflücken Sie die Blätter in den Morgenstunden, ansonsten spielt die Tageszeit keine Rolle. Blüten sollten vor dem Aufblühen am Morgen geerntet werden. Wurzeln sammeln Sie im Herbst am Ende der Wachstumsperiode, am besten am Spätnachmittag oder am frühen Abend. Achten Sie darauf, daß Sie die Wurzeln nicht beschädigen, denn sonst wird die ganze Pflanze zerstört. Die Samen schließlich ernten Sie, sobald sie reif sind. Je nach Pflanzenart erfordert dies einiges an Geschick. Bei manchen Kräutern fallen die Samen von selbst heraus und müssen nur noch aufgefangen werden, bei anderen dagegen müssen Sie sie herausschütteln. Generell sollten Sie Kräuter nur bei trockenem Wetter ernten. Transportieren Sie sie in einem Korb oder einem Leinenbeutel, so bekommen die Pflanzen genügend Luft. Eine Plastiktüte ist zum Sammeln eher ungeeignet.

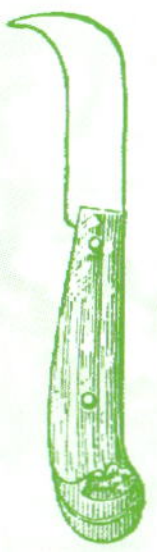

Tips für Kräutersammler

Wenn Sie Kräuter in freier Natur sammeln, sollten Sie dabei einige Grundregeln beachten, damit Sie nicht zum Umweltsünder werden oder sich sogar selbst in Gefahr bringen:

- Ernten Sie nur Pflanzen, die Sie zweifelsfrei erkennen. Einige Kräuter haben giftige „Doppelgänger"!
- Ernten Sie nur Pflanzen, die nicht unter Naturschutz stehen, denn sonst machen Sie sich strafbar!
- Ernten Sie in freier Wildbahn niemals die Wurzel der Pflanze, Sie gefährden sonst deren Bestand!
- Achten Sie auf die Umgebung Ihres Sammelgebietes! Können Sie sicher sein, daß diese frei von Umweltbelastungen ist? Überdüngte Flächen, Straßenränder und Bahndämme sind keine geeigneten Sammelgebiete, auch wenn die Pflanzen hier oft in großen Mengen zu finden sind.

Kräuter konservieren und aufbewahren

Wer die Kräuter nicht frisch verwenden will, muß sie aufbereiten und konservieren. Hier gibt es eine Reihe von Möglichkeiten, sie haltbar zu machen. Achten Sie zunächst darauf, daß die Pflanzen unbeschädigt sind, waschen Sie sie unzerkleinert und schütteln Sie sie gut aus, um alle Insekten loszuwerden. Dann tupfen Sie die Kräuter zwischen Tüchern trocken oder trocknen sie in einer Salatschleuder.

Trocknen: Die beliebteste Konservierungsmethode ist das Trocknen. In vielen Gerichten schmecken Kräuter auch getrocknet gut, und in der Heilkunde kommen sie hauptsächlich in diesem Zustand zum Einsatz. Am unkompliziertesten ist es, die Kräuter ganz einfach an der Luft trocknen zu lassen. Binden Sie sie dazu zu einem Strauß zusammen und hängen Sie sie im Schatten auf. Sie sollten dabei immer genügend Luft und Wärme bekommen. Von Wurzeln entfernen Sie alle Erdreste und zerteilen sie in ca. 3 cm große Stücke. Ideale Orte zum Trocknen sind Speicher, Schuppen oder Trockengestelle, bei einer Temperatur zwischen 30 und 35 Grad. Auch im Backofen können Sie Kräuter bei 50 Grad dörren. Die Blätter sollten dabei immer grün bleiben und in etwa so spröde werden, daß sie zwischen den Fingern zerbröseln. Auch die Stengel sollten sich nicht mehr biegen lassen, sondern zerbrechen. Blütenblätter sind dann richtig getrocknet, wenn Sie rascheln, allerdings dürfen sie nicht zerbröseln. Rinde und Wurzeln müssen beim Brechen knacken. Die getrockneten Kräuter zerkleinern Sie, indem Sie die Blätter von den Stengeln streifen und mit einem Nudelholz vorsichtig zerdrücken. Dann füllen Sie sie in Gläser, ideal sind luftdichte, dunkle Gläser mit Schraubverschluß. Diese etikettieren Sie (Datum nicht vergessen!) und bewahren Sie an einem kühlen Ort auf. Getrocknete Samen sollten Sie in Gläsern in den Kühlschrank stellen.

Einfrieren: Einige Kräuter können Sie einfrieren. Streifen Sie die Blätter von den Stengeln und teilen Sie sie in kleine Portionen auf. Dann können Sie die Blätter zerkleinern und in Gefrierbeutel oder mit Wasser in Eiswürfelformen geben. Gut zum Einfrieren geeignet sind Basilikum, Fenchel, Salbei, Dill, Petersilie und Estragon.

Einlegen: Gut schmecken Kräuter auch in Essig oder Öl eingelegt, denn die Flüssigkeiten nehmen dann ihren Geschmack an. Waschen Sie die Kräuter und geben Sie sie dann in die Flasche. Essig stellen Sie zwei Wochen an ein sonniges Fenster und nehmen dann die Kräuter wieder heraus – so entsteht Kräuteressig. Bei Öl zerkleinern Sie die Kräuter und geben Sie in eine dunkle Flasche, vier Wochen warmstellen.

Einsalzen: Gut zum Einsalzen eignen sich Liebstöckel oder Petersilie. Waschen und zerkleinern Sie die Kräuter. Dann schichten Sie Kräuter und Salz im Verhältnis 1:5 in ein dunkles Glas und stampfen das Ganze fest. Bewahren Sie das Kräutersalz im Kühlschrank auf.

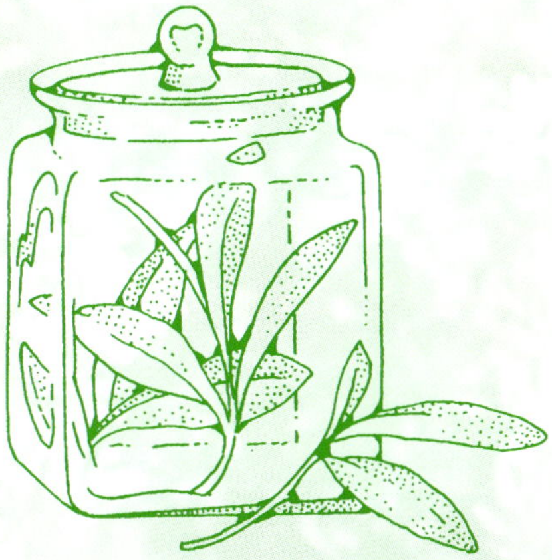

Heilen mit Kräutern

In jüngster Zeit entdecken immer mehr Menschen die Heilkräfte der Natur von Neuem, und dabei dürfen auch Kräuteranwendungen nicht fehlen. Eine Behandlung mit Kräutern kann eine medizinische Behandlung hervorragend ergänzen, denn die Heilpflanzen aktivieren unsere Selbstheilungskräfte und lassen uns sozusagen von selbst gesund werden. Weltweit sind heute mehr als 10 000 Heilpflanzen bekannt, darunter auch mehr und mehr exotische. So machte zum Beispiel in den letzten Jahren die Zaubernuß Hamamelis von sich reden, die hauptsächlich in Nordamerika und Mexiko beheimatet ist und gegen eine Vielzahl von Beschwerden eingesetzt werden kann.

Die klösterliche Heiltradition

Fast ebenso alt wie die Beschäftigung mit der Heilkunst an sich ist die Verbindung zwischen Religion und Heilkunde. Im Fall des Christentums beginnt dies mit der Beschreibung von Krankheiten und Heilmethoden im Alten und Neuen Testament und zeigt sich auch heute noch in der Beliebtheit von Klosterprodukten wie dem allseits bekannten „Melissengeist".

Heilmethoden und Heilpflanzen in der Bibel

Schon im Buch Exodus wird die Verbindung zwischen Religion und Heilkunst hergestellt, als Gott spricht: „Ich bin der Herr, dein Arzt" (15,26). Das biblische Krankheitsbild wird dabei generell von der Vorstellung geprägt, sowohl Krankheit als auch Heilung seien Werke Gottes. Besonders im Alten Testament wird Krankheit oftmals als Strafe für Ungehorsam gegenüber Gott gesehen: „Der Herr heftet die Pest an dich, bis er dich ausgemerzt hat aus dem Land, in das du hineinziehst, um es in Besitz zu nehmen. Der Herr schlägt dich mit Schwindsucht, Fieber und Brand, mit Glut und Trockenheit, Versengung und Vergilbung. Sie verfolgen dich, bis du ausgetilgt bist", heißt es in Deuteronomium 28,21–22. Auch der bekannte biblische Aussatz gilt häufig als Strafe des Herrn. Was denn nun genau mit dem Begriff „Aussatz“ gemeint war, gab immer wieder Anlaß zu Diskussionen: Lepra, Syphilis oder Krätze waren häufige Interpretationen, am wahrscheinlichsten handelt es sich dabei jedoch um Psoriasis (Schuppenflechte). Neben dem Aussatz sind noch eine Reihe von Krankheiten in der Bibel erwähnt: Durchfall, Lähmungen, Taubheit und Stummheit, Blindheit, Schlangenbisse und Epilepsie sind nur einige Beispiele für körperliche Beeinträchtigungen, mit denen die Menschen schon im biblischen Zeitalter zu kämpfen hatten. So wie sich ein Sünder den Zorn Gottes und damit häufig eine schwere Krankheit zuzog, so konnte auch nur der Herr den Betroffenen von seinen Qualen erlösen und heilen. Doch natürlich versuchten auch die Menschen, Schmerzen und Symptome zu lindern. So heißt es in den Gesetzen des Mose: „und er muß für die Heilung aufkommen“ (Exodus 21,19) – ein Zeichen, daß es auch zu alttestamentarischen Zeiten bereits Ärzte gab, die für ihre Heilkunst bezahlt werden wollten. Diesen standen auch damals schon eine Reihe von Instrumenten zur Verfügung, die bei der Behandlung von Kranken halfen: Dazu zählten Messer in verschiedenen Größen, Schröpfköpfe, kleine Bohrer und ein Nagel für den Aderlaß. Betäubungsmittel gab es ebenfalls schon: So wurde den Patienten ein Trunk aus Weihrauch und Wein verabreicht, um die Schmerzen zu lindern. Übrigens hätte sich auch Jesus vor der Kreuzigung betäuben lassen können: „Dort reichten sie ihm Wein, der mit Myrrhe gewürzt war; er aber nahm ihn nicht“, heißt es in Markus 15,23.

Als Arzneimittel kannten die biblischen Ärzte überwiegend pflanzliche Produkte. So prophezeit Ezechiel über die Bäume an den Flußufern des heiligen Landes: „Die Früchte werden als Speise und die Blätter als Heilmittel dienen“ (47,12). Erwähnung finden in der Bibel unter anderem die folgenden Heilpflanzen: Aloe, Dill, Lorbeer, Minze, Feigen, Zimt und Ysop. Über den letztgenannten heißt es in Psalm 51,9: „Entsündige mich mit Ysop, dann werde ich rein, wasche mich, dann werde ich weißer als Schnee!“ Doch auch die Heilwirkung von Mineralien wie Kochsalz oder Tonerde oder tierischen Produkten wie Honig, Ziegenmilch oder Fischgalle machten sich die Menschen zunutze. Die biblischen Heilmittel wurden nicht nur in frischem Zustand verwendet. Häufig wurden Arzneimittel vermischt, pulverisiert oder zu Salben oder Balsam weiterverarbeitet. So heißt es bei Jeremia 8,22: „Gibt es denn keinen Balsam in Gilead, ist dort kein Wunderarzt?“ und der barmherzige Samariter gießt dem Überfallenen Öl und Wein auf die Wunden, bevor er sie verbindet (Lukas 10,34).

Obwohl die Menschen zu biblischen Zeiten eine Reihe von Heilmitteln kannten, gab es damals noch keine Krankenhäuser, wie wir sie heute kennen. Vielmehr wurden die Patienten im eigenen Haushalt von den Angehörigen gepflegt. Der Mensch konnte also auch damals schon einiges dazu beitragen, um Schmerzen zu lindern oder bestimmte Symptome zu bekämpfen, doch dem Glauben nach konnte nur Gott einen Kranken endgültig von seinen Leiden befreien. Da Gott allmächtig ist, finden sich bereits im Alten Testament eine Reihe von Berichten über Wunderheilungen, besonders zur Zeit der Propheten Elia und Elisa. So wird in 1. Könige 17,17–24 geschildert, wie Elia den verstorbenen Sohn der Witwe zu Zarpat wiedererweckt. Die größte Anzahl an wundersamen Heilungen ist jedoch im Neuen Testament zu finden, vollbracht durch Gottes Sohn, Jesus Christus.

„Christus Medicus“: Jesus als Arzt

Die Heilung von Kranken und das Erwecken von Toten gehörte fest zum Wirken Jesu und seiner Jünger. Dies gilt sowohl für den Leib – Jesus vermochte zahlreiche Patienten zu heilen, die von den Ärzten schon aufgegeben waren – als auch für die Seele, der er das Wort Gottes überbrachte. Zu den zahlreichen Wundern, die er vollbrachte, zählt die Heilung eines Mannes in Jerusalem, der 38 Jahre lang an sein Bett gefesselt war (Johannes 5,2–9): Mit den Worten „Steh auf, nimm deine Bahre und geh!“ befreit Jesus den Patienten von seinem Leiden. Blinde heilt er durch Berührung (Markus 8,25) oder Bestreichen mit Speichel (Johannes 9,6–7). Auch Taubstumme (Markus 7,32–35) und Aussätzige (Matthäus 10,8) erfahren Gottes Gnade. Nach Jesu Tod und Auferstehung ging diese Gabe, Kranke zu heilen auf die Apostel über: „Und die Kranken, denen sie die Hände auflegen, werden gesund werden“, heißt es bei der Himmelfahrt in Markus 16,18. So vermag zum Beispiel Paulus auf Malta den Vater des Publius von Fieber und Ruhr zu befreien (Apostelgeschichte 28,8). Als Petrus sich vor den Hohenpriestern für eine Krankenheilung zu verantworten hat, beruft er sich auf seinen Lehrer und spricht: „Wenn wir heute wegen einer guten Tat an einem kranken Menschen darüber vernommen werden, durch wen er geheilt worden ist, so sollt ihr alle und das ganze Volk Israel wissen: im Namen Jesu Christi, des Nazoräers, den ihr gekreuzigt habt und den Gott von den Toten auferweckt hat. Durch ihn steht dieser Mann gesund vor euch“ (Apostelgeschichte, 4,9–10).

Mit Jesus Christus und seinen Jüngern begann eine neue Einstellung zu Krankheit und Heilkunst. Nach dem

Vorbild des barmherzigen Samariters sollte allen Leidenden, auch den scheinbar Unheilbaren, Hilfe geleistet werden. Als Leitbild galt dabei Jesus selbst, und schon sehr früh setzte die Tradition des „Christus medicus" – Christus als Arzt – ein. So schreibt Ignatius von Antiochien um das Jahr 100 an die Epheser: „Einen Arzt gibt es, und das ist Jesus Christus, unser Herr." Auch Augustinus (354–430) bezeichnet Jesus häufig als „Christus medicus noster" (Christus, unser Arzt) und Ambrosius (339–397), Bischof von Mailand, pries Jesus mit den folgenden Worten: „Alles haben wir in Christus. Willst du eine Wunde heilen, er ist Arzt, glühst du im Fieber, er ist Quell!" Mit Jesus Christus beginnt also eine christliche medizinische Tradition, die sich über die verschiedenen Heiler und Heilerinnen in seiner Nachfolge bis hin zur mittelalterlichen Klostermedizin fortsetzte.

Christliche Heiler und Heilerinnen

Christi Gabe, Kranke zu heilen, lebte in seinen Aposteln fort und auch zu späteren Zeiten traten immer wieder Christen hervor, die auf scheinbar unerklärliche Weise Patienten von ihren Leiden zu erlösen vermochten oder in ihrem Leben Religion und Heilkunst verbanden. Zahlreiche Heilige vollbrachten Wunderheilungen, so zum Beispiel die Ärzte und Zwillingsbrüder Kosmas und Damianus, die im 4. Jahrhundert in Syrien lebten. Der Legende nach heilten sie unter anderem einen Bauern, dem im Schlaf eine Schlange in den Bauch gekrochen war. Auch sonst stellten sie ihre Dienste in das Zeichen ihrer Religion: Sie halfen den Armen umsonst und bekehrten viele ihrer Patienten zum Christentum. Dem römischen Kaiser und berüchtigten Christenverfolger Diokletian (Regierungszeit 284–305) war dies ein Dorn im Auge: Er ließ die Brüder verhaften, foltern und enthaupten. Noch heute gelten sie als Schutzpatrone der medizinischen Fakultäten, der Kranken, Ärzte und Chirurgen. Ein weiterer Heiliger, der durch zahlreiche Heilungen von sich reden machte, ist Rochus von Montpellier (um 1295–1327). Auch er ist unter anderem Patron der Kranken, Krankenhäuser, Apotheker, Ärzte und Chirurgen. Auf einer Pilgerfahrt nach Rom befreite er zahlreiche Pestkranke allein durch das Kreuzzeichen von ihrem Leiden. In der heiligen Stadt widmete er sich ebenfalls der Pflege von Pestkranken und blieb nicht einmal selbst vom Schwarzen Tod verschont. Auf wundersame Weise genas Rochus jedoch und starb erst nach seiner Rückkehr nach Montpellier. Die Liste von Heiligen, die Wunder vollbrachten – zumeist handelt es sich dabei um Heilungen – ist lang und hört keineswegs in grauer Vorzeit auf. Noch im aufgeklärten 19. Jahrhundert wurde ein französisches Bauernmädchen weltberühmt – nicht wegen der Heilungen, die es selbst vollbrachte, sondern weil ihm die Jungfrau Maria eine heilige Quelle zeigte, durch deren Wasser in der Folgezeit zahlreiche Kranke geheilt wurden. Der Name des Mädchens lautet Bernadette Soubirous, der Name ihres Wohnortes Lourdes.

Die klösterliche Heiltradition

Die Kenntnisse der antiken Heilkundigen – egal, ob römischen, griechischen oder christlichen Ursprungs – wurden am Hofe des Ostgotenkönigs Theoderich des Großen (453–526) vor dem Chaos der Völkerwanderung bewahrt und für die Zukunft gerettet. So übersetzte zum Beispiel Theoderichs Hofkanzler Cassiodor medizinische Traktate aus dem Griechischen und sein Hofarzt Anthimus versuchte, das theoretische Wissen in die Praxis umzusetzen. Bald wurde das Sammeln und Aufschreiben von antikem Wissen einer Berufsgruppe übertragen, die die nötigen Sprach- und Schriftkenntnisse besaß, um diese Aufgabe angemessen durchzuführen: den Benediktinermönchen in den zahlreichen neugegründeten Klöstern. Die Benediktiner begründeten die europäische Bildungstradition, indem sie antikes Wissen bewahrten und überlieferten. Zu ihren Pflichten gehört auch heute noch die Heilkunst und die Pflege der Kranken, wie es Ordensgründer Benedikt von Nursia (um 480–547) in seiner „Regula Benedicti" festgelegt hat: Im 36. Kapitel der Regel heißt es: „Für die Kranken muß man vor allem und über alles besorgt sein. Man soll ihnen dienen wie Christus selbst, dem man ja wirklich in ihnen dient. Denn Er hat gesagt: Ich war krank und ihr habt mich besucht, und: Was ihr einem von diesen Geringsten getan habt, das habt ihr Mir getan." Die Bedeutung der Klöster für die Medizingeschichte lag zunächst vor allem in den sozialen Einrichtungen, wie zum Beispiel den Heilkräutergärten und der Kräuterkammer für die Konservierung der Pflanzen. Zu Recht kann man diese als Vorläufer der modernen Apotheke bezeichnen. Der Forschung schenkte man dagegen in der Frühzeit der Klostermedizin vom 6. bis zum 9. Jahrhundert noch kaum Beachtung. Die Anstrengungen der Mönche galten hauptsächlich der Bewahrung von Wissen, nicht der Weiterentwicklung der medizinischen Kenntnisse. So liegt dann auch der Schwerpunkt der überlieferten Handschriften auf Rezeptesammlungen und

Kräuterbüchern – die Beschäftigung mit der Heilkunde war rein praktisch orientiert.

Als höchste Tätigkeit im Kloster galt die Pflege der Kranken. Im Kapitel „Von den kranken Brüdern" in der „Regula" heißt es: „Es sei des Abtes höchste Sorge, daß sie unter keinerlei Vernachlässigung leiden. Diesen kranken Brüdern bestimme man eine abgetrennte Zelle beiseite und einen gottesfürchtigen, umsichtigen und sorgsamen Wärter.

Der Gebrauch von Bädern sei ihnen, wann immer förderlich, vergönnt; den Gesunden aber und besonders den Jungen erlaube man ihn nicht so leicht.

Aber auch Fleischnahrung gestatte man den Kranken und überhaupt den Schwachen zur Wiederherstellung. Sobald es ihnen aber infolge des Fleischgenusses besser geht, sollen sich alle dessen, wie gewöhnlich, enthalten.

Ferner trage der Abt größte Sorge, daß die Kranken nicht vom Kellner oder den dienenden Brüdern vernachlässigt werden. Ihn geht alles an, was von den Bediensteten versäumt wird."

So etablierte sich die Heilkunde in den Orden, und Räumlichkeiten für Kranke und Pflegebedürftige fanden sich bald in allen Klöstern. Dies zeigt auch der Klosterplan von St. Gallen aus der Zeit um 820, in dem eine Vielzahl von medizinischen und pharmazeutischen Einrichtungen verzeichnet sind: Zum Kloster gehörten unter anderem ein Kräutergarten (herbularius), Lagerräume für Arzneimittel (armarium pigmetorum), eine Arztwohnung, ein Spital, eigene Räume für den Aderlaß sowie spezielle hygienische Einrichtungen. Der Klosterarzt fungierte dabei zugleich als Arzt, Apotheker und Chirurg. Dieses Idealbild eines Klosters wurde bald überall nachgeahmt und gerade in der Krankenpflege waren Klöster in der Regel hervorragend ausgestattet. In der Regel gab es einen Krankensaal (infirmarium) für kranke Mönche, auch eine Herberge zur Pflege von kranken Pilgern war immer vorhanden. Dazu kamen noch Herbergen für kranke Pilger (hospitium) und ein Krankenhaus für Arme (hospitale pauperum). Außerdem gab es noch eine Isolierstation für ansteckende Fälle, ein Haus für Schwerkranke und Krankenstuben für unheilbar Kranke, wie z.B. Leprakranke. Bis zu 100 Kranke konnten hier gleichzeitig Aufnahme und Hilfe finden. Auch das erste beheizbare Großkrankenhaus der Welt gehörte zu einem Kloster: Abt Petrus Venerabilis ließ es im 12. Jahrhundert im Benediktinerkloster von Cluny errichten.

Da Operationen zur Entstehungszeit der Klostermedizin noch nicht möglich waren und das Konzil von Clermont im Jahre 1130 den Geistlichen die Chirurgie sogar verbot, beruhte die klösterliche Heilkunde größtenteils auf dem Einsatz von Heilpflanzen. So waren die medizinischen Handschriften des frühen Mittelalters dann auch überwiegend Kräuterbücher. Eines der bekanntesten ist der „Hortulus“ (828) des späteren Abtes des Inselklosters auf der Reichenau, Walafrid Strabo. In 25 Gedichten aus 444 Hexametern besingt Walafrid Strabo die Pflanzen seines Klostergartens, darunter auch Salbei, Minze, Beifuß, Fenchel, Kresse, Bockshornklee, Bohne und Meerrettich. Er beschreibt sie mit allen wesentlichen Eigenschaften sowie ihrem therapeutischen Einsatz. Als Vorbild für Walafrid, ja sogar als Grundlage der gesamten Heilkräuterkultur, diente das Werk des griechisch-römischen Militärarztes Dioskurides „De Materia Medica“ aus dem ersten Jahrhundert. Neben den Schriften der Hildegard von Bingen (siehe eigenes Kapitel) beschreibt auch der Wiener Kodex 93, eine illustrierte Handschrift aus dem 13. Jahrhundert, eine große Anzahl von Heilkräutern und Heiltränken, die man aus ihnen gewinnen kann.

Angebaut wurden diese Heilkräuter natürlich im Klostergarten, so daß sie im Falle eines Falles gleich parat waren. Besonders im 13. und 14. Jahrhundert florierte die Klostergärtnerei. Neben einem Ziergarten im Hof des Kreuzganges und einem Obst- und Gemüsegarten für den täglichen Nahrungsbedarf besaß ein Kloster immer auch einen Arznei- oder Kräutergarten. Dieser lag zumeist gleich neben der Arztwohnung und hatte in der Regel die Form eines viergeteilten Rechteckes. In der Mitte war häufig ein Brunnen oder ein Teich zu finden. Die geernteten und konservierten Kräuter wurden zusammen mit Gewürzen und Wein in den Kräuterkammern der Klosterapotheke gelagert. Erst ab dem 15. Jahrhundert begann der Staat, die Vorgänge in der Klosterapotheke genauer unter die Lupe zu nehmen und erließ exakte Vorschriften, was die Mönche dort lagern und als Heilmittel weitergeben durften – also eine Art von frühem Arzneimittelrecht!

So spielte die Klostermedizin über Jahrhunderte hinweg eine wichtige Rolle in der Medizingeschichte, obwohl sie selbst keine herausragenden Entdeckungen hervorbrachte. Mit dem Beginn der Neuzeit und dem Zeitalter der großen wissenschaftlichen Erkenntnisse verloren die Klöster jedoch immer mehr an medizinischem Einfluß. Während sie sich weiterhin um die Kranken kümmerten, geriet die Forschung zunehmend in die Hände weltlicher Wissenschaftler. In jüngster Zeit besinnen sich allerdings immer mehr Menschen wieder auf natürliche und pflanzliche Arzneimittel, so daß auch das Interesse an der alt bewährten Klostermedizin stetig wieder erwacht.

Ein Höhepunkt der Klostermedizin: Hildegard von Bingen

Viele der christlichen Heiler und Heilerinnen sind heute vergessen und auch die Tradition des „Christus Medicus" geriet im Zeitalter des medizinischen Fortschrittes zunehmend in den Hintergrund. Eine Frau, die sich sowohl durch ihre Religiosität, als auch durch ihre Kenntnisse in den Naturwissenschaften auszeichnete, ist jedoch gerade in jüngster Zeit wieder sehr beliebt geworden: Hildegard von Bingen. Dabei muß jedoch von Anfang an erwähnt werden, daß ihre Schriften nur mit Vorsicht zu genießen sind. Heute kann nicht mehr genau rekonstruiert werden, wieviel des „Hildegard-Wissens" tatsächlich von der Äbtissin stammt und wieviel im Laufe der Jahrhunderte aus anderen Quellen hinzugefügt wurde.

Geboren wurde Hildegard 1098 in Bermersheim als Tochter des Edlen Hildebert, im Alter von acht Jahren gab ihr Vater sie zur Erziehung in das Benediktinerinnenkloster auf dem Disibodenberg. 1114 trat sie in den Orden ein und übernahm nach dem Tod der Äbtissin Jutta von Sponheim die Leitung des Klosters. In der Folgezeit gründete Hildegard Tochterklöster in Eibingen und Bingen und unternahm vier ausgedehnte Predigtreisen. Seit ihrer Kindheit hatte sie immer wieder Visionen, die sie ab 1141 unter anderem in ihrem Werk „Scivias" (Wisse die Wege) niederschrieb. Hildegard verstarb 1179 in ihrem Kloster auf dem Rupertsberg bei Bingen. Ihr Heiligsprechungsprozeß wurde bereits kurz nach ihrem Tode eingeleitet, kam aber nie zur Vollendung. Doch nicht nur auf dem Gebiet der Mystik machte Hildegard sich verdient, heute ist sie vor allem durch ihre naturwissenschaftlichen Schriften bekannt. In ihrer „Physica" (Naturkunde) beschäftigt sich die Äbtissin mit Themen wie Tieren, Pflanzen und Arzneimitteln, „Causae et curae" (Ursachen und Heilmethoden) ist ganz der Heilkunde gewidmet. Wie ein roter Faden zieht sich die Vorstellung vom Menschen als Einheit von Leib und Seele durch ihr heilkundliches Werk – bei der Behandlung müssen daher stets beide Aspekte berücksichtigt werden. In „Causae et Curae" verbindet Hildegard Kloster- und Volksmedizin mit dem Wissen der Antike, mündlichen Überlieferungen und eigenen Erfahrungen und Beobachtungen und gelangt dabei zu für ihre Zeit erstaunlichen wissenschaftlichen Erkenntnissen. Wie bei anderen Werken der Hildegard von Bingen ist auch hier heute die Autorschaft umstritten. Es ist gut möglich, daß Teile der Aufzeichnungen erst in späteren Zeiten angefertigt wurden.

Was ist nun aber das Besondere an Hildegards Heilkunde? Zunächst einmal vollzieht bei ihr der Krankheitsbegriff einen inhaltlichen Wandel. Seit biblischen Zeiten galt Krankheit als eine Strafe Gottes für Sünden oder eine Heimsuchung des Teufels. Dies schien zwar eine einleuchtende Erklärung für Erscheinungen zu sein, die wissenschaftlich (noch) nicht erklärt werden konnten, behinderte aber häufig den medizinischen Fortschritt, da man sein Vertrauen allzusehr auf die göttliche Gnade setzte. Hildegard sah Krankheit nun lediglich als eine Prüfung an, mit der Gott den Glauben der Menschen auf die Probe stellen wollte. Die Genesung hing von einem inneren Wandel, von Reue und Einsicht ab, zur Unterstützung des äußerlichen Heilungsprozesses durften Hilfsmittel eingesetzt werden. Dies waren neben altbewährten Pflanzen und Kräutern auch Edelsteine, die in der Klostermedizin bei vielen Beschwerden zum Einsatz kamen. Die Diagnose erfolgte zu Hildegards Zeiten anhand von Hautfarbe, Klarheit der Augen, Klang der Stimme, Puls, Atmung, Stuhl oder Urin – Mikroskope oder ähnliche Geräte lagen ja noch in weiter Ferne. Als Grundlage der Medizin diente die sogenannte Säftelehre: Demnach wirken im Körper des Menschen vier verschiedene Säfte, die ihre Kraft von den vier Elementen erhalten und die in gleichen Anteilen enthalten sind. Überwiegt einer oder mehrere dieser Säfte, so gerät der Körper aus dem Gleichgewicht und der Mensch wird krank. Durch den Einsatz von pflanzlichen Heilmitteln oder Edelsteinen kann das Säftegleichgewicht wieder hergestellt werden. Als Krankheit galt im Mittelalter übrigens auch unheilbare Verliebtheit und in den Rezeptbüchern der Zeit – auch bei Hildegard – finden sich eine Reihe von Heilmitteln für diesen Zustand, zumeist Liebestränke, mit denen man das Objekt seines Herzens für sich gewinnen kann. Auch wenn viele von Hildegards Erkenntnissen heute überholt sind, ist manches davon nach wie vor nutzbar. Was auch immer man von der Hildegard-Euphorie der letzten Jahre halten mag, eines bleibt jedoch unbestreitbar: Hildegard von Bingen schlägt mit ihren Werken die Brücke von der Volksmedizin zur Klostermedizin und dient als Paradebeispiel für klösterliche Heilkunst.

Altes Wissen – moderner Nutzen

Diese alten Kenntnisse der Kloster- und Volksmedizin können wir auch heute noch nutzen. Nach wie vor leiden die Menschen an Erkältungen, Prellungen und Magenbeschwerden und diese können wir mit denselben Mitteln bekämpfen wie schon unsere Vorfahren. Damit die heilkräftigen Kräuter aber ihre wohltuende Wirkung entfalten können, müssen sie erst einmal aufbereitet werden.

Die richtige Ausrüstung

Um die Kräuter zu nutzen, benötigen wir keineswegs Reagenzgläser und Bunsenbrenner – eigentlich brauchen wir zur Aufbereitung der Heilkräuter nichts, was in einem durchschnittlichen Haushalt nicht sowieso schon vorhanden wäre. Im einzelnen sollte folgendes in unserem „Labor" vorhanden sein:

- Herd: Zur Aufbereitung von Kräutern eignet sich sowohl ein Elektroherd als auch ein Gasherd. In der Mikrowelle haben Heilkräuter allerdings nichts zu suchen!
- Kochtöpfe: Am besten geeignet sind hier Töpfe aus Edelstahl, um die Belastung durch Umweltgifte so gering wie möglich zu halten.
- Werkzeuge zum Zerkleinern der Pflanzen: Um die Heilkräuter weiter verarbeiten zu können, müssen Sie sie erst einmal zerkleinern. Dies kann im Mörser geschehen, doch auch eine handbetriebene Kaffeemühle aus Omas Zeiten kann hier nützlich sein. Desweiteren können Sie auch eine Küchenmaschine, ein Wiegemesser, Fleischwolf oder Passierstab zu Hilfe nehmen.

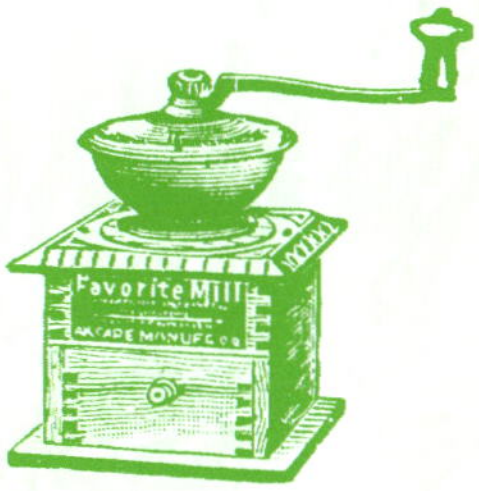

- Geräte zum Abmessen und Abwiegen: Hierzu benötigen Sie eine Küchenwaage und einen Meßbecher.
- Sieb: Zum Abseihen der Heilkräuter können Sie entweder ein Sieb, z.B. aus Edelstahl verwenden oder auch ein Baumwoll- oder Leinentuch.
- Gefäße zur Aufbewahrung und Etiketten: Zur Aufbewahrung Ihrer heilenden Pflanzen eignen sich Flaschen, Gläser oder Dosen, wie sie speziell für Heilkräuteranwendungen in der Apotheke erhältlich sind. Spülen Sie sie mit kochend heißem Wasser aus, bevor Sie das Heilmittel hineingeben. Vergessen Sie nicht, ein Etikett auf das Gefäß

zu kleben. Darauf sollten Sie folgendes vermerken:

- Was ist in der Flasche?
- Gegen was hilft es?
- Wann wurde es hergestellt?
- Bei komplizierten Zusammensetzungen: das Rezept

Wenn Sie Ihre Laborausrüstung beisammen haben, können Sie sich an die Arbeit machen und Ihre Heilmittel selbst herstellen. Lesen Sie als erstes das Rezept aufmerksam durch und messen Sie alle Zutaten sorgfältig ab. Dann kann das Brodeln und Rühren beginnen!

Zubereitungen von Heilkräutern

Neben der richtigen Sammlung und Lagerung von Kräutern ist ihre richtige Zubereitung von großer Bedeutung, denn nur so können die Pflanzen ihre Wirkung entfalten. Bei einer medizinischen Verwendung werden die Kräuter meist in Wasser oder Alkohol gegeben, damit sie unseren Körper positiv beeinflussen. Präparate, die auf Wasserbasis hergestellt sind, wie Tees oder Abkochungen, sind allerdings nicht lange haltbar. Sie sollten spätestens innerhalb von 24 Stunden verbraucht werden.

Teeaufguß

Die Zubereitung als Teeaufguß bietet sich vor allem bei Pflanzen an, deren Blüten und Blätter reich an ätherischen Ölen sind, denn so werden die Wirkstoffe extrahiert und die Pflanze kann ihre positiven Kräfte optimal entfalten. Ein Teeaufguß wird wie ein Kräutertee zubereitet: Geben Sie die vorgeschriebene Menge (meist zwei gehäufte Teelöffel) des getrockneten Krautes in eine vorgewärmte Glas- oder Porzellankanne und gießen Sie mit 1/4 Liter kochendem Wasser auf. Dann decken Sie die Kanne ab und lassen das Ganze etwa zehn bis 15 Minuten ziehen. Schließlich seihen Sie die Kräuter ab. Zur innerlichen Anwendung trinken Sie zwei bis drei Tassen täglich, und zwar schluckweise und warm, am besten zwischen den Mahlzeiten.

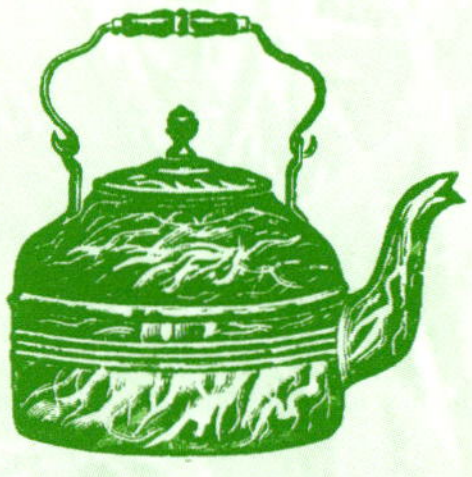

Abkochung/Absud

Diese Art der Zubereitung ist für holzigere Pflanzenteile wie Wurzeln oder Rinde empfehlenswert. Zerkleinern Sie die Pflanzenteile und geben Sie sie dann in eine beschichtete Pfanne oder einen Emailletopf. Dazu geben Sie Wasser und bringen es zum Kochen. Lassen Sie das Ganze etwa zehn bis 15 Minuten ziehen und rühren Sie dabei ständig um. Dann seihen Sie die Kräuter ab. Bei diesem Zubereitungsverfahren werden Gerb-, Bitter- und

Mineralstoffe freigesetzt, die so ihre Heilwirkung entfalten können. Abkochungen lassen sich 24 Stunden im Kühlschrank aufbewahren.

Tinktur

Bei einer Tinktur handelt es sich um ein Gemisch aus Kräutern, Alkohol und Wasser. Das Verhältnis von Kräutern zur Flüssigkeit sollte dabei 1:5 betragen. Geben Sie das Kraut in ein dunkles verschließbares Glas und gießen Sie mit Alkohol (etwa 50 bis 70-prozentig) auf. Diese Mischung bewahren Sie dann gut verschlossen an einem warmen Ort auf. Lassen Sie es mindestens zehn Tage, am besten jedoch zwei bis drei Wochen ziehen und schütteln Sie das Gefäß dabei zweimal täglich. Dann seihen Sie die Mischung durch ein Baumwolltuch ab und füllen die Tinktur in gut verschlossene dunkle Gläser ab. Sie können sie entweder pur oder mit Wasser verdünnt zu sich nehmen oder für Auflagen, Tees oder als Badezusatz verwenden.

Kaltauszug

Um einen Kaltauszug zuzubereiten, müssen Sie die Pflanzenteile sorgfältig zerkleinern und dann mit kaltem Wasser aufgießen. Lassen Sie das Ganze drei bis acht Stunden, am besten über Nacht an einem kühlen Ort ziehen, dann abseihen.

Preßsaft

Zerkleinern Sie die saftreichen Pflanzenteile mit dem Wiegemesser oder im Mörser und pressen Sie sie dann in einer Saftpresse aus. So erhalten sie einen hochkonzentrierten Saft, den Sie allerdings nur mit Wasser verdünnt einnehmen sollten. Bewahren Sie den Preßsaft am besten in einer verschlossenen Flasche im Kühlschrank auf.

Sirup

Vermischen Sie einen Teeaufguß oder eine Abkochung zu gleichen Teilen mit braunem Rohrzucker oder Honig und kochen Sie das Ganze, bis es dickflüssig wird. Füllen Sie den Sirup in Flaschen ab und bewahren Sie ihn im Kühlschrank auf.

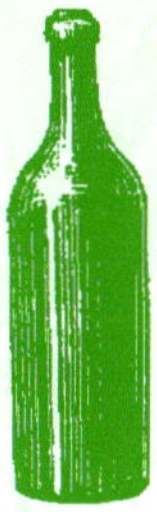

Pulver

Zerreiben Sie getrocknete Pflanzen im Mörser oder in der Kaffeemühle. Sie können das Pulver entweder in Wasser einrühren oder über Speisen streuen.

Ätherisches Öl

Ätherisches Öl wird durch Wasserdampfdestillation aus frischen Blüten, getrockneten Blättern, zerriebenen Stengeln oder Wurzeln hergestellt. Da das Verfahren sehr kompliziert ist, empfiehlt es sich, fertige Öle in der Apotheke zu kaufen. Achten Sie dabei auf die Aufschrift „100% naturrein“, denn nur dann entfalten die ätherischen Öle ihre Heilwirkung.

Salbe

Als Salbengrundlage können Sie Fett vom Schaf, Rind oder Schwein, oder auch Butter verwenden. Rühren Sie diese in einer Schale an und verflüssigen Sie sie unter ständigem Rühren im Wasserbad. Geben Sie nach und nach die Kräuter zu und rühren Sie diese in die Salbengrundlage ein. Nehmen Sie dann den Topf aus dem Wasserbad und rühren Sie so lange weiter, bis die Masse kalt ist. Dann in verschließbare Gefäße abfüllen und im Kühlschrank aufbewahren.

Anwendungsmöglichkeiten

Diese Kräuterzubereitungen können Sie nun auf verschiedene Weise anwenden, um Ihre Beschwerden zu bekämpfen:

Kompressen und Umschläge

Damit können Sie unter anderem Prellungen, Zerrungen oder Entzündungen zu Leibe rücken, denn hier werden die Wirkstoffe über die Haut aufgenommen. Für eine Kompresse tauchen Sie ein sauberes Baumwoll-, Frottee- oder Leinentuch oder auch ein Stück Verbandsmull in einen heißen Aufguß und legen das Tuch dann heiß auf die betroffene Stelle. Sie können auch einen Wattebausch mit Tee tränken, ausdrücken und auflegen. Wenn sich die Kompresse abgekühlt hat, wechseln Sie sie. Für einen Umschlag oder Wickel geben Sie die Kräuter direkt auf das Tuch und legen Sie sie auf die Haut. Heiß wird der Umschlag, wenn Sie getrocknete Kräuter mit heißem Wasser oder Apfelessig aufgießen.

Bäder

Bei einem Vollbad sollte die Temperatur zwischen 35 und 38° C betragen. Bleiben Sie nicht länger als zehn bis 15 Minuten in der Wanne und packen Sie sich danach warm ins Bett. Badeextrakte für verschiedene Beschwerden erhalten Sie in der Apotheke. Eine eigene Zubereitung ist nicht zu empfehlen, da sie sehr kompliziert ist.
Bei einem Teilbad wird nur das verletzte Körperteil in das Badewasser getaucht. Hier sollte die Temperatur etwa 35 bis 40° C betragen, die Badedauer sollte zehn Minuten nicht überschreiten. Bereiten Sie dazu auf folgende Weise einen Teeaufguß zu: Verwenden Sie pro Liter Badewasser 1 Eßlöffel

Kraut. Übergießen Sie das Kraut mit kaltem Wasser, dann aufkochen, zehn Minuten ziehen lassen, abseihen und abkühlen lassen, bis der Aufguß Badetemperatur erreicht hat.
Um eine drohende Erkältung in Schach zu halten, können Sie aufsteigende Fußbäder nehmen. Dazu benötigen Sie eine hohe Fußbadewanne, zur Not auch einen großen Eimer; eine Schüssel ist wegen der zunehmenden Wassermenge nicht geeignet. Bereiten Sie 1 Liter Thymiantee und $^1/_2$ Liter Schachtelhalmtee zu und geben Sie soviel Wasser zu, bis das Ganze eine Temperatur von 37° C erreicht hat. Diese Temperatur steigern Sie langsam, bis Sie es nicht mehr aushalten. Länger als 15 Minuten sollten die Fußbäder allerdings nicht dauern. Danach ziehen Sie sich warme Socken an und gehen am besten gleich ins Bett.
Achtung: Wer unter Herz- oder Kreislaufstörungen bzw. Venenerkrankungen leidet, sollte keine heißen Fußbäder nehmen!

Waschung

Tauchen Sie ein Baumwolltuch oder einen Mullappen in lauwarmen Tee und waschen Sie die betroffene Stelle mit kreisförmigen Bewegungen.

Gurgeln bzw. Mundspülungen

Hierzu verwenden Sie einen leicht erkalteten Teeaufguß. Das Gurgeln sollten Sie mindestens eine Minute lang durchhalten, Mundspülungen etwa fünf Minuten lang.

Dampfbad und Inhalation

Geben Sie 2 bis 3 Eßlöffel Kräuter in einen Topf und übergießen Sie diese mit $^1/_2$ bis 1 Liter siedendem Wasser. Dann halten Sie Ihren Kopf über das Gefäß und decken sich mit einem Handtuch zu. Bei einem Dampfbad lassen Sie die Dämpfe auf Ihre Haut einwirken, bei einer Inhalation atmen Sie sie tief durch Mund und/oder Nase ein und wieder aus.

Augenwaschung

Für eine Augenwaschung tauchen Sie einen Wattebausch in Tee, drücken ihn aus und waschen dann ihre Augen von außen nach innen jeweils drei Minuten lang.

Kräutersäckchen

Für diese Anwendung geben Sie die Kräuter in ein Leinensäckchen, legen dieses zehn Minuten lang in kochend heißes Wasser und lassen es dann abtropfen. Wenn das Säckchen leicht abgekühlt ist, können Sie es auf die betroffene Stelle legen. Ein trockenes Kräutersäckchen können Sie sich auch unter oder neben das Kopfkissen legen.

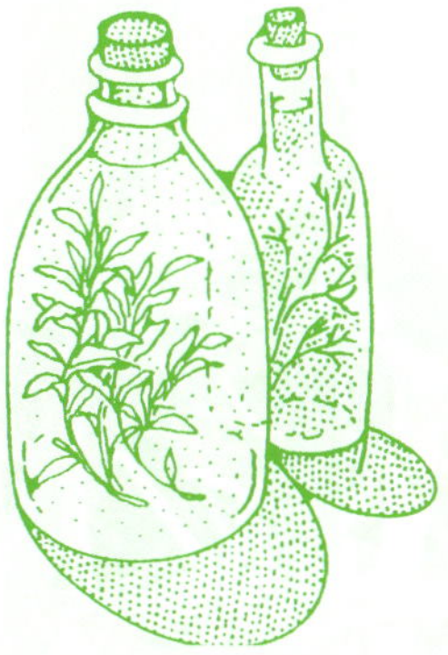

Klistier

Diese Anwendung empfiehlt sich bei Verstopfung, Hämorrhoiden oder Darmparasiten. Verwenden Sie dazu einen lauwarmen, verdünnten Teeaufguß.

Kräuteranwendungen für verschiedene Symptome

Im Folgenden erfahren Sie, wie Sie Kräuter gezielt gegen einzelne Beschwerden einsetzen können. Dabei gelten allerdings einige wichtige Regeln. Achten Sie unbedingt auf das richtige Maß, denn nur so können Sie sicher sein, daß die Kräuter keine schädlichen Nebenwirkungen haben. Auch sollten Sie eine Kräuterkur nicht länger als sechs bis acht Wochen durchführen. Fernhalten sollten Sie sich von bestimmten Heilkräutern, wenn Sie gegen die Pflanzen allergisch sind oder unter Heuschnupfen leiden. Die in diesem Buch dargestellten Krankheitsbilder und die Einsatzmöglichkeiten von Heilkräutern wurden nach bestem Wissen und Gewissen zusammengestellt. Eine Haftung oder Wirkgarantie kann nicht übernommen werden.

Wann sollten Sie einen Arzt aufsuchen?

Auch wenn Heilkräuter nur selten Schaden anrichten, ist ein Arztbesuch unter bestimmten Umständen unerläßlich. In diesen Fällen sollten Sie unbedingt einen Arzt aufsuchen:

- Nach drei bis vier Tagen Kräuterbehandlung tritt noch keine Besserung ein.
- Sie bekommen plötzlich hohes Fieber.
- Sie leiden unter starken Schmerzen.
- Sie leiden unter Herz- oder Kreislaufbeschwerden.
- Nach Absetzen der Kräuterbehandlung treten die Schmerzen erneut auf.
- Es stellen sich folgende Nebenwirkungen ein: Kopfschmerzen, Durchfall, Übelkeit, Hautreaktionen, Schleimhautveränderungen.

Überlassen Sie nicht die ganze Arbeit den Kräutern. Verzichten Sie zur Unterstützung der Heilbehandlung so gut es geht auf Alkohol und Nikotin und greifen Sie Ihrem Körper bei der Genesung unter die Arme, indem Sie Sport treiben und auf eine gesunde Ernährung achten.

Auf einen Blick: Welches Kraut hilft gegen welche Beschwerden?

Abszeß: Beinwell, Bockshornklee
Abwehrkräfte: Hagebutte
Akne: Kamille, Knoblauch, Quendel, Ringelblume, Salbei
Angstzustände: Baldrian, Johanniskraut, Melisse, Ringelblume
Appetitlosigkeit: Anis, Fenchel, Koriander, Majoran, Zimt
Atemwegserkrankungen: Brombeere
Augen, müde: Augentrost, Fenchel, Kamille
Blähungen: Anis, Fenchel, Kümmel, Liebstöckel
Blasen- und Nierenleiden: Hagebutte, Kamille, Liebstöckel, Wacholder
Blutdruck, hoher: Knoblauch
Blutdruck, niedriger: Knoblauch, Rosmarin
Bluterguß: Arnika, Beinwell
Blutreinigung: Frauenmantel
Bronchitis: Brombeere
Cholesterinspiegel: Knoblauch
Darmentzündungen: Fenchel, Kamille, Wacholderbeere
Darmkrämpfe: Beifuß, Bibernelle, Dinkel, Fenchel, Minze
Depressionen: Johanniskraut, Melisse
Diabetes: Dinkel, Heidelbeere
Durchfall: Brombeere, Eichenrinde, Heidelbeere, Frauenmantel, Majoran
Ekzeme: Brennessel, Holunder, Kamille, Nachtkerze, Ringelblume
Entschlackung: Brennessel
Entzündungen: Kamille, Liebstöckel, Salbei
Erbrechen: Kamille, Kümmel
Erkältung: Anis, Pfefferminze, Schafgarbe, Thymian, Ysop
Frauenleiden: Frauenmantel
Furunkel: Beinwell, Bockshornklee
Gallenbeschwerden: Brennessel, Kamille, Ringelblume
Gelenkschmerzen: Beinwell
Geschwüre: Beinwell, Brennessel
Gicht: Brennessel, Hagebutte
Gliederschmerzen: Bibernelle, Kamille
Halsschmerzen: Bibernelle, Salbei
Hämorrhoiden: Eichenrinde
Hautreizungen: Arnika
Heiserkeit: Anis, Frauenmantel, Königskerze, Salbei, Thymian
Herzbeschwerden: Arnika, Dinkel, Hopfen, Melisse
Husten: Bibernelle, Brombeere, Dill, Fenchel, Knoblauch, Salbei, Thymian, Ysop
Infektion: Knoblauch
Insektenstiche: Lavendel, Melisse, Salbei, Wegerich
Kehlkopfentzündung: Königskerze
Knochenverletzungen: Beinwell
Kopfschmerzen/Migräne: Baldrian, Lavendel, Majoran, Pfefferminze, Rosmarin
Krämpfe: Ringelblume, Thymian
Kreislaufbeschwerden: Anis, Dinkel, Melisse
Leberleiden: Ringelblume
Lungenleiden: Hagebutte, Wacholderbeere
Magenschmerzen: Beifuß, Bibernelle, Hagebutte, Kamille, Melisse, Ringelblume
Melancholie: Johanniskraut, Melisse
Menstruationsstörungen: Baldrian, Kamille
Mundgeruch: Bockshornklee, Fenchel, Kümmel, Liebstöckel, Petersilie
Muskelschmerz: Beinwell

Nervenschmerzen: Dinkel, Melisse
Nervosität: Baldrian, Johanniskraut, Kamille, Lavendel
Nieren: Brennessel, Hagebutte, Liebstöckel
Ohrenschmerzen: Johanniskraut, Kamille, Lavendel
Prellungen: Arnika, Beinwell, Ringelblume
Prostata: Brennessel
Quetschungen: Arnika, Beinwell
Reizhusten: Brombeere
Rheuma: Brennessel, Hagebutte
Schlafstörungen: Baldrian, Melisse, Ringelblume
Schmerzen: Birke, Lavendel, Rosmarin, Thymian
Schnupfen: Kamille, Minze
Schürfwunden: Johanniskraut, Knoblauch, Ringelblume
Schweißfüße: Eichenrinde
Schwindel: Majoran
Schwitzen: Salbei
Sodbrennen: Kamille
Übelkeit: Kümmel
Verbrennungen: Johanniskraut, Kamille, Lavendel, Ringelblume
Verdauungsstörungen: Bibernelle, Bockshornklee, Dill, Fenchel, Kamille, Melisse, Liebstöckel, Pfefferminze, Petersilie, Salbei, Rosmarin, Thymian
Verstauchung: Rosmarin, Thymian
Verstopfung: Hagebutte, Liebstöckel
Wechseljahre: Baldrian, Frauenmantel
Wunden: Arnika, Beinwell, Kamille, Ringelblume
Zahnfleischentzündung: Bibernelle, Rosmarin, Salbei, Thymian
Zahnschmerzen: Gewürznelken

Kräuteranwendungen bei verschiedenen Beschwerden

Augenbeschwerden

Über die Augen nehmen wir einen großen Teil der Sinneseindrücke auf. Haben wir schmerzende oder entzündete Augen, ist unsere Wahrnehmung gestört: Wir können Umweltreize nicht richtig aufnehmen und verarbeiten.
Gereizte, brennende, geschwollene oder entzündete Augen können durch Schlafmangel, Streß oder auch äußere Einflüsse wie Zigarettenrauch oder Staub verursacht werden. Auch lang andauernde Arbeit am Computer kann unser Sehvermögen überanstrengen und zu Augenbeschwerden führen. Wer unter Augenbeschwerden leidet, sollte erst einmal untersuchen lassen, ob nicht eine Fehlsichtigkeit vorliegt, die mit einer Brille behoben werden kann. Nicht erkannte Weit- oder Kurzsichtigkeit führt nämlich ebenfalls zu überreizten Augen. Auch bei einer Bindehautentzündung sollten Sie stets den Arzt aufsuchen.
Übermüdung: Gegen übermüdete Augen hilft Fenchelwasser. Gießen Sie 1

bis 2 Teelöffel der zerdrückten Fenchelsamen mit einer Tasse heißem Wasser auf und tränken Sie ein Taschentuch mit dem leicht abgekühlten Aufguß. Dieses legen Sie dann auf Ihre Augen. Auch Augentrosttee ist hilfreich. Dazu nehmen Sie $^1/_2$ Teelöffel pro Tasse Aufguß, lassen das Ganze nicht länger als 1 bis 2 Minuten ziehen und trinken täglich ein bis zwei Tassen davon oder spülen dreimal täglich ihre Augen mit dem abgekühlten Aufguß aus. Auch eine Kompresse können Sie aus diesem Tee bereiten. Lassen Sie ihn abkühlen, bis er lauwarm ist, und tränken Sie dann ein Tuch damit. Dieses legen Sie etwa 10 Minuten lang auf Ihre Lider. Mit Kamillentee können Sie ebenfalls Kompressen tränken.

Gerstenkorn: Ein Gerstenkorn entsteht durch eine Infektion der Talgdrüsen am Wimpernrand. Gründe hierfür können Müdigkeit oder Erschöpfung sein. In keinem Fall sollten Sie sich das Auge reiben oder versuchen, das Gerstenkorn auszudrücken. Bereiten Sie stattdessen Kompressen aus einem Kamillen- oder Augentrostaufguß.

Nach einer Behandlung der Augen sollten Sie nach Möglichkeit Zugluft vermeiden, um die Heilung zu fördern.

Blasen- und Nierenbeschwerden

Bei Beschwerden an Blasen und Nieren sollten Sie grundsätzlich immer einen Arzt aufsuchen, die Selbstbehandlung kann hier lediglich den Heilungsprozeß unterstützen.

Blasenentzündung (Zystitis): Die häufigste Blasenerkrankung ist die Blasenentzündung, die durch Kälte und Nässe ausgelöst werden kann. Sie macht sich durch ständigen Harndrang und schmerzhaftes Brennen beim Wasserlassen bemerkbar. Abhilfe kann ein Tee aus Bärentraubenblättern verschaffen. Setzen Sie 2 gehäufte Teelöffel mit einer großen Tasse Wasser kalt an und lassen Sie das Ganze etwa 6 Stunden ziehen. Umrühren dabei nicht vergessen! Dann seihen Sie den Tee ab und erwärmen ihn. Davon sollten Sie pro Tag 4 Tassen trinken. Eine Alternative ist eine Teemischung aus je 10 Gramm Birkenblätter, Bärentraubenblätter, Eibischwurzel, Ackerschachtelhalm und Salbei. Nehmen Sie davon 3 Eßlöffel und übergießen Sie sie mit $^1/_2$ Liter Wasser. Dies lassen Sie zugedeckt stehen und trinken den Kaltauszug über den Tag verteilt. Zusätzlich sollten Sie sich warm anziehen und viel trinken.

Blasen- und Nierensteine: Blasen- und Nierensteine entstehen, wenn sich aus dem Harn Salze herauskristallisieren und sich zu festen Gebilden zusammenballen. Kleinere Steine werden meistens ausgeschwemmt, größere bleiben in der Harnröhre stecken und verursachen Schmerzen. Um dem vorzubeugen, sollten Sie generell viel trinken. Haben sich die Steine bereits gebildet, empfiehlt sich zur Schmerzlinderung Kamillentee oder ein Heublumen-Vollbad bei 38 Grad. Auch eine Abkochung aus Brennesselwurzel, Hagebutte, Vogelknöterich, Schachtelhalm und Petersilienwurzel ist hilfreich. Trinken Sie davon ein bis zwei Tassen zum Frühstück.

Reizblase: Bei einer Reizblase kommt es zu ungewolltem Lösen von Urin, z.B. bei körperlicher Anstrengung oder beim Lachen. Häufig treten diese Beschwerden nach einer Schwangerschaft oder einem Schlaganfall auf. Ursachen können Fehlfunktionen von Organen oder das Erschlaffen der Beckenmuskulatur aufgrund von falscher oder einseitiger Bewegung sein, allerdings kann eine Reizblase auch psychisch bedingt sein. Abhilfe kann eine Teemischung aus je 30 Gramm Schafgarbe und Heidelbeeren haben. Nehmen Sie 1 Teelöffel pro Tasse Aufguß, 10 Minuten ziehen lassen und zwei bis drei Tassen pro Tag in kleinen Schlucken trinken. Wohltuend für die Blase sind auch Melisse oder Lavendelblüten als Zusatz zum Vollbad oder das folgende Heublumenbad: Übergießen Sie 400 Gramm Heublumen mit 5 Liter Wasser und erhitzen Sie die Mischung bis zum Sieden. Lassen Sie das Ganze 15 Minuten auskochen, dann abseihen und ins Badewasser geben. Bei einer Temperatur von 35 bis 38 Grad eine Viertelstunde baden.

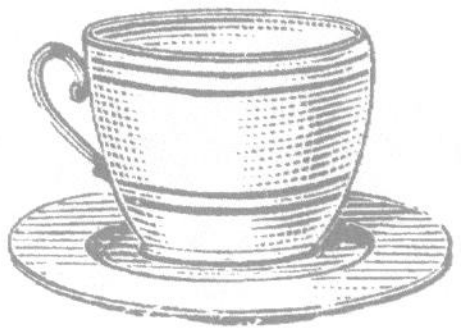

Prostata: Bei Männern im fortgeschrittenen Alter kommt es gerne zu einer Vergrößerung der Prostata, die unter Umständen Schwierigkeiten beim Wasserlassen zur Folge haben kann. Ein Tee aus Brennesselwurzeln lindert die Beschwerden. Gießen Sie 2 Teelöffel mit einer Tasse Wasser auf, lassen Sie das Ganze 5 Minuten kochen und trinken Sie vier bis sechs Wochen lang morgens und abends je eine Tasse schluckweise.

Erkältungskrankheiten

Erkältungskrankheiten sind die Volkskrankheit Nummer Eins in unseren Breitengraden. Kaum jemand bleibt von den alljährlich grassierenden Grippewellen verschont und muß – ob er nun will oder nicht – ein paar Tage das Bett hüten. Schlimmere Erkrankungen wie Mandelentzündung, Bronchitis oder Asthma gehören immer in die Hände eines Arztes, einfache Beschwerden wie Schnupfen oder Husten können Sie jedoch auch selbst behandeln.

Erkältungen: Die Ursachen für eine Erkältung liegen in einem geschwächten Immunsystem oder Streß. Der Erkrankung vorbeugen können Sie, indem Sie auf eine vitaminreiche Ernährung achten und sich abhärten. Auch immunsteigernde Kräuter und Früchte, wie z.B. die Hagebutte, machen Sie weniger anfällig für Erkältungskrankheiten. Verspüren Sie die ersten Anzeichen einer Erkältung, wie z.B. ein Kribbeln in der Nase, Schluckbeschwerden oder Schlappheit, so sollten Sie diesen gleich mit einer Schwitzkur begegnen. Bereiten Sie dazu einen Aufguß aus je 1 Teelöffel Holunder- und Schafgarbenblüten pro Tasse Wasser, lassen Sie ihn 15 Minuten ziehen, dann abseihen und möglichst warm trinken. Auch ein Aufguß aus Lindenblüten (2 Teelöffel pro Tasse Wasser) bringt Sie zum Schwitzen. Zusätzlich können Sie noch ein ansteigendes Fußbad nehmen oder ein Erkältungsbad mit Fichtennadeln. Übergießen Sie dazu 100 Gramm frische Fichtennadeln mit 5 Liter Wasser und bringen Sie dies zum Sieden. 10 Minuten lang ziehen lassen, dann abseihen und den Extrakt ins Badewasser geben. Darin baden Sie 10 Minuten bei einer Temperatur von 37 Grad. Packen Sie sich anschließend warm ein – und dann am besten ab ins Bett!

Halsweh: Wer unter einem rauhen Hals und den damit einhergehenden Schluckbeschwerden leidet, sollte mehrmals täglich mit Salbei-, Thymian- oder Kamillentee gurgeln.

Heiserkeit: Heiserkeit tritt zumeist als Begleiterscheinung einer Erkältung auf, kann aber auch durch schlechte Luft, Überbeanspruchung der Stimmbänder oder Durchzug verursacht werden. Die Folgen sind in jedem Fall sehr unangenehm: Die Stimme klingt belegt und kann unter Umständen sogar ganz versagen. Doch ist auch gegen dieses Leiden ein Kraut gewachsen. Der Klassiker gegen Heiserkeit heißt Huflattich (Blüten und Blätter) und Spitzwegerich (Blätter). Nehmen Sie von dieser Mischung 1 Teelöffel pro Tasse Aufguß und lassen Sie das Ganze 10 Minuten ziehen. Trinken Sie den Tee möglichst heiß und möglichst oft, am besten alle 30 Minuten. Auch das Duo Malve und Pfefferminze verschafft Abhilfe: Gießen Sie je 1 Teelöffel Malvenblüten und Pfefferminze mit 1 Tasse kochendem Wasser auf. Lassen Sie diese Mischung zehn Minuten ziehen, dann abseihen. Von diesem Tee sollten Sie täglich drei bis vier Tassen trinken. Sprechen Sie bei Heiserkeit möglichst wenig, um Ihre Stimmbänder zu schonen. Raucher, die unter Heiserkeit leiden, sollten auf Zigaretten verzichten, bis es ihnen wieder besser geht. Auch warme Wickel oder Inflationen, z.B. mit Kamille oder Pfefferminze, helfen.

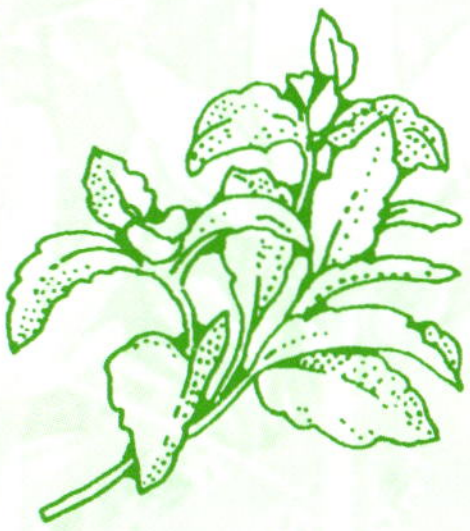

Schnupfen: Gegen Schnupfen ist kein wirkliches Heilmittel bekannt, er muß einfach ausgestanden werden. Halten Sie sich schön warm und gönnen Sie sich ein paar Tage Ruhe, dann werden Sie sich bald besser fühlen. Für eine freie Nase sorgt z.B. ätherisches Pfefferminzöl, das Sie in der Apotheke erhalten.

Husten: Der Hustenreflex soll schleimigen Auswurf lösen, der sich bei gereizten Schleimhäuten häufig bildet. Dieser Reflex wird durch schleimlösende Tees wie z.B. Bibernelle (Wurzel), Lungenkraut oder Ysop unterstützt.

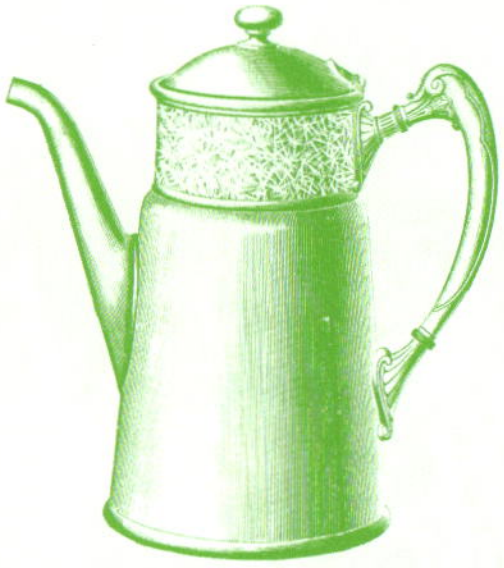

Fieber: Fieber ist immer ein Zeichen dafür, daß der Körper gegen Krankheitserreger kämpft. Dauert das Fieber länger als zwei Tage, sollten Sie stets einen Arzt aufsuchen. Ansonsten ist Bettruhe angesagt. Vitaminreiche und flüssige Nahrung unterstützen den Heilungsprozeß. Fiebersenkend wirkt u.a. Thymian: Geben Sie 1 Teelöffel getrocknetes Kraut auf eine Tasse Aufguß, 10 Minuten ziehen lassen, dann abseihen und möglichst warm trinken. Der Klassiker gegen Fieber ist jedoch Pfefferminze: Gießen Sie 1 Teelöffel mit einer Tasse heißem Wasser auf und lassen Sie den Tee 10 Minuten ziehen. Ihre Abwehrkräfte können Sie mit Hagebutten steigern.

Frauenleiden

Unter Frauenleiden versteht man Beschwerden, die im Zusammenhang mit dem hormonellen Zyklus der Frau stehen; sie können allerdings auch psychisch bedingt sein.

Menstruationsbeschwerden: Krampfartige Schmerzen im Unterleib gehen häufig mit Übelkeit, Kopfschmerzen oder Migräne einher und beeinträchtigen das Wohlergehen empfindlich. Krampflösend wirken zum Beispiel Kamillen-, Pfefferminz- oder Kümmeltee. Trinken Sie davon drei Tassen pro Tag. Außerdem sollten Sie sich Ruhe und Entspannung gönnen, Anstrengungen vermeiden und auf eine ausgewogene Ernährung achten. Auch ein Bad wirkt manchmal Wunder: Gießen Sie 100 Gramm Schafgarbenkraut mit 2 Liter kochendem Wasser auf und geben Sie dies ins Badewasser. Dieser Badezusatz wirkt ebenfalls krampflösend.

Wechseljahre: Etwa ab dem 45. Lebensjahr verringert sich die Produktion von Östrogen und Progesteron und wird schließlich ganz eingestellt. Diese hormonelle Umstellung ruft bei vielen Frauen Hitzewallungen, Herz-Kreislaufstörungen, hohen Blutdruck, Unausgeglichenheit, Depressionen oder Schlafstörungen hervor. Abhilfe kann ein Heublumenbad verschaffen. Baden Sie zweimal pro Woche 10 Minuten lang bei einer Temperatur von 38 Grad. Wohltuend wirkt eine Teemischung aus Frauenmantelkraut, Schafgarbenkraut, Johanniskraut und Salbeiblättern. Gießen Sie 1 Teelöffel von dieser Mischung mit einer Tasse heißem Wasser auf und trinken Sie täglich zwei bis drei Tassen dieses Aufgusses über einen Zeitraum von acht Wochen.

Hauterkrankungen

Die Haut des Menschen umfaßt eine Fläche von 1,5 bis 2 Quadratmetern. Ihre Aufgabe besteht darin, uns vor Krankheitserregern, extremen Temperaturen und Licht zu schützen. Außerdem befinden sich in ihr unzählige reizempfindliche Rezeptoren, die Wahrnehmungen an das zentrale Nervensystem weiterleiten. Ursachen für Hauterkrankungen wie Akne, Abszesse oder Furunkel liegen häufig in einer falschen, da unausgewogenen Ernährung. Kräuteranwendungen können zwar kurzfristig Entzündungen lindern, doch müssen Hauterkrankungen immer auch langfristig behandelt werden. Auch dabei können Kräuter eine Rolle spielen, denn sie aktivieren die Selbstheilungskräfte des Körpers. Außerdem sollten Sie Ihre Ernährung umstellen und viel frisches Obst, Gemüse und natürlich auch Kräuter zu sich nehmen.

Abszesse und Furunkel: Diese beiden Arten von Hautkrankheiten sind ein sicheres Anzeichen für ein geschwächtes Immunsystem oder falsche Ernährung und gehören daher immer auch in die Hände eines Arztes. Ein Abszeß entsteht durch eine bakterielle Entzündung, welche das Gewebe zerstört. So bildet sich eine Höhle, die sich dann mit Eiter füllt. Unter einem Furunkel versteht man dagegen die Entzündung einer Talgdrüse. Beide Erkrankungen können mit einer Auflage aus Bockshornklee behandelt werden. Verrühren Sie dazu 1 Eßlöffel des gemahlenen Samens mit abgekochtem Wasser und geben Sie diesen Brei auf ein Mulltuch. Ein solches Tuch legen Sie mehrmals täglich für 20 Minuten auf die betroffene Hautpartie.

Ekzem: Ein Ekzem ist eine allergische Reaktion der Haut und ist deshalb auch nicht ansteckend. Die betroffene Stelle ist gerötet, bildet Pusteln oder Quaddeln, die häufig stark jucken. Wenn Sie unter einem Ekzem leiden, sollten Sie zuerst vom Hautarzt einen Allergietest durchführen lassen, um die Ursache des Ekzems herauszufinden. Nässende Ekzeme können Sie mit einem Umschlag aus Eichenrinde heilen. Gießen Sie 1 bis 2 Eßlöffel mit $^1/_2$ Liter Wasser auf, 15 Minuten ziehen lassen, dann abseihen und abkühlen lassen. Mit dieser Mischung tränken Sie ein Mulltuch und legen es auf die betroffene Stelle.

Akne: Akne ist eine entzündliche Verstopfung der Talgdrüsen, besonders im Gesichts- und Schulterbereich, die vor allem während der Pubertät auftritt. Ursachen können neben der hormonellen Umstellung auch Allergien oder psychische Störungen sein. Zur Beruhigung der Haut können Sie Kamillentee trinken, am besten drei Tassen pro Tag. Bohnenschalentee entschlackt die Haut. Außerdem sollten Aknepatienten ihre Ernährung umstellen und zugunsten von Gemüse und Salat auf Limonade, Schokolade und andere Süßigkeiten verzichten. Eine gründliche Gesichtsreinigung darf ebenfalls nicht zu kurz kommen. Zusätzlich können Sie einen Lavendelblütentee bereiten (1 gehäufter Eßlöffel auf 1 Liter kochendes Wasser), einen Wattebausch darin tränken und die betroffenen Stellen abtupfen.

Warzen: Warzen können Sie mit Schöllkraut bekämpfen. Tragen Sie täglich den Saft der frischen Pflanze

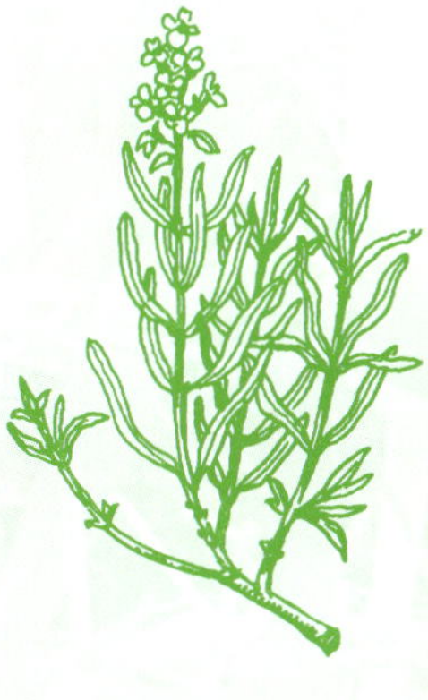

auf und lassen Sie ihn eintrocknen. Waschen Sie sich danach gründlich die Hände, denn Schöllkraut ist giftig!

Herz- und Kreislauferkrankungen

Bei Herzkrankheiten sollten Sie unbedingt immer einen Arzt aufsuchen, denn damit ist nicht zu spaßen. Bei einer Reihe von Beschwerden können Sie jedoch Kräuter zur Unterstützung der ärztlichen Behandlung einsetzen.

Herzbeschwerden: Darunter versteht man Rhythmusstörungen oder Herzflattern, die häufig durch ungesunde Ernährung, zu viel Koffein oder Nikotin, nicht auskurierte Krankheiten oder Streß verursacht werden. Um diese Beschwerden gar nicht erst auftreten zu lassen, sollten Sie Weißdorn zu sich nehmen, denn er versorgt das Herz mit mehr Sauerstoff. Geben Sie 1 gehäuften Teelöffel Weißdornblüten auf eine Tasse heißes Wasser, dann 15 Minuten ziehen lassen und abseihen. Davon trinken Sie morgens und abends je eine Tasse. Entspannend und herzstärkend wirkt auch die folgende Teemischung: 30 Gramm Weißdornblüten, 10 Gramm Hirtentäschelkraut, 20 Gramm Herzgespannkraut und 20 Gramm Melissenblätter. Gießen Sie 1 bis 2 Teelöffel dieser Mischung mit einer Tasse Wasser auf und trinken Sie davon zwei bis drei Tassen täglich.

Hoher Blutdruck: Ein hoher Blutdruck erhöht das Risiko eines Herzinfarktes und muß deshalb unbedingt behandelt werden. Gefährlich wird es ab einem Wert von 160/95 (Normalwert: 120/80). Anzeichen für einen hohen Blutdruck sind Kopfschmerzen, Ohrensausen, Schwindelgefühl, Ermüdung und Herzschmerzen. Seine Ursachen können Nervosität, Streß oder Arterienverkalkung sein, doch lassen auch zu viel Nikotin oder Kochsalz den Blutdruck in die Höhe schnellen. Abhilfe verschafft eine Teemischung aus 30 Gramm Weißdornblüten, 20 Gramm Mistel und 10 Gramm Melissenblätter. Geben Sie davon 1 gehäuften Teelöffel auf eine Tasse kochendes Wasser und lassen Sie das Ganze 10 Minuten ziehen, bevor Sie den Tee abseihen. Davon trinken Sie morgens und abends je eine Tasse. Zusätzlich sollten Sie Ihre Ernährung umstellen und mehr Obst und Gemüse essen. Auch Knoblauch ist ein hervorragender Blutdrucksenker. Entspannung verschafft Ihnen autogenes Training.

Niedriger Blutdruck: Von niedrigem Blutdruck spricht man, wenn der erste Wert unter 100 liegt. Er macht sich zumeist mit Kopfschmerzen, Schwindel, mangelnder Konzentration und einem allgemeinen Schwächegefühl bemerkbar. Ursachen hierfür können seelische Probleme, aber auch Stoffwechselstörungen, Blutarmut oder eine allgemeine Mangelernährung sein. Wer unter niedrigem Blutdruck leidet sollte viel Sport treiben und seinen Körper mit ausreichend Vitamin C versorgen.

Zusätzlich hilft Rosmarintee: geben Sie 1 Teelöffel Rosmarin auf eine Tasse Aufguß und trinken Sie davon 1 Tasse pro Tag. Auch ein Rosmarinbad steigert den Blutdruck. Übergießen Sie dazu 50 Gramm Rosmarinblätter mit 1 Liter Wasser und bringen Sie diese Mischung zum Sieden. Nach 10 Minuten abseihen und ins Badewasser geben. Bei 37 Grad etwa 15 Minuten baden. Dieses Bad sollten Sie allerdings nicht während einer Schwangerschaft durchführen.

Leber und Gallenblase

Da Beschwerden an der Leber oder Gallenblase meist sehr schmerzhaft sind, sollten Sie hier immer einen Arzt aufsuchen. Auch bei Druckschmerzen im Leberbereich, Weißfärbung des Stuhlgangs oder Braunfärbung des Urins sowie bei Gelbfärbung von Haut oder Augen gehören Sie in ärztliche Behandlung. Diese können Sie dann mit Heilpflanzen unterstützen.

Entzündungen der Gallenblase: Die Gallenflüssigkeit ist ein idealer Nährboden für Krankheitserreger aus dem Darm oder dem Blut – so kann es zu schmerzhaften Entzündungen kommen. Linderung verschafft die folgende Teemischung: 10 Gramm Tausendgüldenkraut, 10 Gramm Pfefferminzblätter, 10 Gramm Kamillenblüten und 10 Gramm Schafgarbenblüten. Bereiten Sie daraus einen Aufguß.

Gallensteine: Die Bildung von Gallensteinen wird durch Bewegungsmangel, üppige Ernährung und psychische Probleme begünstigt. In der Regel ist in einem solchen Fall eine Operation unumgänglich. Sie können dieser Erkrankung jedoch gezielt vorbeugen, zum Beispiel indem Sie täglich 2 bis 3 Teelöffel Johanniskrautöl zu sich nehmen. Beruhigend auf die Steingalle wirken Wermut- oder Tausendgüldenkrauttee. Rosmarin regt dagegen die Gallenblasensekretion an: Nehmen Sie 1 Teelöffel Blätter und Blüten pro Tasse Aufguß. Nach 6 bis 8 Minuten abseihen und ein bis zwei Tassen pro Tag trinken.

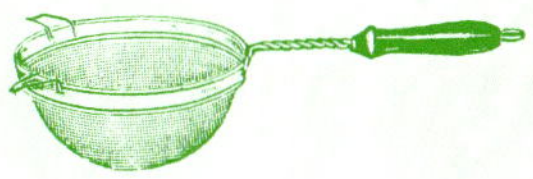

Leberbeschwerden: Die wichtigste Aufgabe der Leber ist die Entgiftung des Körpers und die Produktion von Gallensaft. Funktioniert dieses Organ nicht richtig, so macht sich dies in Übelkeit, Erschöpfung oder Gelbsucht bemerkbar. Ursachen für Funktionsstörungen können neben Leberkrankheiten auch Vergiftungen oder zuviel Alkohol sein. Ein guter Lebertee läßt sich aus Löwenzahnwurzel, Löwenzahnkraut und Mariendistelfrüchten herstellen. Mischen Sie die genannten Komponenten zu gleichen Teilen, kochen Sie 1 Teelöffel der Mischung mit einer Tasse Wasser auf und lassen Sie das Ganze 15 Minuten ziehen. Trinken Sie kurmäßig über mehrere Wochen zwei bis drei Tassen pro Tag. Auch der folgende Tee ist gallentreibend und leberwirksam: Mischen Sie Mariendistelfrüchte, Löwenzahnwurzel, Löwenzahnkraut und Pfefferminzblätter zu gleichen Teilen, nehmen Sie davon 1 Teelöffel pro Tasse Wasser und bereiten Sie einen Aufguß. Nach 15 Minuten abseihen und über einen Zeitraum von vier Wochen täglich drei Tassen trinken.

Nervöse Beschwerden

Zu dieser Art von Beschwerden zählen unter anderem Nervosität, Angst, Depressionen, Appetitlosigkeit und Schlafstörungen. Sie zeigen sich in allgemeiner Lustlosigkeit, Müdigkeit und Abgeschlagenheit. Die Ursachen liegen zumeist im seelischen Bereich, doch können Depressionen auch durch Allergien, hormonelle Umstellungen (z.B. während der Wechseljahre) oder Nebenwirkungen von Arzneimitteln ausgelöst werden. Beliebte Hausmittel für nervöse Beschwerden aller Art sind Tees aus Kamille, Melisse oder Baldrian. Außerdem läßt sich Streß mit autogenem Training oder effektivem Zeitmanagement bekämpfen. Die folgende Teemischung wirkt beruhigend, ausgleichend und nervenstärkend: Orangenblüten, Melissenblätter, Basilikumkraut, Baldrianwurzel und Minzeblätter zu gleichen Teilen mischen und mit 2 Teelöffel dieser Mischung pro Tasse Wasser einen Aufguß bereiten. Davon drei Tassen pro Tag trinken.

Erschöpfung: Gegen Erschöpfung hilft ein Kräuterbad mit Melisse oder Lavendel.

Schlafstörungen: Rund ein Drittel der Deutschen klagt über Schlafstörungen. Dabei unterscheidet man unter Einschlafstörungen, Durchschlafstörungen oder Aufwachstörungen, bei denen der Betroffene viel zu früh aufwacht und dann nicht mehr einschlafen kann. Ursachen hierfür können körperliche Krankheiten sein, aber auch ein Zuviel an Nikotin oder Alkohol sowie Streß, Sorgen, Ängste und andere seelische Belastungen. Zu mehr Entspannung und daher zu einem besseren Schlaf verhilft Ihnen eine Teemischung aus 10 Gramm Lavendelblüten, 10 Gramm Rosenblüten und 10 Gramm Melissenblättern. Nehmen Sie davon 1 gehäuften Teelöffel pro Tasse Wasser und lassen Sie den Aufguß 10 Minuten ziehen. Auch Baldriantee oder ein Bad mit Baldrian lassen Sie besser schlafen. Schließlich sorgt auch dieser Aufguß für ruhigere Nächte: 30 Gramm Hopfenzapfen, 20 Gramm Baldrianwurzel und 30 Gramm Melissenblätter. Von dieser Mischung nehmen Sie 1 Teelöffel pro Tasse Wasser und trinken vor dem Schlafengehen 1 Tasse des Aufgusses. Zusätzlich sollten Sie Entspannungsübungen wie z.B. autogenes Training durchführen oder am Abend noch einen kleinen Spaziergang unternehmen.

Appetitlosigkeit: Gegen Appetitlosigkeit hilft Melissentee mit Hopfen:

Übergießen Sie 2 gehäufte Teelöffel Melissenblätter und $^{1}/_{2}$ Teelöffel Hopfenzapfen mit einer Tasse siedendem Wasser und lassen Sie das Ganze 5 Minuten ziehen. Davon trinken Sie zwei bis drei Tassen pro Tag.

Depressionen: Eine leichte Depression können Sie mit einer zwei- bis dreimonatigen Johanniskrautteekur behandeln. Nehmen Sie 1 bis 2 Teelöffel des Krautes und der Blüten pro Tasse Wasser, lassen Sie den Aufguß 5 Minuten ziehen und trinken Sie morgens und abends je eine Tasse. Vorsicht: Johanniskraut macht lichtempfindlich, auf ausgedehnte Sonnenbäder sollten Sie deshalb während dieser Kur verzichten. Schwere Depressionen gehören immer in ärztliche Behandlung.

Rheumatische Beschwerden

Rheuma und Gicht sind Stoffwechselkrankheiten und gehören deshalb immer in ärztliche Behandlung. Lediglich zur Unterstützung können Heilpflanzen eingesetzt werden, man sollte sie allerdings immer über einen längeren Zeitraum hinweg anwenden. Unter Rheumatismus versteht man dabei fließende, ziehende Schmerzen in Muskeln und Gelenken, seine Ursachen sind noch nicht genau erforscht. Fest steht jedoch, daß hier verschiedene Faktoren zusammenspielen, z.B. Störungen im Stoffwechsel, Streß, falsche Ernährung und Bewegungsmangel. Gicht dagegen ist stets ernährungsbedingt, sie wird durch zuviel Harnsäure im Blut verursacht.

Um die Beschwerden gar nicht erst auftreten zu lassen, empfehlen sich Blutreinigungskuren im Frühjahr und im Herbst. Reinigend und ausleitend wirkt zum Beispiel eine Teemischung aus 30 Gramm Brombeerblättern, 30 Gramm Brennesselblättern, 15 Gramm Holunderblüten und 15 Gramm Löwenzahnwurzel und -kraut. Nehmen Sie von dieser Mischung 1 Teelöffel pro Tasse Aufguß und trinken Sie den Tee schluckweise über den Tag verteilt über einen Zeitraum von etwa vier Wochen.

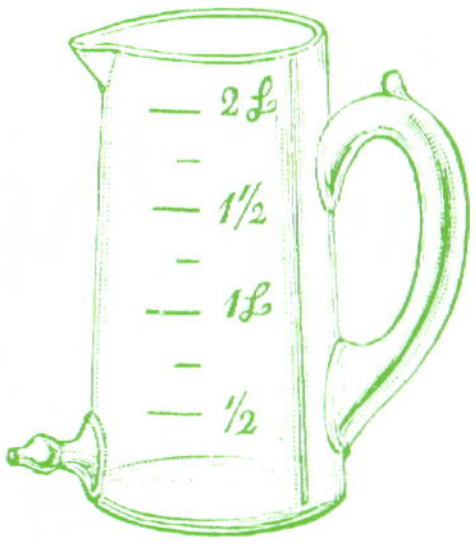

Gegen rheumatische Beschwerden helfen z.B. Löwenzahn und Brennessel, die sich auch sehr schmackhaft als Salat zubereiten lassen. Auch eine vierwöchige Kur mit Brennesseltee wirkt sich positiv auf den Patienten aus. Übergießen Sie 2 gehäufte Teelöffel Kraut mit einer Tasse siedendem Wasser und lassen Sie das Ganze 5 bis 10 Minuten ziehen. Davon trinken Sie täglich drei Tassen.

Schmerzlindernd wirkt ein Tee aus 15 Gramm Bohnenschalen, 15 Gramm Weidenrinde, 5 Gramm Heidekraut, 5 Gramm Schafgarbenkraut und 5 Gramm Mädesüßblüten. Geben Sie 2 Eßlöffel dieser Mischung auf drei Tassen Wasser und kochen Sie den Tee auf zwei Tassen ein. Davon trinken Sie morgens uns abends je eine Tasse. Ein schmerzlinderndes Einreibemittel können Sie ebenfalls leicht selbst herstellen: Setzen Sie 1 Handvoll Königskerzenblüten mit 1 Liter Branntwein an und lassen Sie das Ganze drei Wochen lang ziehen. Filtern Sie die Mischung dabei mehrmals ab. Dann gut verschlossen aufbewahren. Ein heißer Heublumensack auf die betroffene Stelle aufgelegt, hilft ebenfalls gegen Schmerzen. Schließlich machen auch Kräuterbäder das Leben für Rheumapatienten erträglicher, so zum Beispiel mit Rosmarin. Übergießen Sie dazu 50 Gramm Rosmarinblätter mit 1 Liter Wasser und bringen sie dies langsam zum Sieden. Nach 15 Minuten seihen Sie den Rosmarin ab und geben den Extrakt ins Badewasser. Bei 36 bis 38 Grad sollten Sie nicht länger als 15 Minuten baden.

Generell gilt: Rheumapatienten sollten eine Verschlackung des Körpers vermeiden. Dabei spielt auch die Ernährung eine Rolle. Legen Sie doch einmal pro Woche einen Reistag ein. An diesem Tag essen Sie nur 200 Gramm Reis, und zwar dreimal täglich eine Portion. Kochen Sie den Reis jedoch ohne Salz. Wenn Ihnen dies zu fad schmeckt, können Sie Äpfel dazu essen. Auch ein Saunabesuch oder ein Dampfbad entschlacken den Körper. Stark entwässernd wirkt ein Tee aus Birkenblättern und Brennesselkraut. Mischen Sie die Kräuter zu gleichen Teilen und geben Sie 2 Eßlöffel davon auf eine Tasse Aufguß. Davon trinken Sie dann eine Woche lang zwei bis drei Tassen pro Tag.

Unterstützend wirken krankengymnastische Übungen, eine Umstellung auf vegetarische Ernährung und ein weitgehender Verzicht auf Alkohol.

Schmerzen

Schmerzen – egal ob sie nun chronisch oder nur punktuell auftreten – sind höchst unangenehm und beeinträchtigen die Lebensqualität erheblich. Sie sind ein sicheres Zeichen dafür, daß in unserem Körper etwas nicht in Ordnung ist und sollten deshalb – gerade wenn Sie länger andauern – immer von einem Arzt behandelt werden.

Die Schmerzen, unter denen wir am häufigsten leiden, sind *Kopfschmerzen*. Sie entstehen durch eine falsche Blutverteilung im Kopf, die dann zu Gefäßkrämpfen führt. Kopfschmerzen können in verschiedenen Zonen des Kopfes und mit unterschiedlicher Intensität – zum Beispiel dumpf oder pochend – auftreten. Auch ihre Ursachen sind vielfältig: So können unter anderem Kreislaufstörungen, hoher Blutdruck, eine schlechte Verdauung, Hormone, die Halswirbelsäule, Erschöpfung, Anspannung, Vitaminmangel sowie zu viel Alkohol oder Sonne die Schmerzen hervorrufen. Bevor Sie daher mit der Behandlung Ihrer Kopfschmerzen beginnen, sollten Sie deren Ursache herausfinden. Haben Sie vielleicht gestern Abend ein Bierchen zu viel getrunken oder wurde Ihre Halswirbelsäule beim Tennisspielen in Mitleidenschaft gezogen? Speziell bei länger andauernden Schmerzen sollten Sie unbedingt einen Arzt aufsuchen. Wer nicht gleich zu einer Tablette greifen will, kann die Schmerzen mit einer Teemischung aus 20 Gramm Weidenblättern, 20 Gramm Weidenrinde, 20 Gramm Birkenblättern, 20 Gramm Melissenblättern und 20 Gramm Mädesüßkraut lindern. Bereiten Sie einen Aufguß aus 2 Eßlöffel dieser Mischung und 1/2 Liter Wasser und trinken Sie stündlich eine Tasse davon. Auch die Schlüsselblume beruhigt den Kopf. Nehmen Sie 1 Teelöffel Schlüsselblumen pro Tasse Aufguß und lassen Sie den Tee 5 bis 10 Minuten ziehen. Davon trinken Sie zwei Tassen pro Tag. Zusätzlich können Sie Ihre Schläfen mit ein paar Tropfen Pfefferminz- oder Rosmarinöl massieren. Gymnastische Übungen oder Bewegung an der frischen Luft sorgen ebenfalls für eine bessere Durchblutung des Kopfes und vertreiben den Schmerz.

Migräne ist eine besonders unangenehme Form von Kopfschmerzen, da der Schmerz hier mit Übelkeit, Müdigkeit sowie allgemeiner Gereiztheit und Lichtscheue einhergeht. Ihre Ursachen liegen häufig im psychischen Bereich, doch können auch Allergien, Streß, Hormone, ein Wetterwechsel oder eine verspannte Wirbelsäule die Beschwerden auslösen. Krampflösend wirkt hier ein Aufguß aus 1 Teelöffel Gänsefingerkraut pro Tasse Wasser. Lassen Sie diesen etwa 10 Minuten ziehen und trinken Sie davon zwei Tassen pro Tag. Gegen den Brechreiz hilft Kümmel. Nehmen Sie 1 Teelöffel frisch zerstoßenen Kümmel pro Tasse Wasser und lassen Sie dann den Aufguß 10 Minuten ziehen. Zwei Tassen dieses Tees pro Tag lassen die Übelkeit bald verschwinden. Zur Entspannung verhilft Migränepatienten ein Lavendelbad: Rühren Sie 10 Tropfen ätherisches Lavendelöl in 2 Eßlöffel Pflanzenöl und geben Sie diese Mischung ins Badewasser. Baden Sie etwa 10 bis 15 Minuten bei einer Temperatur von 38 Grad.

Muskel- und Gelenkschmerzen entstehen durch Zerrungen, Verspannungen und Überlastung der betroffenen Stellen. Dies kann zum Beispiel passieren, wenn Ungeübte sich beim Sport übernehmen. Die Folge ist der allseits bekannte Muskelkater. Schmerzstillend und entspannend wirkt hier der vielseitige Brennesseltee.

Nicht auf die leichte Schulter nehmen sollten Sie *Ohrenschmerzen*. Eine Mittelohrentzündung kann unter anderem als Folge einer Erkältung auftreten. Krankheitserreger gelangen über die Nase ins Ohr und lösen dort eine Infektion aus, die nicht nur zu starken Schmerzen führt, sondern sich auch durch Fieber, Brechreiz und Schwerhörigkeit bemerkbar macht. Wird die Mittelohrentzündung nicht behandelt, kann sie sich zu einer Innenohrentzündung ausweiten, die Gleichgewichtsstörungen, Erbrechen und Schwerhörigkeit bis hin zur völligen Taubheit zur Folge haben kann. Bei Ohren-

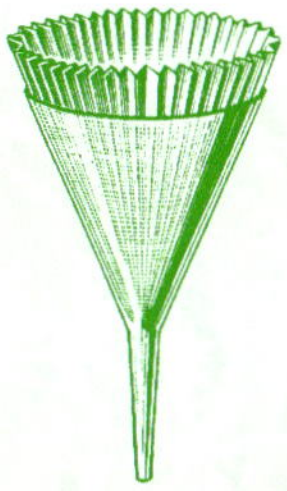

schmerzen sollten Sie deshalb unbedingt einen Arzt aufsuchen, Kräuterbehandlungen können die medizinische Behandlung lediglich unterstützen. Ohrentropfen können Sie aus Spitzwegerich herstellen. Pressen Sie die Blätter aus und träufeln Sie einige Tropfen des Saftes ins Ohr. Auch Kamillentee (2 Teelöffel Kamille pro Tasse Aufguß) können Sie mit Hilfe einer Pipette oder eines Wattestäbchens ins Ohr träufeln. Lassen Sie den Tee 15 Minuten einwirken und spülen Sie dann das Ohr lauwarm aus. Malventee läßt Ohrenschmerzen ebenfalls schneller vergehen. Bereiten Sie eine Aufguß aus 1 Teelöffel Malvenblüten und 1 Teelöffel Rosenblüten und lassen Sie diesen zehn Minuten ziehen. Trinken Sie den Tee in kleinen Schlucken, er löst den Druck im Ohr.

Verdauungsbeschwerden

Die häufigsten Ursachen für Verdauungsbeschwerden aller Art sind eine falsche Ernährung und schnelles, hektisches Essen, wie es in unserer modernen Leistungsgesellschaft leider immer häufiger vorkommt. Wer hat heute schon noch Zeit, sein Mittagessen in aller Ruhe zu sich zu nehmen und zu genießen? Viel zu oft wird zwischen Tür und Angel, auf dem Weg zu einer Besprechung oder am Schreibtisch gegessen. Die Folge: unser Verdauungssystem arbeitet nicht richtig, es kommt zu Blähungen oder Verstopfung. So häufig wie diese Beschwerden sind, so groß ist auch die Anzahl der Heilpflanzen, mit denen man sie behandeln kann. Etwa 100 verschiedene Pflanzen beeinflussen unsere Verdauung in positiver Weise. Am beliebtesten und wirkungsvollsten sind dabei die folgenden:

Pfefferminze
Salbei
Petersilie
Thymian
Majoran
Dill
Rosmarin
Fenchel
Engelwurz
Melisse

Verdauungsstörungen können jedoch schon im Vorfeld vermieden werden, das A und O ist hier eine Änderung des Lebensstils. Nehmen Sie sich Zeit fürs Essen und versuchen Sie ganz generell, jede Art von Hektik zu vermeiden. Dazu gehört auch eine strikte Trennung von Beruf und Privatleben. Schleppen Sie Ihre Probleme aus dem Büro nicht mit nach Hause, sondern schalten Sie einfach ab. Vielleicht hilft Ihnen ja auch ein geruhsamer Abendspaziergang dabei, auf andere Gedanken zu kommen? Ein solcher Spaziergang vor dem Schlafengehen hat zudem den Vorteil, daß der Körper in Bewegung gerät und so das Verdauungssystem besser arbeiten kann.

Auch mit Gewürzen können Sie Verdauungsbeschwerden vorbeugen. Wer zu Blähungen und Völlegefühl neigt, sollte verstärkt zu Anis, Fenchel, Kümmel oder Koriander greifen. Ein nervöser Magen läßt sich mit Basilikum, Dill, Beifuß und Melisse beruhigen; Durchfall dagegen können Sie durch Würzen mit Knoblauch, Bohnenkraut, Pfefferminze, Thymian, Melisse oder Majoran vermeiden.
Hin und wieder hilft jedoch auch die beste Vorbeugung nicht und wir leiden unter Blähungen. Schmerzen im Magen-Darm-Bereich gehen mit Völlegefühl und Darmgeräuschen einher. Die Ursache hierfür ist eine Gasbildung im Darm, die wiederum durch schwere Speisen, Kohlensäure, langes Sitzen, Darmträgheit oder Nervosität hervorgerufen werden kann. Darüber hinaus können Störungen in der Darmflora oder bestimmte Lebensmittelunverträglichkeiten Blähungen verursachen. Leiden Sie häufig unter diesen Beschwerden, sollten Sie vom Arzt abklären lassen, ob Sie eventuell bestimmte Speisen einfach nicht vertragen. Wollen Sie dann dennoch nicht ganz auf diese Nahrungsmittel verzichten, können Sie mit Kümmel, Koriander, Anis oder Fenchel würzen – dies macht Speisen verträglicher. Der Klassiker gegen Blähungen ist ein Tee aus Kümmelfrüchten, Fenchelfrüchten und Anisfrüchten. Mischen Sie diese zu gleichen Teilen und zerstoßen Sie sie im Mörser. Von dieser Mischung geben Sie 1 Teelöffel auf eine Tasse Aufguß und lassen den Tee dann 20 Minuten ziehen. Trinken Sie nach dem Essen eine Tasse. Außerdem können Sie Fencheltee bereiten und ein Tuch damit tränken. Dieses legen Sie warm auf Ihren Bauch und lassen es 20 Minuten lang einwirken. So dürften die Schmerzen bald vergehen. Auch frische Früchte wie Äpfel, Papaya oder Ananas vertreiben Blähungen.
Eine besonders unangenehme Verdauungsstörung ist der *Durchfall*, der häufig mit Fieber und Erbrechen einhergeht. Ursachen hierfür können in Infektionen, Vergiftungen oder verdorbener Nahrung liegen, auch organische Störungen wie eine Überfunktion der Schilddrüse oder eine Erkrankung der Darmflora können Durchfall auslösen. Leiden Sie sehr häufig unter Durchfall, sollten Sie vom Arzt abklären lassen, ob nicht vielleicht eine solche organische Störung bei Ihnen vorliegt. Bei kurzfristigem Durchfall müssen Sie unbedingt genügend Flüssigkeit und Mineralstoffe zu sich nehmen, um die Verluste auszugleichen. Ein gutes Mittel hierfür ist Teefasten. Keimtötend wirkt Wacholderbeertee. Nehmen Sie 1 Teelöffel zerquetsche Wacholderbeeren pro Tasse Wasser, lassen Sie den Aufguß 10 Minuten ziehen und trinken Sie davon drei Tassen pro Tag. Bei leichtem Durchfall löst eine Teemischung aus Gänsefingerkraut, Melissenblättern und Pfefferminzblättern die Krämpfe. Bereiten

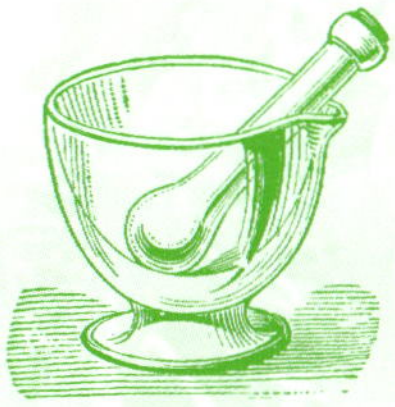

Sie einen Aufguß aus 2 Teelöffel dieser Mischung pro Tasse Wasser und trinken Sie davon zwei bis drei Tassen pro Tag. Schließlich hilft auch eine Heidelbeer-Abkochung gegen Durchfall. Übergießen Sie dazu 3 gehäufte Eßlöffel getrocknete Heidelbeeren mit $^1/_2$ Liter kaltem Wasser und erhitzen Sie dies. Lassen Sie die Mischung 15 Minuten auf kleiner Flamme kochen, dann abkühlen, abseihen und in eine Flasche füllen. Davon nehmen Sie mehrmals täglich 1 Eßlöffel zu sich.

Verstopfung macht sich neben Bauchschmerzen, Krämpfen und Erschöpfung in allgemeinem Unwohlsein bemerkbar. Wird eine Verstopfung nicht behandelt, kann sie zu Hämorrhoiden oder Hauterkrankungen führen. Bei länger anhaltenden Beschwerden sollten Sie deshalb stets einen Arzt zu Rate ziehen. Ursachen für Verstopfung können Bewegungsmangel, Streß, falsche Ernährung sowie Störungen in der Darmflora sein. Vor allem zu viele Weißmehlprodukte und zu viel Fleisch und Fett rufen Beschwerden hervor. Bei chronischer Verstopfung ist deshalb eine Ernährungsumstellung angesagt: Essen Sie mehr Gemüse und ballaststoffreiche Kost wie Äpfel, Birnen, Weiß- oder Rotkohl, Wildsalate oder Rohkost. Körperliche Betätigung ist ebenfalls wichtig. Außerdem sollten Sie viel Flüssigkeit zu sich nehmen. Dazu empfiehlt sich ein Teeaufguß aus 1 Teelöffel zerstoßenem Kümmel und 1 Teelöffel Pfefferminze pro Tasse Wasser. 10 Minuten ziehen lassen, dann zwei bis drei Tassen pro Tag davon trinken. Bei Blähungen und Völlegefühl hilft der folgende Tee: Mischen Sie 15 Gramm Pfefferminzblätter, 15 Gramm Sennesblätter, 10 Gramm Fenchelfrüchte und 10 Gramm Kümmelfrüchte und geben Sie davon 2 Teelöffel auf eine Tasse Aufguß. Diesen lassen Sie 20 Minuten ziehen und trinken morgens und abends je eine Tasse davon.

Gegen *Sodbrennen* – ein brennendes Gefühl im Bereich der unteren Speiseröhre, das durch eine Rückführung von Mageninhalt in die Speiseröhre hervorgerufen wird – hilft ein Teeaufguß aus Kamille und Melisse zu gleichen Teilen. Trinken Sie davon drei Tassen pro Tag.

Verletzungen

Schwerere Verletzungen – wie zum Beispiel Brüche, schwere Verstauchungen oder tiefe Wunden – gehören schon wegen der damit verbundenen Schmerzen immer in die Behandlung eines Arztes. Leichtere Verletzungen wie Insektenstiche, Prellungen oder Blutergüsse können Sie jedoch auch selbst behandeln.

Die wichtigsten Heilpflanzen zur Behandlung von Verletzungen sind Arnika, Beinwell, Kamille und Ringelblume. Bei leichten Verstauchungen hilft eine Beinwell-Kompresse: Verrühren Sie 2 Eßlöffel Beinwellwurzel mit Wasser zu einem Brei und lassen Sie diesen

15 Minuten köcheln. Dann tauchen Sie ein Tuch hinein, lassen es etwas abkühlen und wickeln es um die betroffene Stelle. Diese Kompresse hilft auch bei Prellungen.

Eine *Schwellung* sollte gekühlt werden. Abschwellend wirken auch Arnika-Umschläge: Bereiten Sie einen Aufguß aus 1 gehäuften Teelöffel Arnikablüten pro Tasse Wasser, lassen Sie ihn 5 Minuten ziehen und dann auf Zimmertemperatur abkühlen. Damit tränken Sie nun ein Stück Watte, legen es auf die betroffene Stelle und wickeln eine Mullbinde herum.

Insektenstiche können Sie behandeln, indem Sie sofort eine Zwiebelscheibe auf den Stich legen, ihn mit zerriebenen Spitzwegerichblättern einreiben, oder Petersilie, im Mörser gepreßt, auf den Stich tupfen. Stiche im Mund- und Rachenraum müssen Sie sofort mit einem Eiswürfel kühlen und dann unbedingt einen Arzt aufsuchen.

Schnitt- und Schürfwunden sollten Sie zuerst reinigen, dann können Sie sie mit Knoblauchwickeln behandeln. Gegen Blutergüsse schließlich hilft ein Umschlag aus zerdrückten Kohlblättern.

Achtung: In manchen Fällen können Umschläge Hautreizungen hervorrufen.

Zahnschmerzen und Beschwerden im Mund

Der Klassiker gegen Zahnfleischentzündungen, Infektionen der Mund- und Rachenschleimhaut, oder Druckstellen von Prothesen ist Salbei. Gurgeln Sie bei diesen Beschwerden mehrmals täglich mit Salbeitee. Bereiten Sie dazu einen Aufguß aus 1 Teelöffel Salbeiblättern pro Tasse Wasser, den Sie 10 Minuten ziehen lassen. Sie können auch frische Salbeiblätter kauen.

Mundschleimhauterkrankungen gehen zumeist mit Fieber, Schmerzen, Schwellungen, Bläschen oder Geschwüren einher und können eine ganze Reihe von verschiedenen Ursachen haben. So kann eine solche Infektion unter anderem durch falsches Zähneputzen, Vitaminmangel, Stoffwechselstörungen, Zahnfüllungen oder Hormone hervorgerufen werden. Zur Selbstbehandlung empfiehlt sich Bockshornklee, denn er entzieht der Schleimhaut die Giftstoffe. Zerstoßen Sie 1 Teelöffel des Samens und setzen Sie diesen mit einer Tasse Wasser kalt an. 10 Minuten ziehen lassen, dann kurz aufkochen, abkühlen lassen und damit gurgeln. Ebenfalls gegen Mundschleimhautentzündungen hilft eine Teemischung aus 30 Gramm Salbeiblättern, 20 Gramm Rosmarinblättern und 20 Gramm Thymiankraut. Nehmen Sie davon 1 Eßlöffel pro Tasse Aufguß und spülen Sie mehrmals täglich damit, vor allem nach den Mahlzeiten. Wer unter Mundgeruch leidet, sollte Äpfel essen oder Aniskörner kauen.

Gegen Zahnschmerzen hilft Nelkenöl. Geben Sie 3 bis 5 Tropfen mit einem Wattebausch auf den schmerzenden Zahn.

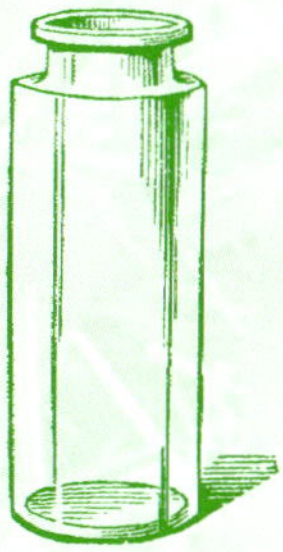

Schmackhafte Rezepte mit Kräutern

In der Küche lassen sich Kräuter auf vielseitige Weise einsetzen. Egal ob frisch als Salat zubereitet oder getrocknet als Gewürz über die Speisen gestreut – sie verleihen dem Gericht ein ganz besonderes Aroma. Der Einsatz von Kräutern in der Küche war ursprünglich aus gesundheitlichen Gründen gegeben. Lippenblütler wie Majoran, Pfefferminze und Rosmarin oder Doldengewächse wie Petersilie und Kümmel fördern nämlich die Verdauung und machen so auch fette Speisen leichter bekömmlich. Außerdem wirken einige Kräuter antibakteriell – eine Eigenschaft, die man sich schon seit alters her bei der Konservierung von Essig, Öl oder Wein zunutze macht.

Bevor Sie beginnen, sollten Sie sich erst einmal ein gewisses Grundwissen aneignen. Lernen Sie die Kräuter kennen – zum Beispiel mit Hilfe unserer Pflanzenporträts im Kräuterbrevier! Schmecken Sie zunächst mit nur einer Würzzutat ab oder greifen Sie auf bewährte Kräutermischungen wie das Bouquet garni oder die Herbes de Provence zurück. Wenn Sie dann über einige Erfahrung im Umgang mit Kräutern verfügen, können Sie verschiedene Kräuter kombinieren. Vermeiden Sie dabei jedoch, allzu viele verschiedene Kräuter zusammenzumischen, denn ihr Geschmack und ihre Wirkung können sich gegenseitig beeinflussen oder aufheben. Mit drei verschiedenen Kräutern liegen Sie in der Regel gerade richtig. Wie Sie dann würzen, ist Ihrem persönlichen Geschmack überlassen. Wer sich vor allem gesund ernähren will, sollte bedenken, daß Vitamine hauptsächlich in frischen Kräutern vorhanden sind, beim Konservieren gehen sie häufig verloren. Entscheidend ist auch die Dosierung: Von frischen Kräutern sollten Sie etwa einen halben bis einen gestrichenen Teelöffel zugeben, von getrockneten nur etwa halb so viel. Allgemein gilt: Würzen Sie lieber zu wenig als zu viel. Nachwürzen können Sie allemal, Geschmack aus den Speisen herauszunehmen ist dagegen unmöglich.

Wenn Sie wissen, welches Kraut zu welcher Speise paßt, so brauchen Sie eigentlich nur noch eines: Mut zum Ausprobieren. Dabei spielt es keine Rolle, ob Sie sich an unsere Anregungen im Rezeptteil halten oder Ihre eigenen Küchenkreationen mit Kräutern verfeinern. Probieren geht über Studieren!

Wenn nichts anderes angegeben ist, sind die Rezepte übrigens stets für vier Personen gedacht.

Welches Kraut paßt wozu?

- ***Braten:*** Liebstöckel, Salbei, Thymian, Lorbeer, Rosmarin
- ***Eierspeisen:*** Basilikum, Borretsch, Dill, Kresse, Schnittlauch, Pimpinelle, Kerbel, Thymian
- ***Erfrischungsgetränke:*** Melisse, Pfefferminze
- ***Fines herbes:*** Schnittlauch, Petersilie, Estragon, Kerbel, Basilikum
- ***Fisch:*** Basilikum, Estragon, Lorbeer, Salbei, Thymian, Kerbel, Melisse
- ***Geflügel:*** Estragon, Rosmarin, Salbei, Thymian, Melisse
- ***Grüne Soße:*** Kerbel, Petersilie, Schnittlauch, Pimpinelle, Dill, Borretsch, Melisse
- ***Gurken:*** Borretsch, Dill, Dillsamen, Lorbeer
- ***Hülsenfrüchte:*** Kerbel, Dill, Minze, Bohnenkraut, Kümmel, Fenchelsamen, Ysop, Majoran
- ***Käse:*** Borretsch, Petersilie, Schnittlauch, Minze, Kerbel, Dill, Majoran, Oregano, Salbei
- ***Kartoffeln:*** Bohnenkraut, Majoran, Salbei, Lorbeer, Petersilie, Thymian
- ***Kohl:*** Lorbeer, Kümmel, Fenchelsamen, Thymian, Majoran
- ***Lamm:*** Rosmarin, Salbei, Pfefferminze, Knoblauch
- ***Gelbe Rüben:*** Petersilie
- ***Nudelgerichte:*** Basilikum, Oregano, Thymian, Majoran, Rosmarin, Salbei, Muskat
- ***Pickles:*** Dill, Minze
- ***Pizza:*** Oregano, Thymian, Salbei
- ***Reis:*** Fenchel
- ***Rind/Kalb:*** Koriander, Dill, Liebstöckel, Majoran, Thymian, Ysop
- ***Salate:*** Basilkum, Borretsch, Dill, Estragon, Kerbel, Kresse, Melisse, Petersilie, Schnittlauch, Kapuzinerkresse, Pimpinelle, Ringelblume, Koriander, Sauerampfer
- ***Schwein:*** Majoran, Kerbel, Fenchel, Salbei
- ***Süßspeisen:*** Borretschblüten, Muskatellersalbei, Pfefferminze
- ***Suppen:*** Estragon, Liebstöckel, Petersilie, Schnittlauch, Kerbel, Dill, Oregano
- ***Tee:*** Melisse, Salbei, Rosmarin, Pfefferminze, Thymian
- ***Tomaten:*** Basilikum, Dill, Petersilie, Schnittlauch, Majoran, Oregano, Pimpinelle
- ***Wild:*** Lorbeer, Salbei, Thymian
- ***Wurstsalat:*** Liebstöckel, Petersilie, Schnittlauch
- ***Zwiebeln:*** Oregano, Kümmel

Klassische Kräutermischungen

- *Fines herbes*
  Kerbel, Estragon, Schnittlauch, Petersilie

- *Bouquet garni*
  3 Stengel Petersilie · 1 Zweig Thymian · 1 Lorbeerblatt

- *Bouquet garni (Variation)*
  2 Zweiglein Thymian · 2 Stengel Majoran · 1 kleines Bund Petersilie 1 Lorbeerblatt

- *Herbes de Provence*
  Oregano, Rosmarin, Thymian, Majoran, Bohnenkraut, Lavendel

- *Kräutermischung für Rind*
  Rosmarin, Thymian, Orangenschale, Bohnenkraut, Petersilie

- *Kräutermischung für Lamm*
  Rosmarin, Thymian, Bohnenkraut, Petersilie, Minze

- *Kräutermischung für Schwein*
  Salbei, Thymian, Majoran

- *Kräutermischung für Geflügel*
  Petersilie, Thymian, Estragon, Majoran, Lorbeerblätter

- *Kräutermischung für Fisch und Meeresfrüchte*
  Dill, Estragon, Zitronenschale

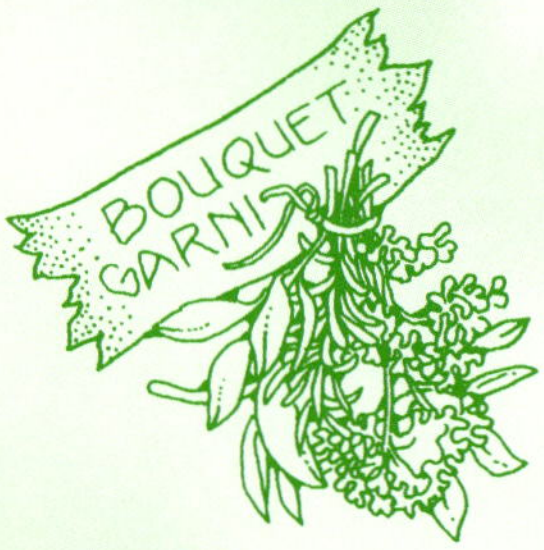

Brotaufstriche, süß und pikant

Kräuterbutter

125 g Butter · 2 EL Petersilie
1/2 EL Pfefferminze · 1 EL Schnittlauchröllchen · 1/2 EL gemahlene Senfkörner
1 EL Zitronensaft

Die Butter weichrühren. Die Petersilie und die Pfefferminze feinhacken und zusammen mit dem Schnittlauch und dem Senfpulver unter die Butter schlagen. Den Zitronensaft tröpfchenweise zugeben, dabei stets kräftig weiterrühren. Die Masse auf Alufolie geben und zu einer Rolle formen. Die Butter in das Papier einrollen und im Kühlschrank mindestens 2 Stunden hart werden lassen.

Raffinierte Kräuterbutter

150 g Butter · 2 Knoblauchzehen
Salz · Pfeffer · 1 Spritzer Zitronensaft
1 Spritzer Worcestersoße
1 Bund frische Kräuter: Petersilie, Dill, Kerbel, Basilikum u.ä.

Die Butter etwas weich werden lassen, bis sie streichfähig ist. Die Knoblauchzehen mit etwas Salz im Mörser zerstoßen und unter die Butter rühren. Mit Salz, Pfeffer, Zitronensaft und Worcestersoße würzen. Die Kräuter feinhacken und untermischen. Auf Alufolie zu einer Rolle formen und mindestes 2 Stunden im Kühlschrank hart werden lassen.

Wildpflanzen-Kräuterbutter

200 g Butter · 2 EL Bärlauch
1 EL junge Pastinak-Blätter
1 EL Geißfuß-Blätter · Salz

Die Butter etwas weich werden lassen, bis sie streichfähig ist. Die Kräuter sehr feinhacken, dann mit etwas Salz und der Butter verrühren. Auf Alufolie zu einer Rolle formen und mindestens 2 Stunden im Kühlschrank hart werden lassen.

Sommerlicher Kräuterquark

125 g Quark · 2 EL Sauerrahm
1 EL Fenchel · 1 EL Zitronenmelisse
2 EL Petersilie · 1 Knoblauchzehe
Kapuzinerkresseblüten zum Garnieren

Quark und Sauerrahm glattrühren, die Kräuter feinhacken und den Knoblauch durch die Presse drücken. Kräuter und Knoblauch in die Quarkmischung rühren und unterschlagen. Wer will, kann den Kräuterquark mit Kapuzinerkresseblüten garnieren.

Bunter Kräuterquark

600 g Magerquark · 6 EL Milch
2 TL Senf · 1 TL Kräutersalz
1/2 gelbe Paprikaschote · 1/2 Bund
Radieschen · 1 Bund Schnittlauch
1/2 Bund Dill · 1/2 Bund Estragon
frisch gemahlener Pfeffer
Zitronensaft · 1/2 Beet Kresse

Quark, Milch, Senf und Kräutersalz cremig rühren. Die Paprika und Radieschen putzen, die Kräuter waschen und trockentupfen. Alles feinhacken, unter den Quark rühren und mit Pfeffer und Zitronensaft abschmecken. Kresse abzupfen und über den Quark streuen.

Bärlauch-Aufstrich

250 g Speisequark · 2 EL Sauerrahm
1 Prise Senf · 1 Prise Zucker
Salz · Pfeffer · 1 Handvoll Bärlauchblätter · 1 TL Zitronensaft

Den Quark und den Sauerrahm glattrühren. Etwas Senf zugeben und mit Zucker, Salz und Pfeffer abschmecken. Die Bärlauchblätter gut waschen, trockentupfen, sehr fein hacken und in die Quarkmischung geben. Mit dem Zitronensaft verfeinern.

Kräutermayonnaise mit Thunfisch

1 Eigelb · 1/2 TL gemahlene Senfkörner
frisch gemahlener weißer Pfeffer
125 ml Sonnenblumenöl · Saft von 1/2 Zitrone · 4 Sauerampferblätter
2 EL Kerbel · 2 EL Schnittlauchröllchen
2 Eier · 200 g Thunfisch aus der Dose
4 Kapern

Das Eigelb in eine Schüssel geben und mit Senf und Pfeffer verrühren. 2 Eßlöffel Sonnenblumenöl unterschlagen, dann den Zitronensaft langsam zugeben. Nach und nach das restliche Öl unterschlagen. Die Sauerampferblätter von den Mittelrippen befreien, den Kerbel feinhacken und zusammen mit der Mayonnaise und dem Schnittlauch in den Mixer geben und zu einer glatten Soße pürieren. Die Eier hartkochen, längs halbieren und mit der Schnittfläche nach unten auf einen Teller legen. Den Thunfisch abtropfen und zerteilen und um jedes Ei einen Thunfischring legen. Die Kräutermayonnaise löffelweise auf die Eier geben. Jede Eihälfte mit 1 Kaper garnieren.

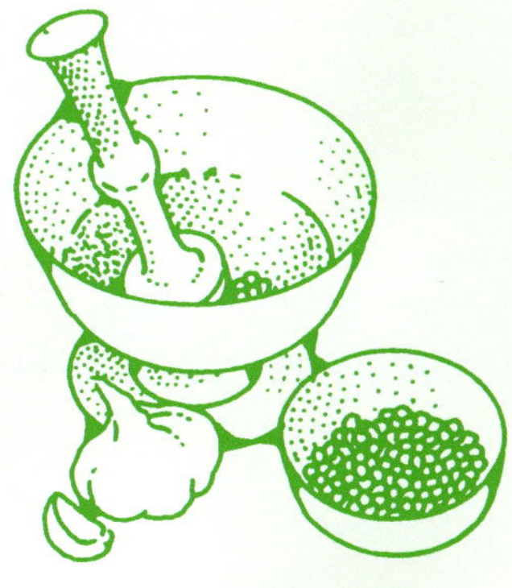

Brotaufstrich mit Frühlingskräutern

250 g Magerquark · 1/8 l Sauerrahm
1 EL Zitronensaft · Salz · Pfeffer
1 Prise Zucker · 1 TL Gänseblümchenblätter · 1 TL Spitzwegerichblätter
1 TL Bärlauchblätter · 1 TL Geißfußblätter

Den Quark glattrühren und den Sauerrahm unterschlagen. Mit Zitronensaft, Salz, Pfeffer und Zucker abschmecken. Die Kräuter feinhacken und kurz vor dem Anrichten unter den Aufstrich heben.

Obatzter

200 g Camembert · 3 EL Sauerrahm
80 g Butter · 100 ml Milch · 1 Zwiebel
1 EL Bärlauch · 4 EL gehackte Kräuter (z.B. Brunnenkresse, Scharbockskraut, Petersilie, Schnittlauch) · Salz · Pfeffer
Paprikapulver

Den Camembert mit dem Sauerrahm, der Butter und der Milch zu einem Brei zerdrücken. Die Zwiebel feinschneiden, zusammen mit dem feingehackten Bärlauch und den anderen Kräutern unter den Brei mischen und mit Salz, Pfeffer und Paprika abschmecken.

Brunnenkresse-Aufstrich

500 g Quark · 1/4 l Sauerrahm
1 Zwiebel · 1 Prise Zucker · 1 TL Senf
Salz · Pfeffer · 4 EL Brunnenkresse

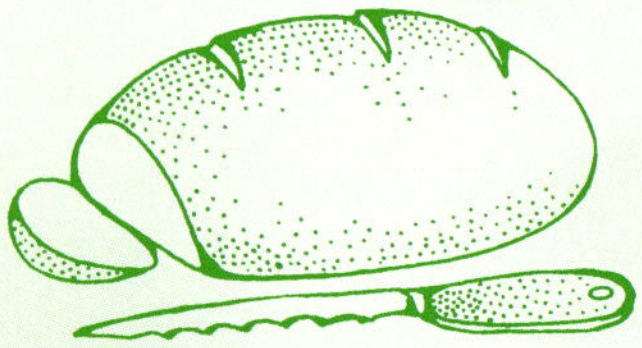

Den Quark glattrühren und mit dem Sauerrahm vermischen. Die Zwiebel häuten, sehr fein hacken und ebenfalls zugeben. Den Aufstrich mit Senf, Zucker, Salz und Pfeffer abschmecken. Die Brunnenkresse feinhacken und in den Aufstrich rühren.

Suppen

Sauerampfer-Borscht

500 g Sauerampfer · Salz
Saft von 2 unbehandelten Zitronen
3 EL Zucker · 100 ml Sauerrahm

Sauerampfer kleinhacken und mit Salz, Zitronensaft, Zucker und etwas Wasser 20 Minuten bei niedriger Hitze kochen lassen. Abkühlen lassen und den Sauerrahm unterziehen. Eiskalt servieren. Dazu schmecken Pellkartoffeln, Schnittlauch oder hart gekochte Eier.

Kräutersuppe

150 g Kartoffeln · 1/2 l Milch
2 Schalotten · 30 g Butter
150 g Brunnenkresse · 100 g Sauerampfer
0,3 l Gemüsebrühe · Salz · Pfeffer
Muskatnuß · Zitronensaft
50 g Schmand

Die Kartoffeln schälen, in Würfel schneiden und in der Milch garkochen. Die Schalotten in feine Streifen schneiden und in der Butter dünsten. Die Kräuter feinhacken, zu den Schalotten geben und kurz mitdünsten. Das Ganze zu den Kartoffeln geben, die Gemüsebrühe zugießen und alles im Mixer pürieren. Durch ein Sieb passieren und mit Salz, Pfeffer und wenig Muskatnuß abschmecken. Einen Spritzer Zitronensaft zugeben und mit dem Schmand legieren.

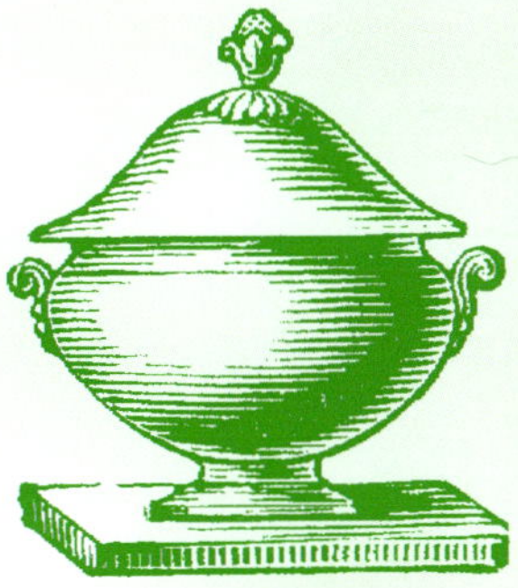

Bärlauchsuppe

1 Zwiebel · 2 EL Butter · 1 EL Mehl
1 l Gemüsebrühe · Salz
12 Bärlauchblätter

Die Zwiebel sehr fein hacken und in der Butter goldgelb rösten. Das Mehl darüberstreuen und eine leichte Mehlschwitze bereiten. Die Gemüsebrühe zugießen und kurz aufkochen. Die Bärlauchblätter feinhacken und mit der Suppe übergießen.

Liebstöckelsuppe

4 EL Olivenöl · 4 Scheiben altbackenes Brot · 1 Bund frisches Basilikum
1 Knoblauchzehe · 1/2 Bund Petersilie
90 g Butter · 1,2 l Hühnerbrühe
2 Eier · 1 Eigelb · 60 g Parmesan
Salz · Pfeffer

Das Olivenöl über das Brot träufeln und das Brot grillen, bis es braun ist. Basilikum, Knoblauch und Petersilie feinhacken und in der Butter andünsten. Mit der heißen Hühnerbrühe aufgießen und 2 Minuten simmern. Die Eier und das Eigelb mit dem Parmesan, Salz und Pfeffer verschlagen. Die Suppe zum Kochen bringen, langsam die Eier zugeben und dabei so umrühren, daß sich Eierflocken bilden. Je eine Brotscheibe in einen Suppenteller legen. Die Suppe abschmecken und über das Brot gießen.

Kerbelsuppe

1 l Hühnerbrühe · 2 EL Maisstärke
2 EL Weißwein · 2 Eigelb
1 EL Naturjoghurt · Salz · Pfeffer
80 g frische Kerbelblätter · Sesamöl
Geröstete Weißbrotwürfel

Die Hühnerbrühe aufkochen. Die Maisstärke mit dem Wein verquirlen und in die Brühe einrühren. Die Suppe unter weiterem Rühren aufkochen, bis sie leicht sämig ist. Das Eigelb mit dem Joghurt mischen, in die Suppe einrühren und mit Salz und Pfeffer abschmecken. Den Kerbel feinhacken und in die Suppe geben, einige Tropfen Sesamöl hineinträufeln. Das Ganze noch 5 Minuten ziehen lassen, in Suppenteller füllen und die Weißbrotwürfel dazugeben.

Sauerampfersuppe

1 kleine Zwiebel · 2 Knoblauchzehen
2 Bund Sauerampfer · Butter
Muskatnuß · 2 Kartoffeln
1,2 l helle Brühe · Salz, Pfeffer
75 ml Schlagrahm

Die Zwiebel hacken, den Knoblauch hacken und durch die Presse drücken, die Sauerampferblätter in feine Streifen schneiden und alles zusammen in der Butter andünsten. Muskatnuß darüberreiben und umrühren. Die Kartoffeln kleinschneiden und zusammen mit der Brühe zu den Kräutern geben, kräftig salzen und pfeffern. Wenn die Kartoffeln weich sind, die Suppe in den Mixer geben und glattpürieren. Dann wieder in den Topf gießen und erhitzen. In eine angewärmte Suppenterrine füllen und mit dem Schlagrahm übergießen.

Kressesüppchen

1 Kartoffel · 1/4 l Gemüsebrühe
1 Beet Kresse · 3 EL Schlagrahm
Salz · frisch gemahlener Pfeffer
1 TL Zitronensaft · 40 g Krabben

Die Kartoffel schälen, in Würfel schneiden und in der Gemüsebrühe 10 Minuten weichkochen. Die Kresse vom Beet schneiden und die Hälfte davon zusammen mit der Sahne in die Suppe geben. Alles mit dem Stabmixer pürieren. Mit Salz, Pfeffer und einem Spritzer Zitronensaft abschmecken. Die Krabben mit dem restlichen Zitronensaft beträufeln und pfeffern. Zum Servieren die Krabben und die restliche Kresse auf die Suppe streuen.

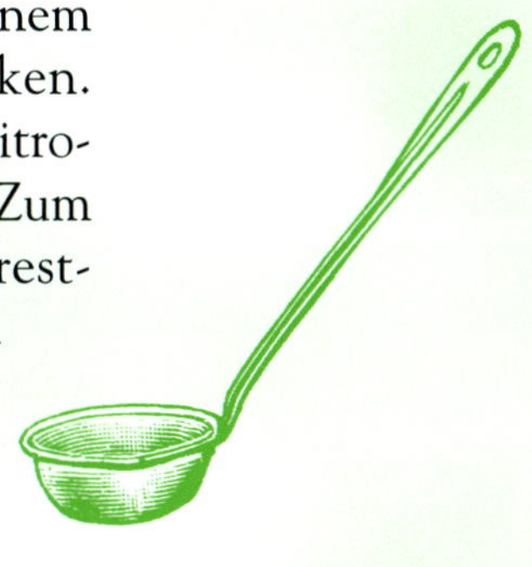

Basilikumsuppe

1 Zwiebel · 1/8 l kaltgepreßtes Olivenöl
250 g Tomaten · 2 Kartoffeln
3 gelbe Rüben · 100 g eingeweichte Bohnen · Salz · Pfeffer · 3 Knoblauchzehen · 1 Handvoll Basilikumblätter
50 g geriebener Parmesan

Die Zwiebel in Ringe schneiden und in einem Suppentopf in 2 Eßlöffel Olivenöl andünsten. Die Tomaten blanchieren, schälen, kleinschneiden, zu den Zwiebeln geben und unter Rühren kurz mitdünsten. Alles mit 1 Liter Wasser aufgießen und noch einmal aufkochen. Die Kartoffeln schälen und in Würfel schneiden, die gelben Rüben schälen und in Scheiben schneiden und beides zusammen mit den eingeweichten Bohnen in die Suppe geben. Bei schwacher Hitze 30 bis 45 Minuten köcheln lassen, bis die Bohnen weich sind. Mit Salz und Pfeffer abschmecken. Die Knoblauchzehen in einem Mörser mit etwas Salz zerdrücken und mit dem Basilikum und dem Parmesan vermengen. Das restliche Olivenöl nach und nach zugießen und alles zu einer geschmeidigen Paste verarbeiten. Die Basilikumpaste in die Suppenteller geben und die Suppe darübergießen.

Bärenklausuppe

2 Zwiebeln · 150 g frische Bärenklaublätter · 20 g Butter · 300 g Kartoffeln
1 1/4 l Gemüsebrühe · Salz

Für die Einlage:
10 g Bärenklaublätter · 20 g Butter
4 EL Schlagrahm

Die Zwiebeln und die Bärenklaublätter feinhacken. Die Butter in einer Pfanne erhitzen und die Zwiebeln und den Bärenklau darin andünsten. Die Kartoffeln schälen und würfeln und ebenfalls in die Pfanne geben. Alles unter ständigem Wenden etwa 2 Minuten erhitzen. Die Brühe zugießen und alles noch einmal 15 Minuten leicht kochen lassen. Mit Salz abschmecken und die Suppe im Mixer pürieren.
Als Suppeneinlage 10 Gramm grob geschnittene Bärenklaublätter in der Butter dünsten und den Schlagrahm zugießen. Mit der Suppe vermischen und noch einmal kurz aufkochen.

Salate

Löwenzahnsalat mit Speck

1 kleiner Kopfsalat · 120 g Radieschen
90 g Brunnenkresse · 60 g Löwenzahnblätter · 4 Zwiebeln · 4 EL Petersilie
frisch gemahlener Pfeffer
120 g magerer Speck · 2 EL Olivenöl
2 EL Apfelessig

Den Kopfsalat in Streifen, die Radieschen in Scheiben schneiden. Kresse, Löwenzahn, Zwiebeln und Petersilie grobhacken und alles vermischen. Pfeffer darüberstreuen. Den Speck feinwürfeln. Das Olivenöl bei mittlerer Hitze heiß werden lassen und den Speck darin anbräunen. Die Pfanne vom Herd nehmen, den Essig zugeben und schwenken. Die Specksoße noch heiß unter den Salat mischen und servieren.

Geflügelsalat mit Eiern und Kräutern

250 g Geflügelfleisch · 1 Apfel · 5 Eier
4 EL Wurzeln (Waldweidenröschen, Sellerie, gelbe Rüben)
8 EL Kräuter (z.B. Gänseblümchen, Hirtentäschel, Brunnenkresse, Sauerampfer)
Pfeffer · Salz · Essig · Öl

Das Geflügel in kleine Stücke schneiden. Den Apfel schälen und kleinschneiden, die Eier hartkochen und ebenfalls kleinschneiden und beides mit dem Geflügel vermischen. Die Wurzeln kochen, aber nicht zu weich, und zusammen mit den gehackten Kräutern zum Geflügel geben. Mit Salz, Pfeffer, Essig und Öl abschmecken.

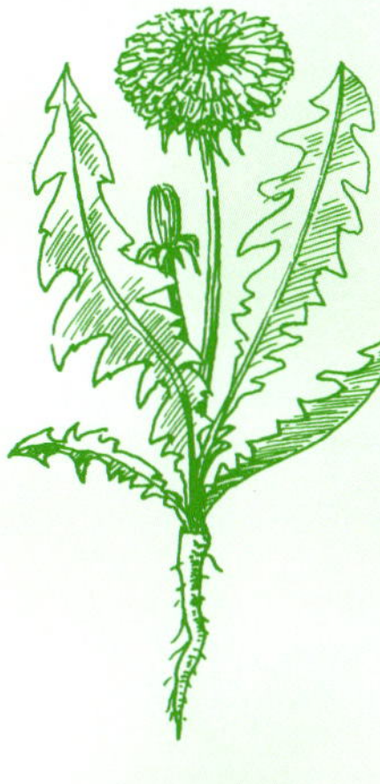

Reissalat mit Ringelblumen

225 g Langkorn-Naturreis
1/2 l Wasser · 1/2 TL Salz
1/2 TL Kurkuma · 900 g frische Erbsen
1 Stengel Pfefferminze · 1/8 l Buttermilch
4 EL Olivenöl · 2 EL gehackte Pfefferminze
Blütenblätter von 4 Ringelblumen

Den Reis mit Wasser, Salz und Kurkuma in einen Topf geben und langsam zum Kochen bringen. Zugedeckt etwa 40 Minuten leise köcheln lassen. Unter kaltem Wasser abspülen und gut abtropfen lassen. Die Erbsen palen und zusammen mit der Pfefferminze 15 Minuten dämpfen. Mit dem Reis vermischen. Die Buttermilch mit dem Olivenöl verschlagen und unter den noch warmen Reis ziehen. Den Salat erkalten lassen. Kurz vor dem Servieren die gehackte Pfefferminze und die abgezupften Blütenblätter unterheben.

Bunter Kräutersalat

Kräutermischung aus:
3 Teile Löwenzahnblätter
2 Teile Schlüsselblumenblätter
1 Teil Spitzwegerich · 1 Teil Vogelmiere
1 Teil Gänseblümchenblätter

Als Würzmittel:
Je 1 EL Geißfuß und Brunnenkresse

Für die Marinade:
4 EL Apfelessig · 4 EL Öl · Salz
Pfeffer · 1 hart gekochtes Ei
1 EL Sauerrahm

Löwenzahn und Schlüsselblume in grobe Stücke schneiden, ebenso den Spitzwegerich. Vogelmiere und Gänseblümchenblätter kleinhacken. Geißfuß und Brunnenkresse sehr fein hacken und zusammen mit den übrigen Kräutern in eine Schüssel geben. Aus dem Apfelessig, Öl, Salz und Pfeffer eine cremige Marinade rühren und über den Salat gießen. Alles gut durchmischen und ziehen lassen. Das Ei feinhacken und zusammen mit dem Sauerrahm zum Salat geben.

Kichererbsensalat

225 g Kichererbsen · 150 ml Olivenöl
3 Knoblauchzehen · 2 Lorbeerblätter
1 Zweig Rosmarin · 1 rote Zwiebel, in dünne Scheiben geschnitten
1 TL Oregano · Saft von 1 unbehandelten Zitrone · Salz · Pfeffer

Die Kichererbsen mit kochendem Wasser übergießen, 2 Stunden einweichen, dann abgießen. Mt der Hälfte des Olivenöls in einen Topf geben und knapp mit Wasser bedecken. Den Knoblauch zerdrücken und zusammen mit Lorbeer und Rosmarin zufügen. Erst 10 Minuten kochen, dann 2 Stunden leise köcheln lassen, bis die Kichererbsen weiß sind. Abtropfen lassen und sofort mit den restlichen Zutaten vermengen. Mit Salz und Pfeffer abschmecken und servieren.

Tomatensalat mit Schafskäse und Thymian

(für 2 Personen)
2 Tomaten · 1 rote Zwiebel
1/2 unbehandelte Zitrone · Salz
gemahlener Pfeffer · 200 g Fetakäse
1/2 Bund Thymian · 2 EL Semmelbrösel
1 Ei · 3 EL Olivenöl

Die Tomaten waschen und in sehr dünne Scheiben schneiden. Die Zwiebel abziehen und in dünne Ringe schneiden. Die Zitrone in Stücke schneiden. Tomaten, Zwiebeln und die Zitronenstücke auf einer Platte anrichten und die Tomaten mit Salz und Pfeffer bestreuen. Den Fetakäse in etwa 1 cm dicke Scheiben schneiden. Die Hälfte des Thymians hacken und in einer kleinen Schüssel mit den Semmelbröseln vermengen. Das Ei in einer zweiten Schüssel verquirlen. Die Käsescheiben zuerst im Ei, dann in der Semmelbröselmischung wenden. Das Öl erhitzen und den Feta darin von beiden Seiten goldbraun braten. Die restlichen Thymianzweige kurz mitbraten. Den Feta auf die Tomaten geben und alles mit dem gebratenen Thymian bestreuen.

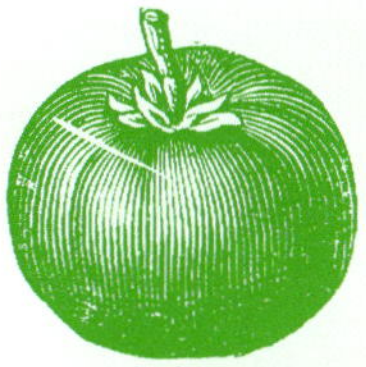

Raukesalat mit Kerbel

70 g Rauke · 50 g Kerbel · 2 Orangen
5 EL Sonnenblumenöl · 1 EL Apfelessig
1 TL Senf · Salz · frisch gemahlener
Pfeffer · 4 Scheiben Baguette
80 g Leberpastete

Die Rauke abspülen und den Salat in mundgerechte Stücke zerteilen. Kerbel waschen, trockenschütteln und die langen Stengel entfernen.

Eine Orange schälen, die weiße Haut entfernen und die Fruchtstücke in kleine Stücke schneiden. Die zweite Orange auspressen und den Saft mit Öl, Essig, Senf, Salz und Pfeffer verrühren.
Den Salat und die Kerbelblättchen auf einer Platte anrichten und die Soße darübergeben. Das Baguette rösten, die Leberpastete auf die abgekühlten Brotscheiben geben und auf dem Salat anrichten. Mit den Orangenstücken bestreuen.

Kräuter-Reissalat

250 g Reis · 1 Apfel · 2 eingelegte
Gürkchen · 2 Eier · 8 EL Kräuter
(z. B. Bibernelle, Oregano, Gundermann, Schafgarbe, Sauerampfer)
etwas Olivenöl · 1 Spritzer Zitronensaft
Salz

Den Reis nach Packungsanweisung zubereiten, den Apfel schälen und würfeln und mit dem Reis vermischen. Die Gürkchen kleinschneiden, die Eier hartkochen und ebenfalls kleinschneiden und zusammen mit den fein gehackten Kräutern unter den Reis mischen. Mit Olivenöl, Zitronensaft und Salz abschmecken.

Französischer Löwenzahnsalat

200 g Löwenzahnblätter · 50 g Speck
2 Kartoffeln · 4 EL Tomatenmark
Salz · Pfeffer · 1 EL Weinessig
2 EL Öl · 1 gehackte Zwiebel
10 Oliven · 2 Eier · 2 Tomaten

Löwenzahnblätter waschen und gut abtropfen lassen. Speck in Würfel schneiden und auslassen, das Fett abschöpfen. Die Kartoffeln kochen und noch heiß in Scheiben schneiden. In einer Schüssel das Tomatenmark, Salz und Pfeffer, Essig und Öl verrühren, die Kartoffeln zugeben und bis zum Abkühlen ziehen lassen. Nun die Löwenzahnblätter ebenfalls dazugeben. Die Zwiebel hacken und zusammen mit den Oliven und den Speckwürfeln in den Salat geben. Alles durchmischen. Die Eier hartkochen und in Scheiben schneiden, die Tomaten in Scheiben schneiden und beides zum Garnieren verwenden.

Chinakohl mit Frühlingskräutern

1 kleiner Kopf Chinakohl
20 g Löwenzahnblätter
20 g Schlüsselblumenblätter
20 g Gänseblümchenblätter
1 EL junge Bärlauchblätter

Den Chinakohl zerteilen, die Wildpflanzen grobhacken und mit dem Chinakohl mischen. Die Bärlauchblätter feinhacken und ebenfalls zum Salat geben.

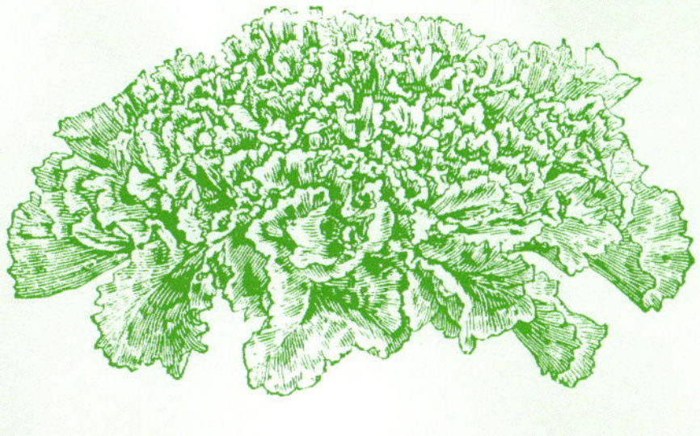

Fleisch

Kalbsfrikassee mit Estragon

1 kg Kalbfleisch · 1 Bund Suppengrün
Salz · 5 Pfefferkörner · 200 g Champignons
60 g Butter · 60 g Mehl · 1/8 l Brühe
frisch gemahlener Pfeffer
1 TL Zitronensaft · 1 Eigelb
1 Bund Estragon

Das Fleisch abspülen. Suppengrün putzen und zerkleinern. Beides in einen Liter kaltes Wasser geben, Salz und Pfeffer zugeben und aufkochen. Bei kleiner Hitze etwa 1 Stunde kochen. Die Champignons putzen, größere halbieren. Fleisch aus der Brühe nehmen und etwas abkühlen lassen. Die Brühe durch ein Sieb gießen, so daß Sie etwa einen 3/4 Liter erhalten.
Für die Soße die Butter erhitzen und das Mehl einrühren. Die heiße Brühe nach und nach unterrühren. Die Champignons zugeben und bei kleiner Hitze unter gelegentlichem Rühren etwa 7 Minuten kochen. Das Fleisch in Würfel schneiden und in die Soße geben. Mit Salz, Pfeffer und Zitronensaft abschmecken. Etwas Soße abnehmen, mit dem Eigelb vermischen und wieder unter die restliche Soße rühren, aber nicht mehr kochen. Den Estragon abspülen, in Streifen schneiden und die Hälfte unter das Frikassee geben, die andere Hälfte darüberstreuen.

Schweinekoteletts mit Kräutern der Provence

(für 6 Personen)
6 Schweinekoteletts · Salz · Pfeffer
Herbes de Provence (Oregano, Rosmarin,
Thymian, Majoran, Bohnenkraut,
Lavendel) · 1 EL Schweineschmalz

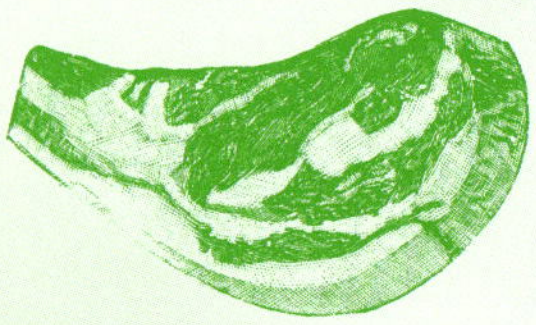

Die Koteletts von beiden Seiten salzen und pfeffern. Die Kräuter kleinhacken, auf beide Seiten der Koteletts streuen und andrücken. 1 Stunde im Kühlschrank ziehen lassen.
Das Schweineschmalz in der Pfanne erhitzen, Koteletts darin anbraten, in eine ofenfeste Form geben und mit Alufolie abdecken. Den Backofen auf 200 Grad vorheizen und die Koteletts auf der mittleren Schiene in 10 Minuten fertig garen.

Kalbsschnitzel in Kräutersoße

1 Bund Kresse · 1 Bund Petersilie
2 Stengel Estragon · 125 g Crème fraîche
Salz · Pfeffer · Saft von $^1/_2$ unbehandelten Zitrone · Mehl · 8 kleine Kalbsschnitzel
100 g Butter · 1 Spritzer Zitronensaft

Von der Hälfte der Kresse die Blätter abzupfen und zusammen mit den anderen Kräutern feinhacken, so daß Sie schließlich 4 gehäufte Eßlöffel Kräuter erhalten. Mit der Crème fraîche vermengen. Mit Salz und Pfeffer würzen und langsam den Zitronensaft unterrühren. Etwas ziehen lassen. Das Mehl mit Salz und Pfeffer vermischen und die Kalbsschnitzel darin wälzen. Bei mittlerer Hitze in der Butter goldbraun braten. Den Backofen vorheizen, die Schnitzel auf eine ofenfeste Platte legen und in den Backofen schieben, die Tür dabei einen Spalt offen lassen. Die Kräutermischung in die Pfanne mit dem eingekochten Bratensaft geben und aufkochen lassen. Wenn die Soße legiert, einige Tropfen Zitronensaft unterrühren. Die Soße über die Schnitzel gießen und bei 200 Grad im Backofen garen.

Marinierte Lammkoteletts mit Minzsoße

8 Lammkoteletts mit Rippenknochen
$^1/_4$ l frisch gepreßter Orangensaft
abgeriebene Schale $^1/_2$ Orange
1 Rosmarinzweig · Tabasco
$^1/_8$ l Sonnenblumenöl · etwas Sonnenblumenöl zum Bestreichen · Salz · Pfeffer

Für die Minzsoße:
2 bis 3 Zweige Minze · 3 EL Zucker
1 EL Salz · 1 bis 2 Tassen Weinessig
1 Tasse Wasser

Die Lammkoteletts von den Knochen lösen und die Fettränder einschneiden. Orangensaft, -schale, Rosmarinnadeln, einige Spritzer Tabasco und Sonnenblumenöl zu einer Marinade verrühren, das Fleisch hineinlegen und über Nacht ziehen lassen. Dann trockentupfen und mit etwas Sonnenblumenöl bestreichen. Von beiden Seiten je 4 Minuten grillen. Mit Salz und Pfeffer würzen.
Für die Minzsoße die Minzblätter feinhacken und zusammen mit Zucker und Salz in Weinessig und Wasser verrühren, bis sich der Zucker vollkommen gelöst hat. Die Soße zu den Lammkoteletts servieren.

Lammgeschnetzeltes mit Rosmarin

600 g Lammkeule · 500 g Zucchini
50 g Butterschmalz · 1 Zwiebel
6 Knoblauchzehen · 1 Zweig Rosmarin
50 ml Gemüsebrühe · 150 g Crème fraîche
Salz · Pfeffer · 1 EL Zitronensaft

Das Lammfleisch in feine Streifen schneiden, die Zucchini putzen und feinhobeln. Das Butterschmalz in der Pfanne erhitzen und das Fleisch darin anbraten, dann wieder herausnehmen. Die Zwiebel und den Knoblauch abziehen, feinhacken und zusammen mit den Rosmarinnadeln im Butterschmalz dünsten, bis die Zwiebel glasig ist. Die Zucchini zugeben und kurz mitbraten. Die Gemüsebrühe erhitzen, den Bratenfond mit der Brühe lösen. Crème fraîche einrühren, das Fleisch wieder zugeben. Mit Salz, Pfeffer und Zitronensaft würzen und servieren.

Rotweinbraten

4 EL getrocknete Kräuter (z.B. Liebstöckel, Majoran, Thymian, Petersilie)
1,5 kg Rinderbraten · 3/4 l trockener Rotwein · 4 Zwiebeln · 6 Knoblauchzehen
1 TL Salz · 1 TL Pfeffer · 8 Nelken
5 Lorbeerblätter · 100 g Speck
Speisestärke · 6 EL Crème fraîche
Weinbrand

Die Kräuter feinhacken und das Fleisch damit einreiben. Den Braten in einen Topf geben und mit Rotwein auffüllen, bis er bedeckt ist. Die Zwiebeln abziehen, halbieren und zusammen mit den Knoblauchzehen und den restlichen Gewürzen dazugeben. Den Topf zudecken und den Braten drei Tage im Kühlschrank ziehen lassen, dabei ab und zu wenden. Dann kurz abtropfen lassen und in einen Bräter geben, die Speckscheiben darauflegen, einige Zwiebeln, Lorbeerblätter und Nelken dazugeben und mit etwa einem Viertel der Marinade übergießen. Mit geschlossenem Deckel ca. 2 Stunden bei 250 Grad im Backofen garen, von Zeit zu Zeit mit etwas Bratenfond oder Marinade übergießen. Dann den Braten herausnehmen, auf eine Platte geben und im Ofen warmhalten. Den restlichen Bratenfond und die Marinade in einen Topf geben und erhitzen. Die Speisestärke anrühren und die Soße damit andicken. Crème fraîche dazugeben und mit Weinbrand abschmecken. Dazu passen Knödel oder Blaukraut.

Schweinekarree

(für 6 Personen)

1 Schweinekarree (Rippenstück)
5 Knoblauchzehen · Salz · Pfeffer
3 Lorbeerblätter · 1 TL gehackter
Thymian · 50 g Butterschmalz
1 EL Senf · 1 TL Speisestärke
1/2 l heißes Wasser

Den Backofen auf 220 Grad vorheizen. Das Fleisch abspülen, trockentupfen und mit einer Spicknadel Löcher hineinbohren. Die Knoblauchzehen schälen, vierteln und in die Löcher im Fleisch stecken. Salz, Pfeffer, Lorbeer und Thymian zerreiben und mit dem Butterschmalz und dem Senf vermischen. Das Fleisch mit der Mischung bestreichen, auf die mittlere Schiene im Backofen schieben und 1 1/4 Stunden garen. Darunter eine Fettpfanne mit Wasser stellen. Ab und zu das Fleisch mit dem Bratensaft begießen. Danach den Knoblauch aus dem Fleisch ziehen, das Fleisch von den Knochen lösen und in Scheiben schneiden. Auf eine vorgewärmte Platte legen und warmstellen. Den Bratenfond in einen Topf geben. Die Speisestärke mit Wasser verrühren, zum Fond geben und aufkochen. Die Soße abschmecken und über das Fleisch gießen.

Fleischpflanzerl mit Tomatensoße und Basilikum

1 Zwiebel · 250 g gemischtes Hackfleisch
1 Ei · 2 EL Semmelbrösel · Salz
Pfeffer · 1 kg Tomaten · 2 EL Olivenöl
2 Knoblauchzehen · 1/4 l Brühe
1 Bund Basilikum

Die Zwiebel feinwürfeln und mit dem Hackfleisch, dem Ei, Semmelbröseln, Salz und Pfeffer vermengen. Aus dieser Mischung 12 kleine Fleischpflanzerl formen. Die Tomaten überbrühen, abziehen, vierteln und die Stengelansätze entfernen. 1 Eßlöffel Olivenöl in einer Pfanne erhitzen und die Fleischpflanzerl darin rundherum bei mittlerer Hitze etwa 10 Minuten braten. Dann warmhalten. Die Tomatenviertel im restlichen Öl 5 Minuten dünsten. Den Knoblauch würfeln, zu den Tomaten geben und kurz mitdünsten. Die Brühe zugießen, aufkochen und abschmecken. Die Basilikumblättchen in Streifen schneiden. Die Fleischpflanzerl mit der Tomatensoße zusammen anrichten und mit dem Basilikum bestreuen.
Dazu schmecken Nudeln und gehobelter Parmesankäse.

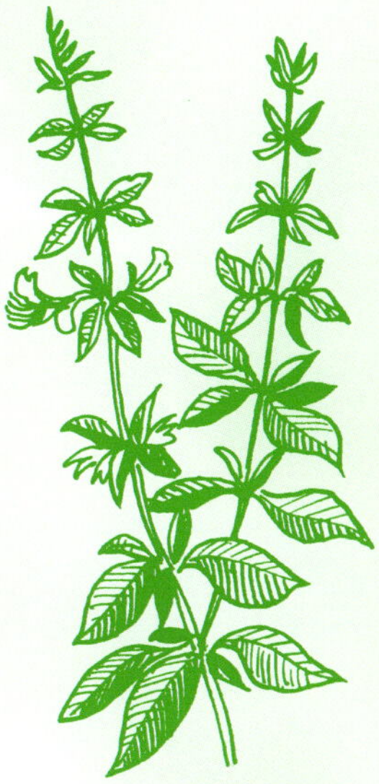

Geflügel

Putenbrust mit Wildkräutern und Himbeeren

Je 15 g frischer Thymian, Majoran und Minze · 125 g frische junge Himbeerblätter
Butter · 30 g Semmelbrösel
175 g Crème fraîche · 225 g Himbeeren
Schale und Saft von 1/2 unbehandelten Zitrone · 1 Prise Muskat · 1 Ei
1 Putenbrust · 4 Scheiben roher Schinken
Öl · Butter · 1 Zwiebel · 1 gelbe Rübe
1 Selleriestange · 1 Glas trockener Weißwein · 150 ml Hühnerbrühe
Salz · Pfeffer · 1 Lorbeerblatt

Die Kräuter und Himbeerblätter feinhacken und in Butter andünsten, bis sie weich werden, dann wieder vom Herd nehmen. Semmelbrösel, 50 Gramm Crème fraîche, 100 Gramm Himbeeren, Zitronenschale und -saft, Muskat und Ei zufügen und rühren, bis die Füllung gut gebunden ist. Die Putenbrust in Scheiben schneiden und flachklopfen. Auf jede Scheibe 1 Schinkenscheibe legen. 1 Eßlöffel Füllung auf ein Ende geben, aufrollen und feststecken. Die Selleriestange grobhacken. Die Rouladen in Öl und Butter zusammen mit der Zwiebel, der gelben Rübe und der Selleriestange 5 Minuten leicht anbraten. Den Weißwein zugießen, etwas einkochen lassen, die Brühe, Salz und Pfeffer zugeben und 20 Minuten köcheln lassen, bis das Fleisch gar ist. Die Rouladen herausnehmen und auf einer vorgewärmten Platte anrichten. Die Brühe einkochen, die restlichen Himbeeren einrühren und vom Herd nehmen. Noch so viel Crème fraîche unterrühren, bis eine sahnige Soße entsteht und mit Salz, Pfeffer und Lorbeer abschmecken. Das Gemüse eventuell als Beilage servieren.

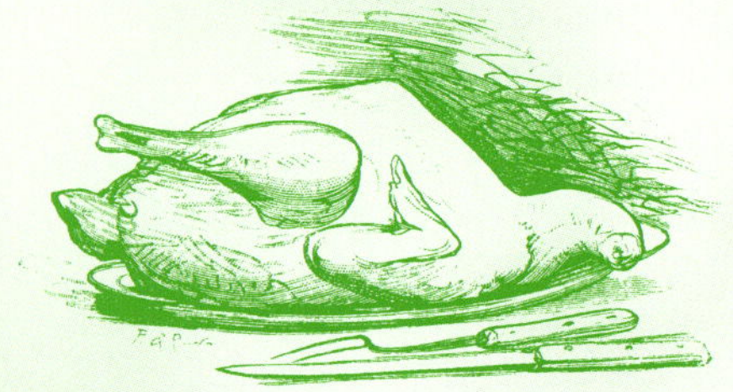

Hähnchenrollen mit Thymian

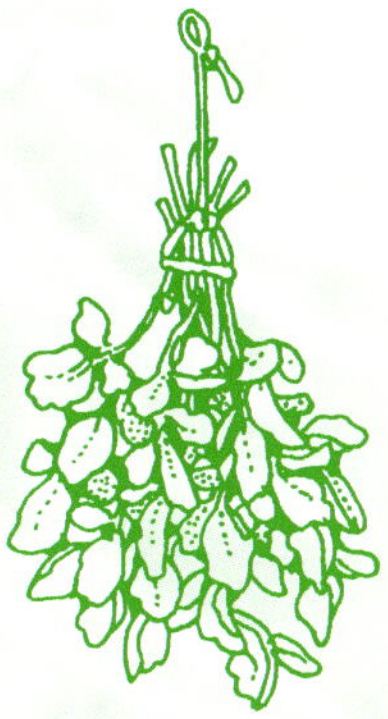

8 Hähnchenbrustfilets · Salz
frisch gemahlener Pfeffer
8 Scheiben magerer Räucherspeck
2 Zweige Thymian · 2 EL Sonnenblumenöl zum Anbraten
1/4 l trockener Weißwein
100 ml Sahne

Die Hähnchenbrustfilets von beiden Seiten mit Salz und Pfeffer einreiben und auf den Räucherspeck legen. Die Thymianblätter fein zerreiben und auf die Brustfilets streuen. Dann aufrollen und feststecken. Die Röllchen in heißem Öl in einem Schmortopf rundum kräftig anbraten. Etwas Weißwein zugießen. Die Röllchen etwa 10 Minuten zugedeckt schmoren lassen, dabei gelegentlich Wein nachgießen. Gegen Ende die Sahne zugießen und die Soße einkochen lassen. Mit Salz und Pfeffer abschmecken.

Küken im Kräutermantel

60 g Mehl · 1 TL getrockneter Thymian, fein zerrieben · 1 TL getrockneter Majoran, fein zerrieben · 1 unbehandelte Zitrone · frisch gemahlener Pfeffer
4 Küken · 2 TL getrockneter Thymian
2 TL getrockneter Majoran
1 Ei · 60 g Butter

Den Backofen auf 200 Grad vorheizen. Das Mehl in eine Schüssel geben und mit den zerriebenen Kräutern, der abgeriebenen Schale von 1/2 Zitrone und Pfeffer vermischen. Die Küken mit je 1/2 Teelöffel der getrockneten Kräuter sowie 1 Zitronenscheibe füllen und zusammenbinden. Das Ei verquirlen und die Küken damit bestreichen, dann die Küken in 3/4 des Kräutermehls wälzen. Die Butter in eine feuerfeste Form geben und im Ofen zergehen lassen. Die Küken in die Form legen, die Butter darüber träufeln. 30 Minuten backen. Wieder mit Butter beträufeln und das restliche Kräutermehl über die Küken streuen. Noch 15 Minuten weitergaren, bis sie goldbraun sind.

Hühnerbrust mit Basilikum

2 Hühnerbrüstchen · 4 EL Olivenöl
Salz · Pfeffer · 1 Zwiebel
1/8 l Weißwein · 1/8 l Sauerrahm
1 Bund Basilikum

Die Hühnerbrüstchen abspülen, trockentupfen und in der Pfanne ringsherum im Olivenöl anbraten, bis sie goldbraun sind. Aus der Pfanne nehmen, salzen, pfeffern und warmstellen. Die Zwiebel kleinhacken und im Bratenöl glasig dünsten, mit dem Weißwein ablöschen. Das Fleisch wieder zugeben und in 25 Minuten fertig garen. Kurz vor dem Servieren den Sauerrahm unterrühren und die Basilikumblätter zugeben.

Hühnchen im Estragonmantel

4 kleine Hühnerbrustfilets
2 EL Dijon-Senf · 1 EL scharfer Senf
2 Eigelb · 3 EL Rahm · Salz · Pfeffer
3 EL Französischer Estragon
100 g Semmelbrösel · Mehl zum
Bestäuben · Öl zum Braten

Die Hühnerbrüste abspülen und trockentupfen. Das Eigelb leicht verschlagen und mit dem Senf und dem Rahm in einer flachen Schüssel verrühren und mit Salz und Pfeffer abschmecken. Den Estragon feinhacken und auf einem Teller mit den Semmelbröseln vermischen. Die Hühnerbrüste von allen Seiten mit Mehl bestäuben und dann durch die Senfmischung ziehen. Die Soße abtropfen lassen und die Hühnchenteile in der Semmelbrösel-Estragon-Mischung wenden, bis sie gleichmäßig bedeckt sind. Zugedeckt mindestens 4 Stunden im Kühlschrank ziehen lassen. Das Öl in einer Pfanne erhitzen. Die Hühnchenteile auf jeder Seite etwa 10 Minuten goldbraun braten.

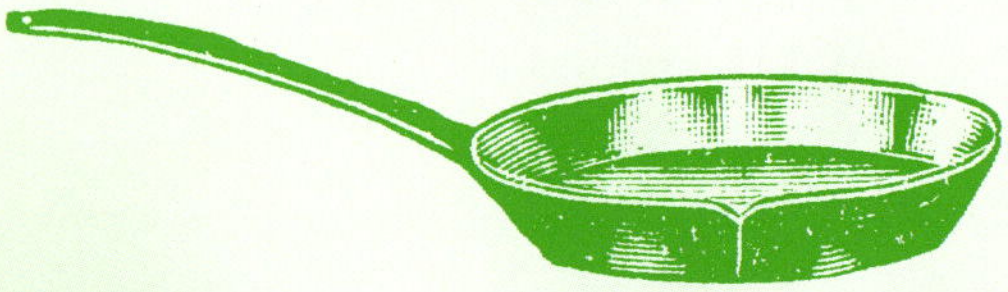

Fisch

Makrele mit Fenchel

2 Fenchelknollen · 8 Makrelenfilets
1 Orange · 1 Glas Weißwein
Saft und Schale von 1 unbehandelten
Orange · 1 EL frischer Oregano
Salz · Pfeffer · 1 EL frische Pfefferminze

Den Fenchel der Länge nach halbieren, 10 Minuten in Salzwasser köcheln lassen, herausnehmen und in 1 cm dicke Scheiben schneiden. Die Makrelenfilets entgräten. Die Orange schälen, in Scheiben schneiden und zusammen mit dem Fisch und dem Fenchel schichtweise in eine Auflaufform legen. Weißwein und Orangensaft darübergießen. Orangenschale, Oregano, Salz und Pfeffer zugeben. Im Ofen bei 180 Grad etwa 20 Minuten garen. Den Fisch auf einer vorgewärmten Platte anrichten, die Soße in einem Topf einkochen, abschmecken und über den Fisch gießen. Die Pfefferminze feinhacken und darüberstreuen.

Marinierte Matjeshappen mit Dill

6 Matjesfilets · 2 rote Zwiebeln
150 ml milder Kräuteressig
5 EL Zucker · 6 Pimentkörner
1/2 TL geschroteter Pfeffer
2 Bund Dill

Die Matjesfilets in etwa 2 cm breite Stücke schneiden. Die Zwiebeln abziehen, sehr fein würfeln und zum Fisch geben. Den Essig zusammen mit 50 ml Wasser, Zucker, Pimentkörnern und Pfeffer kurz aufkochen und etwas abkühlen lassen. Den Sud über die Matjesfilets und die Zwiebeln geben und über Nacht ziehen lassen. Den Dill waschen, trockentupfen, feinhacken und vor dem Servieren zu den Matjesfilets geben.

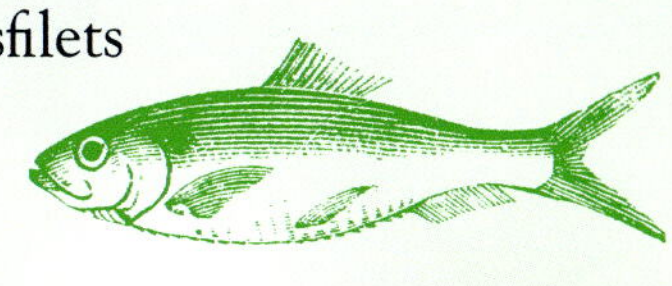

Forelle mit Kräuterfüllung

4 Forellen · Salz · Pfeffer
Saft von 1/2 unbehandelten Zitrone
1 Bund frische Kräuter: Petersilie, Dill, Kerbel und Brunnenkresse
1 Handvoll frische Salbeiblätter
100 g Butter
1 Glas Anisschnaps zum Beträufeln

Die Forellen ausnehmen, waschen und mit Salz und Pfeffer würzen. Mit dem Zitronensaft beträufeln. Die Kräuter grobhacken und zusammen mit je 1 Blättchen Salbei und 1 Stück Butter in die Forellen füllen. Die restlichen Salbeiblätter und etwas Butter über den Fischen verteilen und Anisschnaps darüberträufeln. Die Forellen einzeln in Bratfolie wickeln, zubinden und einige Male einstechen. Den Backofen auf 220 Grad vorheizen und die Forellen etwa 20 Minuten garen.

Fischrouladen

4 Rotbarschfilets · Salz · Pfeffer
frischer Thymian
2 große Knoblauchzehen
200 g süßsauer eingelegte Kürbisstücke
1 Tasse trockener Weißwein
einige Blätter Basilikum

Die Rotbarschfilets von beiden Seiten salzen und pfeffern. Den Thymian feinhacken und auf die Fischfilets streuen. Den Knoblauch in feine Scheiben schneiden und zusammen mit einigen Kürbisstückchen auf die Fischfilets legen. Den Fisch einrollen und feststecken. Die vier Rouladen in eine Auflaufform geben und mit den restlichen Kürbisstücken, etwas Kürbisbrühe und Weißwein auffüllen. Die Basilikumblätter darüberstreuen. Im Backofen bei 220 Grad ca. 25 Minuten garen.

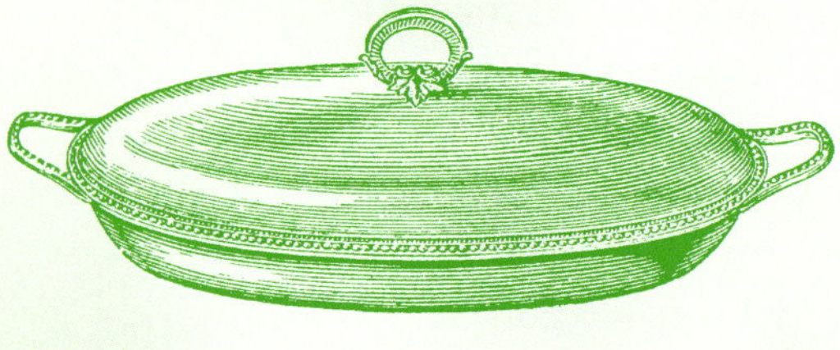

Soßen

Kräutermarinade

1/16 l Gemüsebrühe · 2 EL Apfelessig
1–2 EL Würzkräuter, z.B. Gundelrebe, Geißfuß oder Brunnenkresse
4 EL Sonnenblumenöl · Salz

Die Brühe mit dem Essig vermischen. Die Kräuter sehr feinhacken, mit dem Öl übergießen und gut vermischen. Dann mit der Brühe-Essig-Mischung vermengen und salzen.

Kräutermayonnaise

1 Eigelb · 1/2 TL Senf · Salz · Pfeffer
1 Spritzer Zitronensaft
1/4 l Öl · 1 EL Kresse · 1 EL Kerbel
1 EL Petersilie · 2 Blättchen Minze

Das Eigelb mit Senf, Salz, Pfeffer und Zitronensaft verrühren. Zwei Minuten warten, dann kräftig weiterrühren und dabei das Öl langsam einlaufen lassen. Die Mischung soll sich sofort festigen. Die Kräuter feinhacken und löffelweise unter die Mayonnaise rühren. Die Mayonnaise ist fertig, wenn sie ganz fest ist.

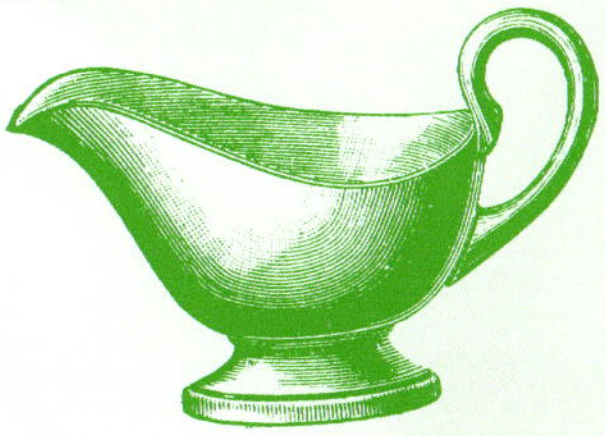

Pesto

2 Handvoll Basilikumblätter
6 Knoblauchzehen · 2 EL Pinienkerne
1/2 TL Salz · 1/2 TL frisch gemahlener Pfeffer · 1/8 l Olivenöl · 50 g geriebener Parmesan

Das Basilikum sehr feinhacken. Den Knoblauch schälen und durch die Presse drücken. Die Pinienkerne feinhacken. Zusammen mit dem Basilikum, dem Knoblauch, dem Salz, Pfeffer und dem Olivenöl im Mixer glattrühren. Dann den Parmesan zugeben.

Sauerampfer-Pesto

40 g Sesam · 40 g Sonnenblumenkerne
100 ml Wasser · 150 g Sauerampfer-blätter · 4 Knoblauchzehen
50 g geriebener Parmesan · 2 TL Salz
200 ml kalt gepreßtes Olivenöl

Den Sesam und die Sonnenblumenkerne in das Wasser geben und über Nacht zugedeckt ziehen lassen.

Am folgenden Tag die Sauerampferblätter waschen und sehr feinschneiden. Den Sesam und die Sonnenblumenkerne abspülen, den Knoblauch feinschneiden und zusammen mit dem Parmesan, dem Salz und dem Olivenöl sehr fein pürieren. Die Sauerampferblätter zugeben und gut vermischen. Das Pesto in ein Glas füllen, mit Olivenöl bedecken und im Kühlschrank aufbewahren.

Grüne Soße

2 Knoblauchzehen · 2 EL Kapern
4 Sardellenfilets · 1 EL Basilikum
3 EL glattblättrige Petersilie
1 TL grobkörniger Senf
3 EL Zitronensaft · 3 EL Olivenöl
schwarzer Pfeffer

Die Knoblauchzehen zerdrücken, die Kapern waschen und trockentupfen, die Sardellenfilets feinhacken. Basilikum und Petersilie hacken. Alle Zutaten so lange miteinander verrühren, bis sie gut verbunden sind. Die Soße abschmecken.
Diese Soße paßt zu gebratenem oder gegrilltem Fisch.

Spitzwegerich-Joghurt-Soße

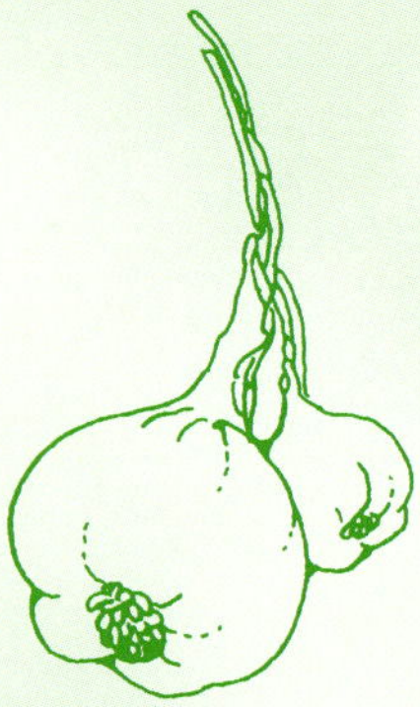

4 EL Spitzwegerich · 200 g Joghurt
100 g Sauerrahm · Salz · Pfeffer
2 EL Sonnenblumenkerne

Den Spitzwegerich feinhacken und mit dem Joghurt und dem Sauerrahm verrühren. Mit Salz und Pfeffer abschmecken und mit den Sonnenblumenkernen garnieren.

Vegetarische Gerichte

Salbeiküchlein

20 g Schmalz · 6 EL Mehl
Salz · 6 Eiweiß · 4 Eier
20 getrocknete Salbeiblätter
Fett zum Backen

Das Schmalz erhitzen und das Mehl langsam zugeben, um eine helle Mehlschwitze zu bereiten. Zusammen mit etwas Salz und Wasser zu einem Teig verarbeiten. Nach und nach Eiweiß und Eier unterschlagen. Die Salbeiblätter in den Teig tauchen und in sehr heißem Fett zu kleinen Küchlein ausbacken.

Omelett mit Salbei

(für 3 Personen)
1 TL Pinienkerne · 6 Eier · 6 EL Milch
2 EL frisch gehobelter Parmesan
Salz · frisch gemahlener Pfeffer
8 Blätter frischer Salbei
1 TL Olivenöl · 1 TL Butter

Die Pinienkerne in einer Pfanne leicht rösten und wieder herausnehmen. Eier und Milch verquirlen. 1 Eßlöffel Parmesan, Salz und Pfeffer unterrühren. Die Salbeiblätter im heißen Olivenöl knusprig braten. Die Hälfte der Blätter aus der Pfanne nehmen und beiseite legen. Die Butter in der Pfanne schmelzen und die Eier-Milch-Mischung zugießen. Den Deckel auf die Pfanne legen und das Omelett bei kleiner Hitze etwa 5 Minuten stocken lassen. Das Omelett dann wenden und die zweite Seite ebenfalls 5 Minuten bei kleiner Hitze stocken lassen. Das Omelett mit dem restlichen Parmesan, den Salbeiblättern und den Pinienkernen bestreuen.

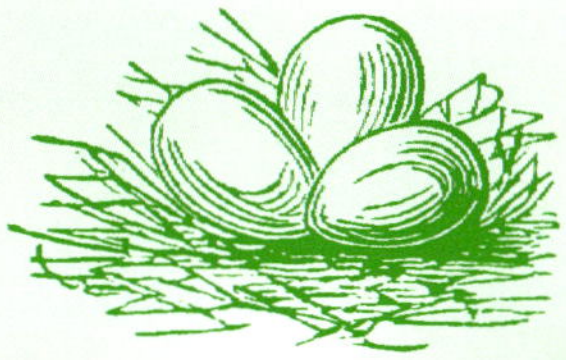

Kräuterkuchen

500 g Kräuter (z.B. Petersilie)
1 Zwiebel · 80 g Weizenschrot
250 g Quark · 125 g Butter · 3 Eier
3 EL Milch · Salz · Pfeffer · Muskat

Die Kräuter und die Zwiebel feinhacken und zusammen mit den übrigen Zutaten zu einem Teig verarbeiten und gut durchkneten. In eine gefettete Springform geben und bei mittlerer Hitze etwa 1/2 Stunde backen.

Pilze in Kräuterbutter

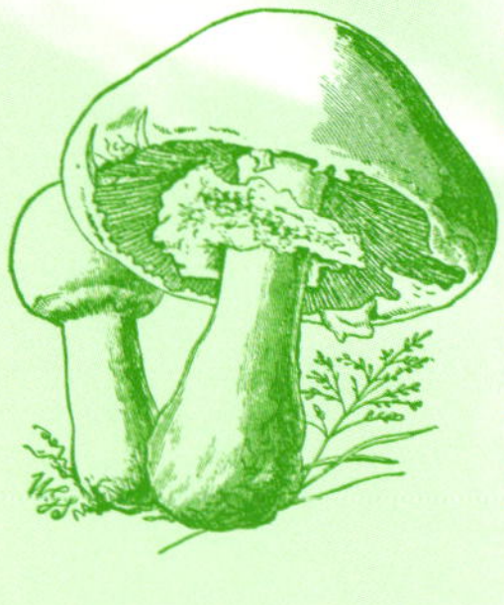

30 g Petersilie · 30 g Zitronenmelisse
15 g Dill · 15 g Fenchel
15 g Zitronenthymian
4 Frühlingszwiebeln · Salz · Pfeffer
Saft von 1/2 unbehandelten Zitrone
250 g gesalzene Butter
16 große Pilze (z.B. Champignons, Pfifferlinge)
60 g Semmelbrösel · 60 g Parmesan

Den Backofen auf 180 Grad vorheizen. Die Kräuter und die Zwiebeln hacken und mit den Gewürzen, Zitronensaft und der Butter vermengen. Die Stiele von den Pilzen entfernen und die Hüte mit der Kräuterbutter füllen. Semmelbrösel und Parmesan darüberstreuen und etwa 15 Minuten im Ofen überbacken.

Gebackener Kohlrabi

1/2 kg Kohlrabi · 1 EL Sonnenblumenöl
1 Bund Petersilie · Majoran · Thymian
3 EL Milch · 3 Eier
Salz ·Pfeffer

Den Kohlrabi vom Strunk und den Blättern befreien, unter kaltem Wasser waschen und in 1 cm dicke Scheiben schneiden. Das Öl in der Pfanne erhitzen und die Kohlrabischeiben goldbraun braten, herausnehmen und in eine gefettete Form geben. Die Kräuter kleinhacken, mit Milch und Eiern vermischen und über das Gemüse geben. Mit Salz und Pfeffer abschmecken.

Den Backofen auf 200 Grad vorheizen und den Kohlrabi etwa 30 Minuten auf mittlerer Schiene backen. Mit Kartoffeln wird das Gericht noch vollwertiger.

Kräutereierkäse

6 Eier · 1/4 l Fleischbrühe
Salz · Pfeffer · Muskat
1 EL Butter · 1 Zwiebel
8 EL Kräuter (z.B. Bärlauch, Geißfuß, Sauerampfer, Wegerich, Brennessel)
50 g fein geschnittener geräucherter Schinken · Butter zum Einfetten

Die Eier mit der Fleischbrühe, Salz, Pfeffer, Muskat und der Butter verschlagen. Die Zwiebel und die Kräuter feinhacken, den Schinken in kleine Stücke schneiden und alles zu der Eier-Mischung geben. Das Ganze in eine gebutterte Schüssel geben und ins Wasserbad stellen. So lange kochen, bis die Masse gestockt ist.

Sauerampfer-Gemüse

(für 6 Personen)
2 Zwiebeln · 600 g Sauerampferblätter
1 Kopfsalat · 4 Knoblauchzehen
Salz · Pfeffer · 1 Semmel · 4 Eier
3 EL Schlagrahm

Die Zwiebeln kleinhacken und in einem Topf goldbraun werden lassen. Die Sauerampferblätter und den Salat in Streifen schneiden, den Knoblauch zerdrücken. Alles zusammen in den Topf geben und mit Salz und Pfeffer abschmecken. Zugedeckt bei schwacher Hitze etwa 1 1/2 Stunden garen lassen. Die Semmel in Milch einweichen und kurz vor dem Servieren mit den Eiern und dem Schlagrahm verquirlen und unter das Gemüse mischen.

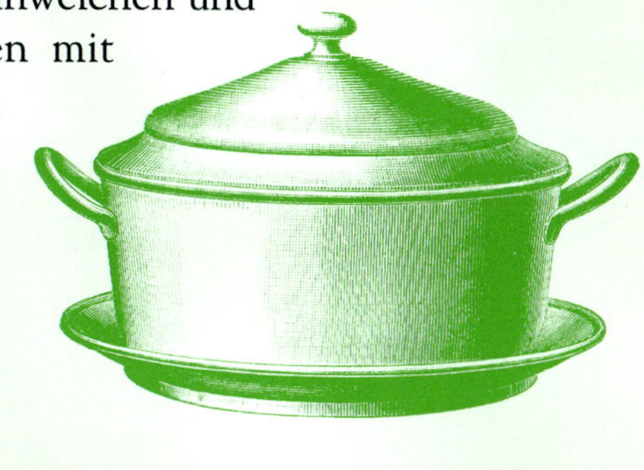

Tomaten mit Kräutern gefüllt

1 Zwiebel · 1 EL Butter
100 g Brennesseltriebe · 5 Blättchen
Gundelrebe · 15 junge Geißfußtriebe
4 große Tomaten · 4 Eigelb
2 Eiweiß · Salz · Pfeffer · 1 Semmel

Die Zwiebel feinhacken und in der Butter glasig anbraten. Die Brennessel-, Gundelreben- und Geißfußblätter waschen, grobhacken, zur Zwiebel geben und alles etwa 6 Minuten dünsten lassen. Von den Tomaten die Kappen abschneiden, das Mark und die Kerne durch ein Sieb streichen. In dieses Püree das Eigelb und Eiweiß einrühren. Mit Salz und Pfeffer abschmecken. Die Semmel in Wasser aufweichen und zugeben. Die Masse in die ausgehöhlten Tomaten füllen und in der Pfanne etwa 30 Minuten braten.

Kräuterpfannkuchen

Für den Pfannkuchenteig:
200 g Mehl · 4 Eier · 1/4 l Milch
Butterschmalz zum Ausbacken

1 großer Bund grob geschnittene frische
Kräuter, z.B. Petersilie, Kerbel,
Brunnenkresse, Schnittlauch,
Sauerampfer
1 Scheibe Butter zum Ausfetten
1/8 l Rahm · 1/8 l Milch

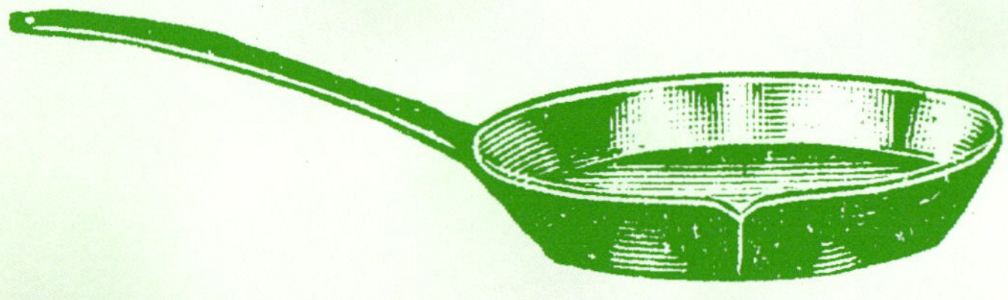

Aus dem Mehl, den Eiern und der Milch einen lockeren Pfannkuchenteig bereiten und in dem heißen Butterschmalz helle Pfannkuchen herausbacken. Die Pfannkuchen ausbreiten, die Kräuter grobhacken, auf die Pfannkuchen legen, dann die Pfannkuchen wieder zusammenrollen. Eine Bratenreine buttern und die Pfannkuchenrollen hineinlegen. Die Kräuterpfannkuchen etwa 10 Minuten bei 200 Grad backen. Den Rahm mit der Milch verrühren, über die Pfannkuchenrollen gießen und weitere 15 Minuten backen.

Kräuterspätzle

3 EL Melde · 1 EL Geißfuß
1 EL Petersilie · 60 g Butter

Für den Spätzleteig:
300 g Mehl · 6 Eier · 1/8 l Milch · Salz

Die Kräuter waschen, feinhacken und in 20 Gramm Butter weichdünsten. Beiseite stellen. Für den Spätzleteig das Mehl, 2 Eier und die Milch verrühren. Mit Salz würzen und die Kräuter zugeben. Die Spätzle ausstechen und in Salzwasser etwa 5 Minuten kochen. Abseihen, mit kaltem Wasser abschrecken und abtropfen lassen. In einer Pfanne die restliche Butter erhitzen und die Spätzle darin rösten. Die 4 übrigen Eier verquirlen, über die Spätzle geben und stocken lassen.

Kartoffel-Kümmel-Waffeln

2 große Kartoffeln · 50 g Emmentaler
50 g Parmesan · 1 TL Kümmel
4 Eier · 50 g Mehl · Mineralwasser
1 Speckschwarte

Die Kartoffeln in der Schale weichkochen. Die Schale abziehen und die Knolle durch eine Kartoffelpresse drücken. Den Käse reiben, den Kümmel mahlen und alles mit dem Kartoffelbrei, den Eiern und dem gesiebten Mehl zu einem dickflüssigen Teig vermischen. Falls nötig, etwas Mineralwasser zugeben. Das Waffeleisen vorheizen, mit der Speckschwarte einreiben und goldbraune Waffeln backen. Nach jeder Waffel das Waffeleisen wieder mit der Speckschwarte einfetten.

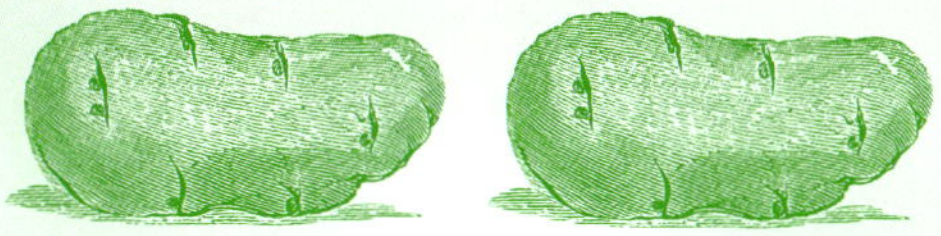

Beilagen

Brennesselspinat

800 g Brennesseln · 3 EL Butter
3 EL Mehl · $^1/_2$ l Milch
1 Knoblauchzehe · Salz · Pfeffer
3 Eigelb · $^1/_8$ l Schlagrahm

Die Brennesseln in Salzwasser kochen, abseihen und im Mixer pürieren. Aus der Butter und dem Mehl eine Mehlschwitze bereiten und mit Milch aufgießen. Den Knoblauch feinhacken und zusammen mit den Brennesseln zur Mehlschwitze geben. Kurz aufkochen, mit Salz und Pfeffer abschmecken. Die 3 Eigelb in dem Schlagrahm verquirlen und die Soße damit eindicken.

Marinierte Oliven mit Petersilie

2 Bund glatte Petersilie
2 unbehandelte Zitronen
120 ml Olivenöl · 2 TL Kreuzkümmel
$^1/_2$ EL grob geschroteter Pfeffer
je 200 g große schwarze und grüne Oliven

Die Petersilie abspülen, trockentupfen und grobhacken. Die Zitronen abspülen, schälen und die Schale in feine Streifen schneiden. Das Olivenöl erhitzen und die Zitronenschale und den Kreuzkümmel darin andünsten. Den Zitronensaft, Petersilie, Ölmischung, Pfeffer und Oliven vermengen. Über Nacht ziehen lassen.

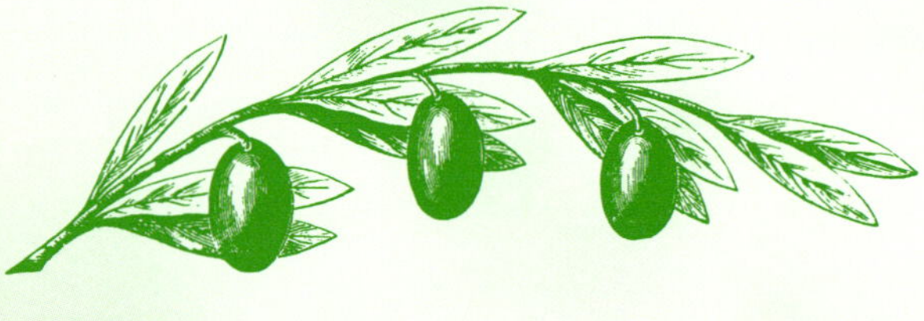

Gebackene Brennesselblätter

125 g Mehl · $^1/_4$ l helles Andechser Bier
1 Eigelb · Salz · 1 Prise Muskat
1 TL Sonnenblumenöl · 1 Eiweiß
25 große Brennesselblätter

Das Mehl mit dem Bier, dem Eigelb, Salz und Muskat zu einem dickflüssigen Teig verrühren. Das Sonnenblumenöl zugeben, das Eiweiß zu Schnee schlagen und unterziehen. Die Brennesselblätter leicht salzen. Etwas ziehen lassen, in den Bierteig tauchen und bei 180 Grad in Öl goldbraun backen.

Dillhappen

300 ml Apfelessig · 75 g Zucker
$^1/_2$ TL Salz · 6 schwarze Pfefferkörner
4 Knoblauchzehen · $^1/_2$ TL Senfsamen
1 TL Dillsamen · 2 Landgurken
2 Stengel Dillgrün

Für den Kräuteressig Essig, Zucker, Salz, Pfefferkörner, Knoblauchzehen, Senf und Dillsamen in einen feuerfesten Topf geben, langsam erhitzen und 2 bis 3 Minuten kochen lassen. Gut verschließen und für 2 Stunden beiseite stellen.
Die Gurken schälen, in $^1/_2$ cm dicke Scheiben schneiden und in Einmachgläser oder -töpfe geben.
Den Essig erneut kurz aufkochen, leicht abkühlen lassen und über die Gurken gießen. Einen Stengel Dill in jedes Gefäß geben. Die Gläser gut verschließen und an einem kühlen Ort aufbewahren. Nach etwa einer Woche sind die Essiggurken fertig.

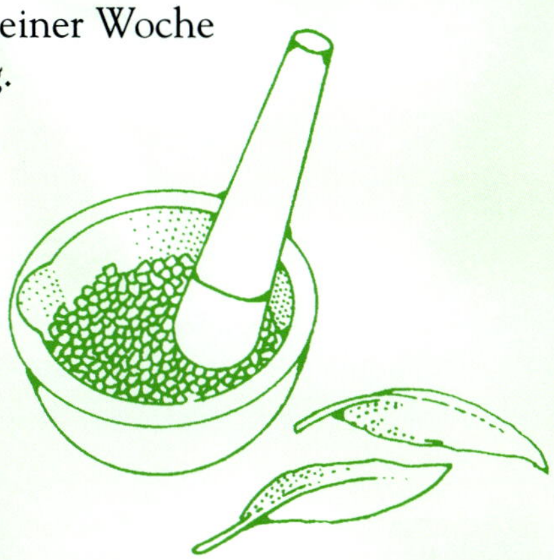

Nachspeisen

Hollerkücherl

1 Ei, getrennt · 1 EL Wasser
1 El Öl · 125 ml Milch · 1 Prise Salz
abgeriebene Schale von 1 unbehandelten Zitrone · abgeriebene Schale von ½ unbehandelten Orange · 100 g Mehl
20 frische Holunderblütendolden
Öl zum Fritieren · Zucker

Ei trennen, das Eigelb mit Wasser, Öl, Milch, Salz, Zitronen- und Orangenschale gut verrühren. Das Mehl durchsieben, einrühren, 1 ½ Stunden quellen lassen. Das Eiweiß steifschlagen und unter den Teig ziehen. Die Blüten in den Teig tauchen und in heißem Öl goldbraun fritieren. Mit Zucker bestreuen.

Joghurtcreme mit Zitronenmelisse

500 g Vollmilchjoghurt · 60 g Zucker
1 Päckchen Vanillezucker
6 Blatt weiße Gelatine · 1 Limette
200 g Schlagrahm
1 Handvoll Zitronenmelisseblätter

Joghurt mit Zucker und Vanillezucker verrühren. Die Gelatine nach Packungsanweisung in kaltem Wasser einweichen. Die Limette abspülen und trockentupfen. Die Schale abreiben und beiseite stellen. Die Limette auspressen und den Saft mit dem Joghurt verrühren. Die Gelatine ausdrücken, im heißen Wasserbad auflösen und ebenfalls unter den Joghurt rühren. Die Creme in den Kühlschrank stellen und halb fest werden lassen. Den Schlagrahm steifschlagen und unter die Creme rühren. Zitronenmelisseblättchen, abgeriebene Limettenschale und etwa 6 Eßlöffel Joghurtcreme verrühren. Die helle Joghurtcreme in Schälchen füllen. Die grüne Zitronenmelissecreme daraufgeben. Die Joghurtcreme im Kühlschrank ganz fest werden lassen. Zum Servieren mit ein paar Zitronenmelisseblättchen garnieren.

Rhabarber-Sorbet mit Pimpinelle

(für 6 Personen)

750 g Rhabarber · 100 ml Apfelsaft

130 g Zucker · Schale von 1/2 unbehandelten Zitrone · 1/2 Bund Pimpinelle

1 Eiweiß

Den Rhabarber putzen und in kleine Stücke schneiden. Apfelsaft, Zucker und Zitronenschale aufkochen. Den Rhabarber zugeben, 5 Minuten kochen und abkühlen lassen. Alles im Mixer pürieren. Pimpinelle hacken und unterrühren. Eine Stunde im Kühlschrank kalt stellen. Das Eiweiß steifschlagen und unterheben. In der Eismaschine 40 Minuten gefrieren lassen. Zum Servieren mit einigen Pimpinelleblättchen garnieren.

Anisplätzchen

2 Eier · 125 g Zucker

150 g Mehl · 2 EL Anissamen

Die Eier und den Zucker schaumig schlagen und das Mehl und die im Mörser zerstoßenen Anissamen zugeben. Den Teig durchkneten und ausrollen. Runde Plätzchen ausstechen, auf ein Backblech geben und über Nacht trocknen lassen. Den Backofen auf 160 Grad vorheizen und die Plätzchen 1/2 Stunde goldgelb backen.

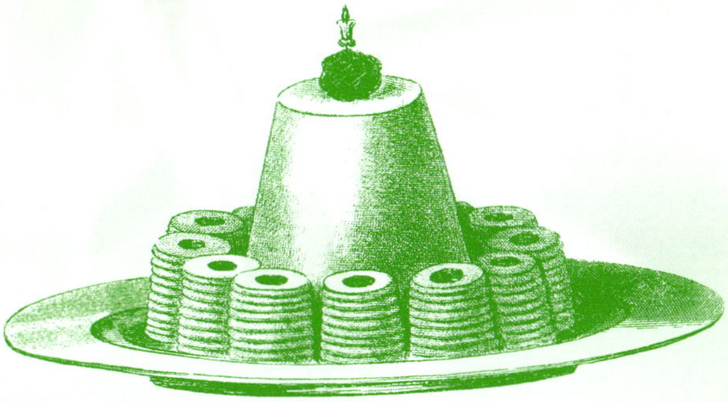

Essig und Öl

Kräuteressig

Dazu können Sie verwenden:
Estragon, Thymian, Basilikum,
Dill, Rosmarin, Knoblauch, Pfefferminze

1/2 l Weißweinessig
4 Stengel Kräuter ihrer Wahl oder
4 Knoblauchzehen, geschält

Etwas Essig aus der Flasche abgießen. 2 Kräuterstengel in die Flasche stecken und eventuell wieder mit Essig auffüllen. Die Flasche gut verschließen und auf einem sonnigen Fensterbrett 2 Wochen stehen lassen. Dann die Kräuterstengel durch 2 frische ersetzen.

Weinessig mit Holunderblüten

2 mittelgroße Holunderblütendolden
0,7 l Weinessig

Die Stiele von den Blütendolden abschneiden. Die Dolden in eine helle Flasche geben, mit dem Essig auffüllen und 14 Tage auf einem sonnigen Fensterbrett ziehen lassen. Abfiltern, in eine dunkle Flasche abfüllen und kühl aufbewahren.

Gewürzessig

Dazu können Sie verwenden: Dill, Korianderkörner, Fenchelkörner, Kümmel

1/2 l Weißweinessig
2 EL angequetschte Gewürzkörner

Etwas Essig aus der Flasche abgießen. Gewürzkörner in die Flasche geben und eventuell wieder mit Essig auffüllen. Die Flasche gut verschließen und auf einem sonnigen Fensterbrett 2 Wochen stehen lassen, dann abseihen.

Knoblauchöl

½ l Oliven- oder Sonnenblumenöl

4 Knoblauchzehen

Gießen Sie aus der Flasche etwas Öl ab. Geben Sie die Knoblauchzehen hinein. Eventuell die Flasche wieder mit Öl auffüllen. Auf einem sonnigen Fensterbrett 2 Wochen ziehen lassen.

Rosmarinöl

½ l Oliven- oder Sonnenblumenöl

4 Stengel Rosmarin

Gießen Sie aus der Flasche etwas Öl ab. Geben Sie 2 Stengel Rosmarin hinein. Eventuell die Flasche wieder mit Öl auffüllen. Auf einem sonnigen Fensterbrett 2 Wochen ziehen lassen. Die Kräuterstengel herausnehmen und durch zwei frische ersetzen.

Dillöl

½ l Oliven- oder Sonnenblumenöl

4 Stengel Dill

Gießen Sie aus der Flasche etwas Öl ab. Geben Sie 2 Stengel Dill hinein. Eventuell die Flasche wieder mit Öl auffüllen. Auf einem sonnigen Fensterbrett 2 Wochen ziehen lassen. Die Kräuterstengel herausnehmen und durch zwei frische ersetzen.

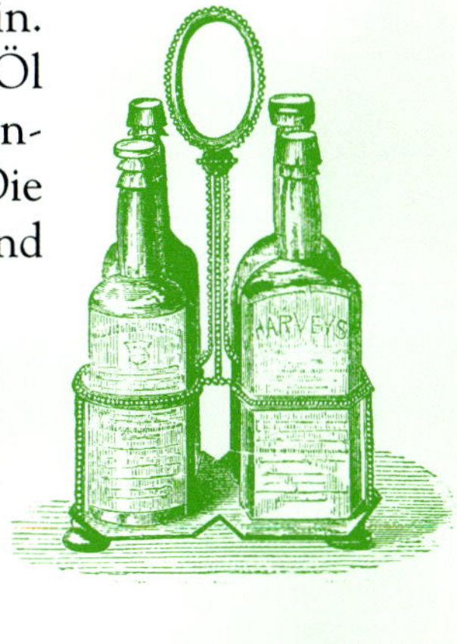

Getränke

Guten-Morgen-Tee

30 g Hagebuttenpulver
30 g getrocknete Hibiskusblüten
15 g getrocknete Zitronenmelisse
15 g getrocknete Pfefferminze
7 g getrocknete Mädesüßblüten

Alle Zutaten vermischen und in einem dunklen Gefäß luftdicht aufbewahren. Für einen Tee 2 Teelöffel getrocknete Kräuter pro Tasse nehmen. In einer Kanne mit kochendem Wasser aufbrühen und zugedeckt 2 bis 3 Minuten ziehen lassen. Den Tee durch ein Sieb in die Tasse gießen. Nach Belieben können Sie mit etwas Honig süßen.

Kräutermilch mit Sauerampfer

(1 Glas)
5 Blätter Sauerampfer
200 ml kalte Milch · 1 TL Honig
1/2 TL abgeriebene Schale einer unbehandelten Zitrone
1/2 TL Zitronensaft

Die Sauerampferblätter abspülen und vier davon grobhacken. Zusammen mit der Milch, dem Honig, Zitronenschale und -saft im Mixer pürieren. In ein Glas füllen und das übrige Sauerampferblatt in das Glas stellen.

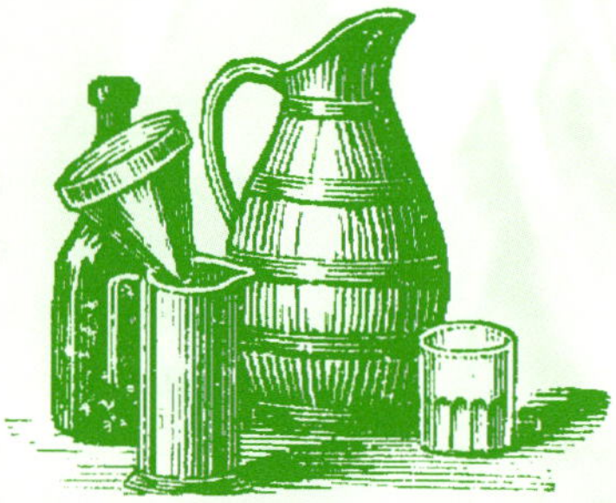

Entspannungstee

30 g getrocknete Kamillenblüten

15 g getrocknete Lindenblüten

7 g getrocknete Zitronenstrauchblätter

7 g getrocknete Rosenblüten

Alle Zutaten vermischen und in einem dunklen Gefäß luftdicht aufbewahren.

Für einen Tee 2 Teelöffel getrocknete Kräuter pro Tasse nehmen. In einer Kanne mit kochendem Wasser aufbrühen und zugedeckt 2 bis 3 Minuten ziehen lassen. Den Tee durch ein Sieb in die Tasse gießen. Nach Belieben können Sie mit etwas Honig süßen.

Sommerbowle

6 frische Waldmeisterstengel

1/2 l trockener Weißwein

275 ml Orangensaft · 125 g Erdbeeren

200 ml Ginger Ale · 90 ml Weinbrand

20 Borretschblüten

Den Waldmeister 1 Stunde ins Wasser legen und aufquellen lassen. In eine Schüssel geben, mit Wein und Orangensaft übergießen und 1 Stunde ziehen lassen. Die Erdbeeren waschen, große Früchte vierteln. Die Beeren in einen Bowlenkrug geben, die Weinmischung durch ein Sieb darübergießen und luftdicht abdecken. 30 Minuten kaltstellen. Das Ginger Ale und den Weinbrand dazugießen. Borretschblüten daraufstreuen und die Bowle in hohen Gläsern servieren.

Maitrunk

20 g Waldmeisterblüten und -blätter

20 g Walderdbeerblätter

10 g Blätter der Schwarzen Johannisbeere

10 g Blätter der Gundelrebe

150 g Puderzucker

3 l trockener Weißwein

Die Blätter in ein Glas geben, den Zucker darüberstreuen und etwa 3 Stunden stehen lassen. Den Wein darübergießen und alles noch einmal 3 Stunden ziehen lassen. Abfiltern und in Flaschen abfüllen. Verkorken und liegend aufbewahren.

Brennesselbier

120 g frische Klettenwurzel
15 g Ingwerwurzel · 450 g junge
Brennesseln · 120 g Löwenzahnblätter
2 unbehandelte Zitronen · 4,6 l Wasser
450 g Zucker · 30 g Weinstein
Bierhefe · 4 TL Zucker

Die Klettenwurzel in Scheiben schneiden, den Ingwer zerquetschen und zusammen mit den Brennesseln, den Löwenzahnblättern und der dünn abgeschälten Zitronenschale in einen großen Topf geben. Das Wasser zugießen, zum Kochen bringen und 1/2 Stunde köcheln lassen. Zitronensaft, 450 Gramm Zucker und Weinstein in einen großen Behälter geben. Den Kräutersud durch ein Sieb darübergießen. Die Zuckermischung dazugeben, unter Rühren auflösen. Abkühlen lassen. Die Hefe einstreuen und das Bier an einem warmen Ort 3 Tage gären lassen. Auf Flaschen ziehen, pro Flasche noch 1/2 Teelöffel Zucker zugeben. Die Flaschen etwa 1 Woche ruhen lassen, bis das Bier klar ist.

Vitamindrink

4 EL gemischte Gartenkräuter
(z.B. Schnittlauch, Zitronenmelisse,
Kerbel, Dill, Petersilie)
1/2 Becher Buttermilch · 1 EL Zitronen-
saft · Pfeffer · Knoblauchsalz
etwas Zucker · 1 EL gemahlene
Haselnüsse zum Garnieren

Die Kräuter feinhacken und mit den übrigen Zutaten verrühren. Den Drink abschmecken. Glasrand anfeuchten, in die Nüsse tauchen und den Drink vorsichtig einfüllen.

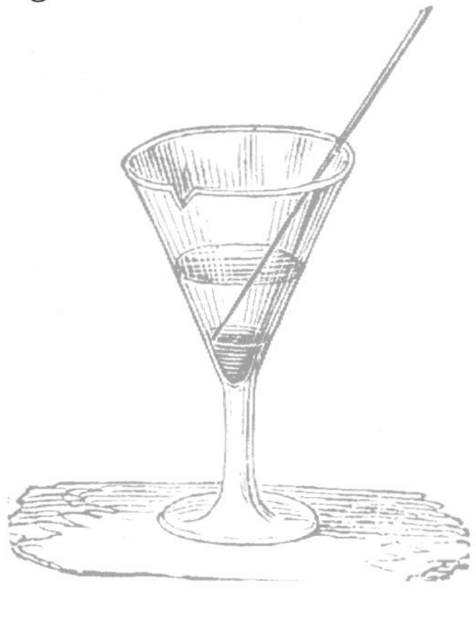

Rezeptverzeichnis

Kräuterverzeichnis